9 WEGE
IN EIN KREBSFREIES LEBEN

DR. KELLY A. TURNER

9 WEGE IN EIN KREBSFREIES LEBEN

WAHRE GESCHICHTEN VON GEHEILTEN MENSCHEN

Übersetzung aus dem amerikanischen Englisch von Maria-Elena Teusianu

IRISIANA

Impressum

10. Auflage 2021

Die Originalausgabe erschien 2015 unter dem Titel
RADICAL REMISSION. Surviving Cancer Against All Odds.
The Nine Key Factors That Can Make a Real Difference
Published by arrangement with HarperOne,
an imprint of HarperCollins Publishers, LLC.

Für die deutsche Ausgabe:
Projektleitung: Andrei-Sorin Teusianu
Redaktion: Rita Güther
Korrektorat: Susanne Schneider
Umschlagsgestaltung: Geviert – Büro für Kommunkationsdesign, München, unter Verwendung eines Fotos von Robert Saidman
Satz: Lore Wildpanner
Druck und Bindung: GGP Media GmbH, Pößneck

Printed in Germany

ISBN: 978-3-424-15268-5

MIX
Papier aus verantwortungsvollen Quellen
FSC® C014496
FSC www.fsc.org

Klimaneutral*
Druckprodukt
ClimatePartner.com/14044-1912-1001

Penguin Random House Verlagsgruppe FSC© N001967

Dieses Buch ist allen Menschen gewidmet,
die die Worte „Sie haben Krebs“ schon einmal gehört haben,
und ihren Lieben, die sie auf ihren Reisen begleitet haben.

VORWORT

ANOMALIE: ABWEICHUNG VON DER NORM ODER VON ÜBLICHEN STRUKTUREN, UNGEWÖHNLICHE PHYSIOLOGISCHE AUSPRÄGUNG.

Vermutlich haben Sie die folgende oder eine ähnliche Geschichte schon einmal gehört: Ein Patient mit Krebserkrankung im fortgeschrittenen Stadium unterzieht sich allen Behandlungsmöglichkeiten, die die Schulmedizin zu bieten hat, Chemotherapie und operative Eingriffe eingeschlossen, jedoch ohne Erfolg. Er wird nach Hause geschickt und seinem Schicksal überlassen. Fünf Jahre später spaziert diese Person gesund und krebsfrei in die Arztpraxis.

Als ich zum ersten Mal eine solche Geschichte hörte, arbeitete ich in einer großen Krebsforschungsklinik in San Francisco und führte dort Beratungsgespräche mit Krebspatienten durch. Während einer Mittagspause las ich das Buch „Spontanheilung – Die Heilung kommt von innen" von Dr. Andrew Weil, als ich plötzlich auf einen Fall von Radikalremission (siehe Seite 11) stieß. Ich war verwundert und zugleich beeindruckt. Konnte so etwas wirklich sein? Hatte dieser Patient seinen fortgeschrittenen Krebs wirklich ohne jegliche konventionelle Behandlungsansätze besiegt? Wenn ja, warum war das nicht die Schlagzeile in sämtlichen Zeitungen? Selbst wenn es nur einmal vorgekommen sein sollte: Es war eine unglaubliche Sache. Immerhin war dieser Mensch über eine erfolgreiche Heilmethode gegen Krebs gestolpert. Die Frauen und Männer, die ich in der Klinik beriet, hätten alles für seine Geschichte und sein „Geheimnis" gegeben – und ich auch.

Fasziniert von diesem Fall begann ich, andere Fälle von Radikalremission zu recherchieren. Ich war schockiert über das, was ich gefunden hatte. Es gab tausend in medizinischen Zeitschriften abgedruckte Berichte. Ich arbeitete an einem der weltweit größten Krebsforschungsinstitute und hatte noch nie zuvor davon gehört.

Je tiefer ich mich in das Thema einarbeitete, desto frustrierter war ich. Es stellte sich heraus, dass die Krankheitsfälle weder ernsthaft erforscht wurden noch machte man sich die Mühe, sie zu sammeln und weiterzuverfolgen. Noch schlimmer ist aber, was die meisten Krebspatienten erzählten, die eine Radikalremission erfahren haben und mit denen ich sprechen konnte. Ihre Ärzte seien zwar froh über ihre Besserung gewesen, hatten aber kein Interesse daran, sich anzuhören, was sie unternommen hätten, um diese Besserung zu erreichen. Folgendes brachte das Fass dann endgültig zum Überlaufen: Einige wurden von ihren Ärzten sogar gebeten, den Patienten im Wartezimmer nichts von ihren unglaublichen Heilungsgeschichten zu erzählen. Warum? Um in ihnen keine falschen Hoffnungen zu wecken. Obgleich es nachvollziehbar ist, dass diese Ärzte ihre Patienten nicht in den Glauben versetzen möchten, dass alternative und unkonventionelle Methoden auch bei ihnen wirken, ist es dennoch unverantwortlich, diese wahren Fälle komplett zu verschweigen.

Einige Wochen später brach eine von mir betreute Patientin bei ihrer Chemotherapie in Tränen aus. Sie war 31 Jahre alt, Mutter von noch jungen Zwillingen und hatte erst vor Kurzem die Diagnose Brustkrebs im fortgeschrittenen Stadium (III von IV) erhalten. Sie war sehr verzweifelt und fragte mich, was sie unternehmen könne, damit es ihr besser gehe. Sie wollte alles dafür tun, dass ihre Kinder nicht ohne Mutter aufwachsen. Erschöpft und kahl saß sie da. Die einzige Hoffnung, die ihr blieb, tropfte gerade langsam in ihre Venen. Und dann dachte ich an diese mehr als tausend Fälle von Radikalremission, die von niemandem genauer untersucht wurden. Ich atmete tief durch, schaute sie an und sagte, ich wüsste es nicht, würde es aber für sie herausfinden.

Das war der Moment, in dem ich mich dazu entschloss, mit meiner Habilitation weiterzumachen und mein Leben dem Auffinden, Analysieren und Bekanntmachen von Fällen mit Radikalremission zu widmen. Schließlich schien es mir mehr als sinnvoll, im Kampf gegen Krebs mit denen zu reden, die diesen Kampf bereits gewonnen haben. Sollten wir nicht sogar versuchen, diesen geheilten Krebspatienten alle erdenklichen Fragen zu stellen und alle sinnvoll erscheinenden Tests mit ihnen durchzuführen, um herauszufinden, was ihr Geheimnis ist? Nur weil wir nicht auf Anhieb erklären können, warum etwas passiert ist, heißt dies noch lange nicht, dass wir es ignorieren oder – noch schlimmer – anderen auftragen dürfen, es zu verheimlichen und keinen großen Hehl daraus zu machen.

Als Paradebeispiel fällt mir hier immer wieder Alexander Fleming ein, ein Wissenschaftler, der sich dafür entschied, eine Anomalie nicht zu ignorieren. Die Geschichte ist folgendermaßen überliefert: 1928 kommt Fleming aus einer Urlaubsreise zurück, betritt sein Labor und sieht, dass in vielen seiner Petrischalen Schimmel entstanden ist. Es überrascht ihn nicht sonderlich, da er recht lange verreist war. Er fängt an, die Schalen zu sterilisieren, um von Neuem mit seinem Experiment beginnen zu können. Glücklicherweise hält Fleming aber plötzlich inne und beschließt, sich das Ganze etwas genauer anzusehen. Er stellt fest, dass in einer Petrischale alle gezüchteten Bakterien tot waren. Anstatt diese eine Petrischale zu ignorieren und sie als Anomalie abzutun, entscheidet er sich dafür, den Sachverhalt exakt zu untersuchen. Diese Untersuchung führte zur Entdeckung des Penizillins.

Mein Buch beinhaltet die bisherigen Ergebnisse meiner fortdauernden Recherchen zum Thema Radikalremission von Krebs. Ich habe mich dazu entschieden, diese Anomalien an Krankheitsfällen nicht zu ignorieren, sondern das Gleiche zu tun, was Alexander Fleming tat: genauer hinsehen. Zunächst werde ich jedoch ein bisschen von meiner Vergangenheit berichten, damit Sie nachvollziehen können, warum ich mein Leben dieser Thematik gewidmet habe.

MEINE GESCHICHTE

Zum ersten Mal wurde ich im Alter von drei Jahren mit Krebs konfrontiert, als mein Onkel an Leukämie erkrankte. Seine Krankheit verlief schwer und zehrte ihn über fünf lange Jahre hinweg auf. Sie warf einen Schatten über jedes unserer Familientreffen und jagte uns Kindern eine Heidenangst vor der mysteriösen Krankheit Krebs ein. Als ich acht Jahre alt war, starb mein Onkel und machte meinen neun Jahre alten Cousin zum Halbwaisen.

Ein paar Jahre später, ich war gerade 14 geworden, wurde bei einem meiner engsten Freunde Magenkrebs diagnostiziert. Wir hatten soeben die achte Klasse beendet. Die Menschen unserer kleinen Gemeinde in Wisconsin waren schockiert und schlossen sich sofort zusammen, um Geld für meinen Freund zu sammeln und ihn im Krankenhaus zu besuchen. Einige meiner Freunde waren sehr zuversichtlich, ich aber konnte das mir schon bekannte Gefühl der Furcht in meinem Bauch nicht ignorieren oder abschütteln. Ich hatte das alles schon einmal miterlebt. Nach zwei langen Jahren, in denen er stark beeinträchtigt war, starb mein Freund im Alter von 16. Die komplette Gemeinde nahm an der Trauerfeier teil. Meine Freunde und ich gingen in den folgenden Jahren regelmäßig an sein Grab und legten Blumen nieder. Sein Tod brachte mir die Erkenntnis, dass Krebs vor niemandem haltmacht, egal ob alt oder jung.

Ich arbeitete gerade an meinem ersten Abschluss an der Harvard-Universität, als ich zum ersten Mal einen tieferen Einblick in Komplementärmedizin, Yoga und Meditation gewinnen konnte. Die mir bis dahin fremden Praktiken und Ideen brachten mich dazu, meine bisherigen Überzeugungen von Einheit beziehungsweise Trennung von Körper und Geist infrage zu stellen. Ich begann, Yoga zu lernen. Vier Jahre später nahm ich meinen ersten Auftrag als Co-Autorin eines Buches über globale Erwärmung an. Plötzlich saß ich den ganzen Tag lang vor einem Computer, und von den vielseitigen sozialen Kontakten, die ich während meines Studiums so genossen hatte, gab es keine Spur mehr. Als ein Freund mir vorschlug, durch ehrenamtliche Arbeiten etwas gegen meine Vereinsamung zu tun, fiel mir als Erstes die Arbeit mit Krebspatienten ein.

Ich kann mich noch gut an meinen ersten Tag im ehrenamtlichen Dienst erinnern, den ich in der Pädiatrie des Memorial-Sloan-Kettering-Krebsinstituts in New York verbrachte. Ich spielte den ganzen Tag Monopoly mit Kindern, die gerade eine intravenöse Chemotherapie bekamen, und empfand ein tiefes Gefühl, weil ich diesen Kindern helfen konnte, für einige Stunden zu vergessen, dass sie krank waren. Es war eine lebensverändernde Erfahrung. Ich wusste, dass ich meine Berufung gefunden hatte.

Nach einigen Wochen der ehrenamtlichen Tätigkeit suchte ich bereits nach Doktorandenprogrammen. Ich ging an die Universität von Kalifornien in Berkeley und machte den Master in onkologischer Sozialarbeit mit dem Schwerpunkt Betreuung und Beratung von Krebspatienten.

Während dieses Studiums vertiefte ich mein Wissen in Komplementärmedizin. Ich las Unmengen von Büchern zu diesem Thema und schloss eine intensive Ausbildung zur Yogalehrerin ab. Tagsüber war ich in der Beratungsstelle für Krebspatienten tätig, abends lernte ich und machte Yogaübungen. Mein Mann studierte damals traditionelle chinesische Medizin (dazu gehören beispielsweise auch Akupunktur und Kräuterlehre) und forschte gleichzeitig über eine esoterische Form der Energieheilung. Ich war also umgeben von verschiedenen Arten der Komplementärmedizin. Zu dieser Zeit las ich erneut das bereits erwähnte Buch von Andrew Weil, in dem er das Konzept der Spontanheilung (wie er es nennt) vorstellt und das mein Leben veränderte. Es gab mir den nötigen Ansporn, meinen Doktor zu machen und die Thematik eingehend zu studieren. Seitdem habe ich mein Leben der Suche nach dem gewidmet, was Menschen tun können, um den Krebs zu besiegen – entgegen aller Erwartungen.

WAS IST RADIKALREMISSION?

[Anmerkung des Verlags: Oft wird bei einer unerwarteten Rückbildung des Karzinoms der Begriff „Spontanremission" verwendet. Laut der Autorin ist diese Bezeichnung aber irreführend, da die Heilung nicht einfach aus heiterem Himmel geschieht, sondern Ergebnis von zum Teil langwierigen Anstrengungen der Betroffenen ist. Zudem weist das Wort „radikal" ebenfalls darauf hin, dass die Heilung ein einschneidendes, radikales Ereignis im Leben der Patienten ist. Aus diesen Gründen wird in diesem Buch der Begriff „Radikalremission" verwendet.]

Um Radikalremission besser verstehen zu können, ist es gut zu wissen, was bei uns im Zusammenhang mit Remission als „Standard" oder „nicht-radikal" erachtet wird. Ärzte gehen davon aus, dass Krebs in Remission geht, wenn er früh genug entdeckt und den aus heutiger Sicht behandelbaren Arten zugeordnet werden kann.

Erkrankt eine Frau heute an Brustkrebs im Stadium I, geht man rein statistisch von einer Remission aus, die mindestens fünf Jahre überdauert, wenn sie alle nötigen medizinischen Behandlungen (Operation, Chemotherapie und/oder Bestrahlung) durchführen lässt. Würde diese Frau allerdings an Bauchspeicheldrüsenkrebs erkranken, ebenfalls Stadium I, bestünde lediglich eine Chance von 14 Prozent, dass sie in fünf Jahren noch am Leben ist, selbst wenn alle möglichen medizinischen Behandlungen durchgeführt werden.[1] Der Grund dafür ist, dass die heutigen Behandlungsmöglichkeiten für Brustkrebs effektiver sind als die für Bauchspeicheldrüsenkrebs.

Ich definiere Radikalremission als jegliche Art von Remission, die statistisch unerwartet auftritt. Die Heilungschancen variieren – wie bereits erwähnt – je nach Art der Krebserkrankung, dem Stadium und der medizinischen Behandlung. Um genauer zu sein: Radikalremission ist gegeben, wenn

- ein Patient ohne eine herkömmliche medizinische Behandlung von seinem Krebs geheilt wird oder
- ein Krebspatient zwar herkömmliche schulmedizinische Mittel ausprobiert, diese aber keinerlei Auswirkungen auf den Krebs zeigen und dieser Patient dann zu alternativen Heilmethoden wechselt, die wiederum zu einer Remission führen, oder
- ein Krebspatient sowohl herkömmliche als auch alternative Behandlungsmethoden nutzt, um eine statistisch gesehen fast unüberwindbare Erkrankung zu überstehen (gemeint ist eine Krebserkrankung mit weniger als 25 Prozent Lebenserwartung für einen Zeitraum von fünf Jahren).

Obgleich unerwartete Remission selten ist, haben dennoch Tausende von Menschen diese bereits erlebt. Wann immer ich einem Onkologen gegenüberstehe, frage ich nach, ob er schon einen Fall von Radikalremission erlebt habe. Bisher haben fast alle Ärzte diese Frage mit ja beantwortet. Wir werden erst dann in der Lage sein, genaue Angaben über die Häufigkeit von Radikalremissionen zu machen, wenn ihr Vorkommen systematisch dokumentiert und archiviert wird. Eine Möglichkeit, diesem Ziel näherzukommen, bietet die Webseite zu diesem Buch (siehe Seite 284). Dort können von Krebs geheilte Patienten, Ärzte, Heilpraktiker und Leser wie Sie auf einfache und unkomplizierte Weise ihnen bekannte Fälle von Radikalremission mitteilen, die dann wiederum gezählt, analysiert und von Wissenschaftlern ausgewertet werden können. Die Datenbank, die auf diesem Wege entsteht, ist öffentlich und kostenlos abrufbar und soll Krebspatienten und deren Angehörigen nicht nur Informationen liefern, sondern auch Hilfe bieten und Mut machen.

ZU DIESEM BUCH

Am Anfang meiner Studien zur Radikalremission war ich überrascht festzustellen, dass es zwei Gruppen von Menschen gab, die von den über tausend veröffentlichten Artikeln in medizinischen Fachzeitschriften fast gänzlich ignoriert worden waren. Die erste Gruppe bestand aus den Geheilten selbst. Ich fand es schockierend, dass die meisten der wissenschaftlichen Artikel mit keinem Wort erwähnten, was die Patienten selbst zu ihrer Remission zu sagen hatten. Artikel für Artikel las ich darüber, wie Ärzte die biochemischen Veränderungen beschrieben, die die Patienten mit Radikalremission durchlaufen hatten. Aber kein einziger von ihnen hielt fest, was die Patienten selbst auf die Frage, was sie geheilt habe, antworteten. Das erschien mir deshalb sehr befremdlich, weil diese Menschen vielleicht etwas Bestimmtes taten (möge es auch unbewusst geschehen sein), das ihre Heilung unterstützte. Folglich beschloss ich, für meine Dissertation 20 Menschen, die eine Radikalremission erfahren hatten, zu finden und darüber zu befragen, warum sie glauben, dass sie wieder gesund geworden sind.

Die zweite Gruppe, die von der Fachliteratur ignoriert wurde, waren die alternativen Heilpraktiker. Da die meisten Radikalremissionen *per definitionem* außerhalb von konventioneller Schulmedizin geschehen, war ich sehr verwundert darüber, dass keiner der Artikel untersucht hatte, wie Krebs in der alternativen Medizin und bei Heilpraktikern behandelt wurde. Viele der Menschen, die eine

Radikalremission erlebten und die ich damals kennenlernte, hatten sich Hilfe aus der ganzen Welt geholt. Also reiste auch ich um die halbe Welt und befragte 50 alternative Heiler zu ihren Methoden, die sie zur Heilung von Krebs einsetzen. Zehn Monate lang suchte und interviewte ich alternative Krebsheiler in den Urwäldern, Bergen und Städten in zehn verschiedenen Ländern. Ich war in den Vereinigten Staaten (auf Hawaii), China, Japan, Neuseeland, Thailand, Indien, England, Sambia, Simbabwe und Brasilien. Es war eine Forschungsreise, auf der ich viele faszinierende Heiler kennenlernen durfte und die mein Leben stark beeinflusste. In diesem Buch habe ich alles, was ich von ihnen erfahren habe, zusammengefasst.

Seit der ursprünglichen Recherche für meine Dissertation ist noch viel mehr Material zusammengekommen. Ich habe mittlerweile über hundert persönliche Interviews geführt und mehr als tausend niedergeschriebene Krebsfälle mit Radikalremission analysiert. Nachdem ich all diese Fälle sorgfältig und wiederholt bearbeitet hatte (mithilfe von qualitativen Recherchemethoden), gelang es mir, mehr als 75 Faktoren zu benennen, die hypothetisch betrachtet eine Rolle bei einer Radikalremission spielen könnten. Darunter waren sowohl physische und emotionale als auch spirituelle Faktoren. Als ich zum Schluss die Häufigkeit eines jeden Faktors in ein Diagramm übertragen hatte, fiel mir auf, dass neun von 75 Faktoren in fast jedem von mir geführten Interview erwähnt wurden. Anders ausgedrückt: Kaum eine der befragten Personen führte beispielsweise Faktor 35 an, die Einnahme von Nahrungsergänzungsmitteln aus Haifischflossen, aber fast jede nannte neun Faktoren, die ihrer Meinung nach die Heilung des Krebses unterstützten. Folgende Maßnahmen hielten sie für ausschlagend:

- die Ernährung radikal umstellen,
- die Kontrolle über die Gesundheit übernehmen,
- der eigenen Intuition folgen,
- Kräuter und Nahrungsergänzungsmittel nehmen,
- unterdrückte Emotionen loslassen,
- positive Emotionen verstärken,
- soziale Unterstützung zulassen,

- die spirituelle Verbindung vertiefen,
- starke Gründe für das Leben haben.

Mir ist es wichtig zu betonen, dass alle neun Faktoren einander gleichgestellt sind. Es gibt keinen, der dem anderen „überlegen" ist. Alle neun Faktoren wurden in etwa gleich häufig genannt, jedoch war es oft so – und das werden Sie im Verlauf des Buches erfahren –, dass Patienten von sich aus einem der Faktoren mehr Aufmerksamkeit und Arbeit gewidmet haben als den anderen acht. Trotzdem möchte ich noch einmal betonen, dass die Mehrheit der von mir interviewten Krebspatienten, die eine Radikalremission erfahren haben, in ihren Bemühungen gegen den Krebs alle oben genannten neun Faktoren angenommen und umgesetzt haben.

Dieses Buch ist der Einfachheit halber in neun Kapitel gegliedert, von denen sich jedes einem der neun genannten Faktoren widmet. In jedem Kapitel werden zuerst die wichtigsten Aspekte des jeweiligen Faktors ergründet, weshalb auch eine Übersicht wissenschaftlicher Studien zum Thema eingeflossen ist. Danach wird die Heilungsgeschichte eines Patienten beschrieben, der dem entsprechenden Faktor besondere Bedeutung zukommen ließ. Abschließend finden Sie Empfehlungen, die Ihnen – sollte das Ihr Wunsch sein – den Einstieg in die Bemühungen um eine Radikalremission erleichtern sollen.

BEVOR WIR BEGINNEN

Bevor ich die neun Faktoren im Einzelnen beschreibe, die eine Heilung vorantreiben, möchte ich noch einige Dinge klarstellen. Als Erstes möchte ich in aller Klarheit betonen, dass ich mich in keiner Weise gegen traditionelle Krebsbehandlungen (dazu zählen Operationen, Chemo- und Bestrahlungstherapien) ausspreche. Ebenso wie ich daran glaube, dass die Mehrheit der Menschen Schuhe braucht, um einen Marathon zu laufen, es aber trotzdem einige wenige gibt, die es barfuß schaffen, glaube ich auch daran, dass die meisten Menschen eine konventionelle Behandlung brauchen, um den Krebs zu besiegen, wobei es aber auch hier einige wenige gibt, die andere

Möglichkeiten gefunden haben, ihm zur Heilung zu verhelfen. Als Krebsforscherin interessiert mich insbesondere, wie das „Trainingsprogramm“ der zuletzt genannten Personen aussieht und wie sie es geschafft haben, entgegen aller Erwartungen ins Ziel zu kommen.

Zweitens ist es mir sehr wichtig zu betonen, dass ich mit diesem Buch keine falschen Hoffnungen wecken möchte. Erinnern Sie sich an den Arzt, der nicht wollte, dass seine Patienten im Wartezimmer etwas von der Radikalremission erfahren? Ich kann gut nachvollziehen, wie er sich fühlte. Es kann nur entmutigend und beängstigend sein, in einen Raum voller Menschen zu blicken, deren Lebenserwartung statistisch gesehen sehr schlecht ist. Das Thema Radikalremission totzuschweigen hat allerdings weitaus schlimmere Folgen, als falsche Hoffnungen zu wecken: Es werden keine ernst zu nehmenden Forschungen durchgeführt und keine Erkenntnisse aus diesen erstaunlichen Geschichten der Heilung gewonnen. Schon in meinem allerersten Seminar an der Universität von Berkeley lernte ich, dass es die wissenschaftliche Pflicht eines jeden Forschers ist, *alle* Krankheitsfälle zu untersuchen, auch jene, die aus der Norm herausstechen und der Hypothese widersprechen. Wenn diese Anomalien genauer betrachtet würden, stünde der Wissenschaftler vor einer Entscheidung: Entweder er erklärt offen, warum diese Fälle nicht in sein hypothetisches Modell passen, oder er passt seine Hypothese den abweichenden Fällen an. Wofür auch immer man sich entscheiden mag, es gibt keine Rechtfertigung dafür, Fallbeispiele, die nicht in das festgefahrene System passen, zu ignorieren.

Ungeachtet der wissenschaftlichen Unverantwortlichkeit, Krankheitsfälle, die mithilfe unkonventioneller Methoden geheilt wurden, außer Acht zu lassen (insbesondere wenn es unser aller Ziel ist, ein Mittel gegen Krebs zu finden), möchte ich noch auf den Begriff „falsche Hoffnung“ eingehen. Jemandem falsche Hoffnungen zu machen bedeutet, ihm oder ihr Hoffnung in einer Sache zu geben, die von vornherein zum Scheitern verurteilt, unwahr oder falsch ist. Fälle von Radikalremission mögen – bisher – vielleicht nicht immer in ihrem vollen Umfang erklärbar sein, aber *wahr* und *richtig* sind sie trotzdem. Die Patienten haben ihren Krebs trotz vernichtender Statistiken geheilt. Das muss hier nachdrücklich betont werden, damit man nicht Gefahr läuft, falsche Hoffnungen zu wecken. Man sollte also damit beginnen, diese Fälle wissenschaftlich zu untersuchen, um so vielleicht neue Hinweise für die Heilung von Krebs zu finden. Die in diesem Buch beschriebenen neun Hauptfaktoren, die eine Radikalremission vorantreiben können, sind *Hypothesen*, also bisher nicht wissenschaftlich bewiesene und gefestigte Methoden. Leider wird es noch Jahrzehnte dauern, bis quantitative, randomisierte Studien deren Wirksamkeit entweder belegen oder widerlegen können.

Ich wollte allerdings nicht noch Jahrzehnte abwarten, bis ich die bisherigen Ergebnisse und Erkenntnisse aus meiner Arbeit mit Ihnen teile. Die hier festgehaltenen Resultate meiner qualitativen Recherche können uns den Start in eine dringend notwendige Diskussion über alternative Krebsheilungsmethoden erleichtern. Falsche Hoffnung würde ich dann in Ihnen wecken, wenn ich Ihnen versprechen würde, dass das Befolgen dieser neun Faktoren Ihren Krebs mit absoluter Sicherheit heilen wird. Das tue ich nicht. Ich sage lediglich, dass ich anhand meiner Recherchen feststellen konnte, dass dies die am häufigsten genannten Faktoren bei einer Radikalremission waren.

Jetzt, da ich klargestellt habe, dass es nicht meine Absicht ist, falsche Hoffnungen zu wecken, möchte ich doch erwähnen, welche Hoffnungen ich in der Tat in dieses Buch setze. In erster Linie bin ich voller Hoffnung, dass andere Wissenschaftler so bald wie möglich damit beginnen, diese Faktoren der Radikalremission zu untersuchen. Ebenso hoffe ich, dass Krebspatienten und ihre Angehörigen durch dieses Buch inspiriert werden, wie auch ich durch meinen ersten Fall von Radikalremission inspiriert wurde. Des Weiteren hoffe ich, dass die Tatsache, dass bereits Menschen entgegen aller Erwartungen ihren Krebs besiegen konnten, Mut macht. Darüber hinaus hoffe ich auch, dass dieses Buch anderen Menschen als Motivation dafür dient, für sich neue Mittel und Wege zu finden, ihre Gesundheit zu optimieren, ganz gleich, ob sie nun dem Krebs vorbeugen wollen, sich inmitten einer Behandlung befinden oder auf der Suche nach anderen Behandlungsmethoden sind, weil die konventionelle Behandlung nicht weiter greift. Am wichtigsten ist allerdings die

Hoffnung, dass dieses Buch eine dringend notwendige Diskussion über Radikalremission auslösen und dieses Thema nicht weiter ignoriert wird, damit wir beginnen können, daraus zu lernen.

Die Radikalremission betreffend sind wir bisher nicht immer in der Lage zu verstehen, warum bei bestimmten Patienten eine vollkommene Heilung eingetreten ist, warum ihre Techniken für sie funktioniert haben, bei anderen Patienten jedoch keinerlei Wirkung zeigten. Ich bin davon überzeugt, dass eine vermehrte Anstrengung beim Studium dieser Fälle zwei mögliche Resultate mit sich bringen wird: Auf jeden Fall werden wir mehr über die Fähigkeit des Körpers erfahren, sich selbst zu heilen. Im besten Fall finden wir ein Heilmittel gegen Krebs. Sollten wir allerdings die Fälle von erfolgter Radikalremission ignorieren, kann es keines der beiden Resultate geben. Doch wo wären wir heute, wenn Alexander Fleming den Schimmel in seiner Petrischale ignoriert hätte? Die Geschichte hat uns gezeigt, dass es nicht Zeitverschwendung ist, Anomalien auf den Grund zu gehen. Ganz im Gegenteil: Das Erforschen von Anomalien hat im Laufe der Zeit immer wieder zu erstaunlichen Durchbrüchen geführt – und darin liegt die *wahre* Hoffnung.

KAPITEL 1

DIE ERNÄHRUNG RADIKAL UMSTELLEN

Lass deine Nahrung deine Medizin sein und Medizin deine Nahrung.
HIPPOKRATES

Der Grieche Hippokrates, der als Begründer der modernen Medizin gepriesen wird, glaubte fest daran, dass Nahrung die Kraft hat, den Körper zu reinigen, ihn wieder ins Gleichgewicht zu bringen und zu heilen. Stellen Sie sich seine Enttäuschung vor, würde er erfahren, dass die heutigen Ärzte im Laufe ihrer vierjährigen Ausbildung an medizinischen Fakultäten in den USA[2] lediglich eine Woche das Fachgebiet Ernährung durchlaufen. [In Deutschland dauert ein Medizinstudium in der Regel zwölf Semester, also sechs Jahre. Laut gültiger Approbationsordnung für Ärzte werden zwar Grundkenntnisse über die Einflüsse von Familie, Gesellschaft und Umwelt auf die Gesundheit vorgeschrieben. Ernährung ist nicht erwähnt.]

Selbst bei meiner eigenen kürzlich durchgeführten Routineuntersuchung musste ich der Ärztin erklären, dass ich als Vegetarierin ausreichend Kalzium aus Blattgemüse (ihr Vorschlag war lediglich Milch) und genügend Eisen aus Bohnen und Algen (ihr einziger Vorschlag war rotes Fleisch) beziehe. In der Regel verhält es sich so, dass Ärzte zwar durchaus für die heilende Kraft der Nahrung offen sind, ihnen aber grundsätzlich ein fundiertes Wissen darüber fehlt.

Würden Mediziner sich erheblich mehr Wissen über Ernährung aneignen, würden sie erkennen, dass man in der Tat „ist, was man isst". Die Zellen unserer Nahrung werden zu den Zellen unseres Körpers. Zusätzlich hat das, was wir trinken und essen, einen direkten Einfluss auf unser Gefäßsystem und unsere Haut, indem es diese je nach Nahrungszufuhr mehr oder weniger reizbar macht. Sie können sich diesen Vorgang verdeutlichen, indem Sie sich vorstellen, einem Fünfjährigen eine Tasse Kaffee zu geben. Nach ungefähr zehn Minuten würden Sie keine Zweifel mehr daran haben, dass das, was wir essen oder trinken, unsere Gesundheit direkt beeinflusst.

Unsere Gesundheit – sogar unser ganzes Leben – können wir als die Summe aller von uns getroffenen Entscheidungen betrachten. Dies beinhaltet tägliche Entscheidungen über Essen und Trinken, Denken und Fühlen, Agieren und Reagieren sowie Bewegung und Ruhe. Was Ernährung so bedeutsam macht, ist, dass wir bewusst entscheiden können, was wir essen wollen und was nicht. Wähle ich zuckerhaltige Zerealien oder Haferflocken mit Obst? Gibt es das schnell zubereitete Marmeladenbrot oder den aufwendigeren Quinoa-Salat? Viele Menschen sind bei ihrer täglichen Entscheidung, was auf den Teller kommt, von Zweifeln geplagt. Sie fragen sich, ob das, was sie essen, ihre Gesundheit wirklich so sehr beeinflusst. Erkrankte, die eine Radikalremission erfuhren und deren Leben auf dem Spiel stand, gehen noch weiter. Sie wollen wissen, ob das, was sie essen, dazu beitragen kann, dass der Krebs sich zurückentwickelt. Für viele ist die Antwort eindeutig Ja.

Meine Analyse von Hunderten von Fällen mit Radikalremissionen erbrachte, dass eine radikale Umstellung der Ernährung einer der neun Schlüsselfaktoren ist, die die Heilung begünstigen können. Diese vier Punkte wurden von den Betroffenen genannt:

- Zucker, Fleisch, Milchprodukte und verarbeitete Nahrungsmittel vermeiden,
- viel Obst und Gemüse zu sich nehmen,
- sich auf biologische Lebensmittel beschränken und
- nur filtriertes Wasser trinken.

Nach der ausführlichen Erläuterung dieser vier Punkte werde ich Ihnen zwei Personen vorstellen, die ihre Ernährung radikal umgestellt haben, um die Heilung ihres Brust- beziehungsweise Prostatakrebses zu unterstützen. Abschließend mache ich Sie in mehreren Schritten mit einer Ernährungsweise vertraut, die Krebserkrankungen vorbeugen kann.

ZUCKER, FLEISCH, MILCHPRODUKTE UND VERARBEITETE NAHRUNGSMITTEL VERMEIDEN

Die große Mehrzahl der Erkrankten, die eine Radikalremission erfuhren, berichtet davon, wie sie Süßigkeiten (Zucker), Fleisch, Milchprodukte und verarbeitete Nahrungsmittel aus ihrer Ernährung gestrichen hat, um ihre Heilung zu fördern. Fangen wir mit Zucker an, denn aus gutem Grund gab es bisher viele Spekulationen über den Zusammenhang von Zucker und Krebs. Es ist unbestritten, dass Krebszellen Zucker – Glukose – viel schneller aufnehmen (umsetzen) als gesunde Zellen. Das zeigt ein PET-Scan (Positronenemissionstomographie), der folgendermaßen funktioniert: Erst trinken Sie ein Glas Glukose, dann ermittelt der Scan, wo in Ihrem Körper diese Glukose am schnellsten abgebaut wird. Die Glukose-„Brennpunkte" sind die Bereiche Ihres Körpers, die am ehesten krebsanfällig sind. Obwohl Wissenschaftler sich noch im Unklaren darüber sind, ob eine stark zuckerhaltige Ernährung Krebs verursachen kann, ist man sich jedoch sicher, dass bereits im Körper vorhandene Krebszellen um die 10- bis 50-fache Menge an Glukose aufnehmen, die eine gesunde Zelle aufnehmen würde.[3] Damit Krebspatienten ihre Krebszellen nicht „füttern", ist es also mehr als ratsam, so viel Zucker wie möglich aus der Ernährung zu streichen. Stattdessen können sie auf natürliche Glukose aus Früchten und Gemüse umsteigen. Der amerikanische Durchschnittsbürger nimmt umgerechnet täglich 22 Teelöffel Zucker zu sich.[4] Empfehlenswert sind sechs bis maximal neun Teelöffel. Es lohnt also, die Zuckerzufuhr zu reduzieren, ob man an Krebs erkrankt ist oder nicht. [Laut Statistik des Bundesamtes für Ernährung und Landwirtschaft belief sich 2012 der durchschnittliche Zuckerverbrauch pro Kopf in Deutschland auf durchschnittlich 32 Kilogramm.]

Die Verbindung zwischen Krebszellen und Zucker wurde erstmals in den 1920er-Jahren von dem Mediziner Dr. Otto Warburg entdeckt. Er erhielt den Nobelpreis für seine Entdeckung, dass Krebszellen sich in Energiegewinnung und Zellatmung von gesunden Zellen unterscheiden. Warburg erkannte, dass Krebszellen ihre Energie daraus gewinnen, dass sie ungewöhnlich große Mengen an Glukose aufbrechen und keinen weiteren Sauerstoff zur Zellatmung benötigen (anaerobe Zellatmung). Gesunde Zellen dagegen brechen eine viel kleinere Menge an Glukose auf und benötigen Sauerstoff zur Zellatmung (aerobe Zellatmung). Interessant ist dabei, dass Krebszellen auch dann anaerob atmen, wenn genügend Sauerstoff vorhanden ist. Diese Auffälligkeiten führten Dr. Warburg zu der Erkenntnis, dass mit den Mitochondrien der Krebszellen etwas nicht stimmen kann, da dort die Zellatmung der gesunden Zellen stattfindet. Seien Sie nicht beunruhigt, falls Sie jetzt beängstigende Erinnerungen an den Biologieunterricht haben – die Essenz des Ganzen ist simpel: Krebszellen verhalten sich anders als gesunde Zellen. Einer der Hauptunterschiede liegt darin, dass sie Unmengen an Zucker brauchen, um zu funktionieren. Deshalb ist die Drosselung der Zuckermenge ein wichtiger Schritt, um Krebszellen „auszuhungern".

Ein Erkrankter, der eine Radikalremission erfuhr, heißt Ron. Er hatte seine Ernährung umgestellt, vor allem hat er zuckerhaltige Lebensmittel gestrichen. Im Alter von 54 Jahren wurde bei ihm Prostatakrebs diagnostiziert. Seine Blutergebnisse waren positiv auf Krebs getestet, mit einem PSA-Level von 5,2. Ebenso waren zwei von zwölf Gewebeproben positiv. Daraufhin empfahlen die Ärzte, seine Prostata umgehend operativ entfernen zu lassen. Ron hatte jedoch erst kürzlich gehört, dass jemand eine Radikalremission erfuhr, der unter anderem seine Ernährung umgestellt hatte. Er wollte sich zuerst mit dieser Option befassen. In der Kleinstadt, in der Ron lebte, gab es allerdings keinen (integrativen) Onkologen oder Ernährungswissenschaftler, mit dem er dies hätte besprechen können. Also begann er, Bücher und Zeitungsartikel zu lesen, die schilderten, wie Krebszellen sich von Zucker ernährten. Dabei erfuhr er auch, wie viele der gängigen Nahrungsmittel, zum Beispiel Kartoffeln und Weißbrot, einen sehr hohen Zuckergehalt haben. Nach ein paar Wochen intensiver Recherche entschied sich Ron, die Operation erst einmal aufzuschieben und stattdessen seine Ernährung radikal umzustellen:

> *Der Krebs war wohl das Beste, was mir je passiert ist. Zwar habe ich schon immer Sport betrieben, aber meine Ernährung ließ zu wünschen übrig. Ich war ein heftiger Zucker-Junkie. Um meinen Krebs zu besiegen, verzichtete ich komplett auf Zucker und alles, was übermäßig viele Kohlenhydrate enthält, wie Kartoffeln und Weißbrot. Stattdessen aß ich Unmengen von Obst und Gemüse und machte mir viele Kohl-Smoothies. Das tue ich immer noch, allerdings seltener als zu Beginn. Krebszellen sind anaerob, und Glukose funktioniert für sie wie ein (nitrogener) Shuttlebus. Sie nährt die Krebszellen. Wenn Sie diesen Shuttlebus einstellen, hat der Krebs keine Möglichkeit, weiterzukommen.*

Nachdem Ron seine Ernährung umgestellt hatte, fiel sein PSA-Level innerhalb eines Jahres auf gesunde 1,3 – und eine Prostataoperation wurde unnötig. Der Eingriff hätte anhaltend negative Nebenwirkungen auf Harnfunktion und Sexualität haben können. Er ist seit nunmehr über sieben Jahren krebsfrei.

Kommen wir nun zu den Milchprodukten. Aufgrund meiner Recherche lassen sich zwei Hauptgründe nennen, warum es ratsam ist, diese tierischen Milchprodukte zu reduzieren oder sogar ganz darauf zu verzichten. Der erste Grund ist, dass sie aus der Muttermilch eines Tieres hergestellt sind. Sie beinhalten also Hormone und Proteine, die eigentlich der Aufzucht eines Kalbes dienen sollten – nicht dem Menschen. In der Tat sind wir die einzige Spezies auf dem Planeten, die Brustmilch eines anderen Tieres zu sich nimmt. Darüber hinaus konnte wissenschaftlich bewiesen werden, dass das Hauptprotein in Kuhmilch, Kasein genannt, Krebszellen wachsen lässt, sowohl in Petrischalen als auch bei Laborratten. Tatsächlich haben Wissenschaftler an Versuchen mit Ratten beobachtet, dass durch Zuführung beziehungsweise Entzug von Kasein Krebs aktiviert beziehungsweise deaktiviert werden kann.[5]

Der zweite Grund ist, dass sich in vielen Milchprodukten ungesunde Chemikalien nachweisen lassen. Darunter sind Rinder-Wachstumshormone, Antibiotika und Pestizide. In Europa wurde die Einfuhr amerikanischer Milchprodukte verboten, da amerikanischen Kühen mit dem rekombinanten Wachstumshormon rBGH[6] injiziert wird, ein Hormon, das in verschiedensten Studien mit Krebs in Verbindung gebracht wurde. Zusätzlich enthalten amerikanische Milchprodukte eine ungesunde Anzahl an Omega-6-Fettsäuren (anstatt der gesunden Omega-3-Fettsäuren), da die Kühe mit kostengünstigerem Mais gefüttert werden statt mit Gras.[7] Omega-6-Fettsäuren wurden immer wieder mit Krebs in Verbindung gebracht.[8]

Alle Faktoren zusammen betrachtet lassen darauf schließen, dass Milchprodukte Krebs fördern, sowohl durch das eigene Kasein als auch durch die Zusätze in der Verarbeitung. Deshalb haben viele der Patienten, die eine Radikalremission erfuhren und die ich interviewt habe, Milchprodukte stark reduziert oder ganz auf sie verzichtet, zumindest bis sie vom Krebs geheilt waren. Letzten Endes sollte man auch nicht vergessen, dass Milchprodukte keine Nährstoffe liefern, die wir nicht auch auf andere Weise zu uns nehmen können. Kalzium können wir beispielsweise über Blattgemüse und Steckrüben und Proteine über Bohnen und Nüsse aufnehmen.

Jane Plant konnte ihren Krebs dadurch besiegen, dass sie – neben anderen Maßnahmen – vollkommen auf Milchprodukte verzichtete. Im Alter von 42 Jahren wurde bei ihr Brustkrebs im Stadium I diagnostiziert. Die Ärzte versicherten ihr, dass sie nach einer Brustamputation geheilt wäre. Leider lagen sie falsch. Ihr Krebs kehrte insgesamt fünf Mal zurück. Im Laufe von zehn Jahren wurde sie drei weitere Male operiert und ließ 35 Bestrahlungen und zwölf Chemotherapien über sich ergehen. Auch die letzte Chemotherapie zeigte keinen Effekt. Der Lymphknoten an ihrem Hals, der die Größe eines Hühnereis hatte, wucherte. Daraufhin teilte ihr der behandelnde Arzt mit, sie hätte nur noch einige Monate zu leben. Jane allerdings, eine liebevolle Mutter und ausgezeichnete Geologin, weigerte sich, diese Prognose zu akzeptieren. Stattdessen begann sie, ihr Wissen als Geologin zu nutzen und zu recherchieren, was ihrem Brustkrebs zugrunde liegen könnte. Ihre Ernährung hatte sie bereits umgestellt, sie aß inzwischen viel Gemüse und Vollkornprodukte. Ihre neu erworbenen Erkenntnisse aber ließen darauf schließen, dass eine weitere Veränderung notwendig wurde:

> *In meinem Fall war der Verzicht auf Milchprodukte essenziell. Zu jener Zeit bekam ich traditionelle Chemotherapie. Diese schlug aber erst an, als ich die Milchprodukte vermied. Ich glaube, es gibt vieles, das Krebs fördern kann. Der Verzicht auf diese Dinge trägt aber dazu bei, dass er geheilt wird. Natürlich reicht es nicht, Milchprodukte vom Speiseplan zu streichen. Das gesamte Ernährungsverhalten und auch andere Lebensumstände müssen verändert werden.*

Über ihre Veränderungen in der Ernährung und in anderen Lebensbereichen schrieb Jane ein Buch (siehe weiterführende Literatur Seite 308). Darin schlägt sie vor, alle Milchprodukte komplett zu streichen, den Verzehr von biologisch angebautem Obst und Gemüse gewaltig zu erhöhen, gesunde vegane Proteine wie Bohnen, Nüsse und Samen zu sich zu nehmen, gesunde Öle, Kräuter und Gewürze einzusetzen, verarbeitete Nahrungsmittel zu vermeiden und gefiltertes, abgekochtes Wasser zu trinken. Jane ist seit über 19 Jahren krebsfrei. Sie führt Untersuchungen über milchfreie, gemüsereiche Ernährung durch – und hält sich natürlich auch selbst daran.

Gegner des Fleischkonsums argumentieren damit, dass die Ernährung des Menschen nur etwa zu zehn Prozent aus Fleisch bestehen sollte, im Idealfall aus magerem Fleisch. Heutzutage besteht die typisch amerikanische Ernährung aus 15 Prozent Fleisch, was bedeutet, dass der amerikanische Normalbürger um die 100 Kilogramm Fleisch pro Jahr zu sich nimmt.[9] [Laut Statistik-Portal betrug der Fleischkonsum in Deutschland im Jahr 2013 durchschnittlich 88,2 Kilogramm pro Person.] Dem gegenüber stehen die Befürworter der Paleo- oder Steinzeit-Diät, die die Meinung vertreten, dass Menschen 20 bis 40 Prozent Fleisch zu sich nehmen sollten. Natürlich ist es unmöglich zu beweisen, was die Menschen vor Tausenden von Jahren gegessen haben. Heutzutage haben wir es mit der Krankheit Krebs zu tun, und es ist Fakt, dass unzählige breit angelegte wissenschaftliche Studien den regelmäßigen Konsum von Fleisch, vor allem von rotem Fleisch, mit verschiedensten Krebsarten in Verbindung bringen konnten.[10] Tatsächlich führte eine Studie sogar zu dem Ergebnis, dass zwei Portionen Fleisch pro Tag das Risiko auf wiederkehrenden Brustkrebs bei Frauen vervierfachen können.[11]

Zusätzlich zu diesen alarmierenden Erkenntnissen gibt es in der Fleisch-, Geflügel- und Fischindustrie dieselben Probleme wie bei Milchprodukten, was die Zugabe schädlicher Wachstumshormone, Antibiotika, Pestizide und Omega-6-Fettsäuren betrifft. Und genau wie bei Milchprodukten gibt es keine Nährstoffe im Fleisch, die nicht auch anderweitig aufgenommen werden könnten. Vegetarier können zum Beispiel mehr als genug Proteine mit Bohnen und Vollkornprodukten und Eisen mit Hülsenfrüchten und Algen aufnehmen. Meine eigene Erkenntnis bezüglich Fleisch ist die gleiche wie bei Milchprodukten: Falls Sie an Krebs erkrankt sind, rate ich Ihnen, den Fleischkonsum drastisch zu reduzieren oder ihn sogar ganz vom Speiseplan zu streichen, zumindest bis Sie komplett geheilt sind. Falls Sie doch nicht ganz auf Fleisch verzichten wollen, stellen Sie zumindest sicher, dass das Tier biologisch, hormon- und antibiotikafrei gefüttert wurde und aus artgerechter Haltung kommt.

Die letzte Sparte an Lebensmitteln, die von Erkrankten mit Radikalremission reduziert oder ganz aufgegeben wurde, sind verarbeitete Produkte, vor allem raffiniertes Getreide. So werden beispielsweise Getreidekörner zu feinem Mehl gemahlen, mit Hefe und Zucker angereichert und zu Brot verarbeitet. Das Resultat ist ein Brot mit einem sehr hohen glykämischen Index. Das wiederum bedeutet, dass die Kohlenhydrate sehr schnell in Glukose umgewandelt werden, die – wie Sie inzwischen wissen – Krebszellen nährt. Belastend kommt hinzu, dass sich durch Nahrungsmittel mit einem hohen glykämischen Index wie Brot, Pasta oder andere Mehlprodukte der Insulinspiegel im Blut erhöht. Eine Erkenntnis, die eng mit Krebserkrankungen in Verbindung gebracht wird.[12]

Von mir interviewte Krebskranke, die eine Radikalremission erfuhren, haben deshalb die Menge an verarbeiteten Lebensmitteln drastisch gesenkt oder ganz auf sie verzichtet und stattdessen versucht, Kohlenhydrate in ihrer ursprünglichen Form zu sich zu nehmen. Der Körper verdaut Vollkornprodukte viel langsamer als verarbeitete Getreideprodukte. Auf diese Weise können Blutzucker- und Insulinspiegel niedrig gehalten werden. Außerdem haben Vollkornprodukte mehr Vitamine.[13] Am wichtigsten aber ist, dass eine auf Vollkornprodukten basierende Ernährung immer wieder mit niedrigen Krebsraten in Verbindung gebracht wird.[14] Optimal sind brauner Reis, Quinoa, Vollkornhaferflocken, Vollkorngetreide und Vollkornbrot.

In Thailand habe ich mit einem alternativen Heilpraktiker gesprochen. Er ist Direktor einer Institution, in der sich Menschen aus der ganzen Welt einer drei bis sieben Tage dauernden Fasten- und Reinigungskur unterziehen. Dieser Mann bewertet verarbeitete Lebensmittel als so ungesund, dass er selbst komplett darauf verzichtet:

> *Ich esse kein Fast Food, nichts, was mit Maschinen hergestellt wurde, und keine Milchprodukte. Alles, was ich esse, kommt direkt aus der Natur (genauer gesagt: wächst in der Natur). Was aus einer Dose kommt, hat kein Leben in sich, es ist „tot". Denken Sie an das Haltbarkeitsdatum. Wie kann etwas vier Jahre lang haltbar sein? Wenn Sie eine Frucht aufschneiden, „stirbt" sie. Sie hält sich höchstens drei bis vier Tage, vielleicht sogar nur einen Tag. Ich esse nur „Lebendiges", eben das, was uns die Natur gibt.*

Die Amerikaner lieben maschinell verarbeitete Produkte wie Mehl und Pasta. Sie gehören zur normalen amerikanischen Ernährung, die ebenso reich an Fleisch und Zucker ist. Allerdings wissen unsere Geschmacksnerven nicht immer, was das Beste für uns ist. Die Industrie gibt für die Herstellung von künstlichen Aromen Millionen von Dollars aus. Diese Aromen verändern unsere Geschmacksnerven so sehr, dass uns gar nichts anderes übrig zu bleiben scheint, als ungesunde verarbeitete Lebensmittel zu kaufen. Nehmen Sie sich auch vor sogenannten natürlichen Aromen in Acht. Sie sind nicht, was sie zu sein vorgeben. Wussten Sie zum Beispiel, dass die Flüssigkeit aus den Analdrüsen eines Bibers oft eingesetzt wird, um ein „natürliches“ Himbeeraroma für Essen und Getränke herzustellen?[15] Laut Nahrungs- und Arzneimittelbehörde darf es „natürliches Himbeeraroma“ genannt werden, da es aus einer nichtchemischen Quelle stammt.[16] Mit Himbeeren hat es trotzdem nichts zu tun.

Zusätzlich zu künstlichen und „natürlichen“ Aromen fügen Lebensmittelhersteller ihren Produkten auch enorme Mengen an Salz, Fett und Zucker hinzu. Die Industrie weiß, dass unsere Geschmacksnerven aus der Jäger- und Sammlerzeit immer noch darauf programmiert sind, Nahrungsmittel aufzunehmen, die vor Tausenden von Jahren sehr selten waren. Dank des Fortschritts in der Landwirtschaft können wir heutzutage allerdings so viel Salz, Fett und Zucker produzieren, wie wir möchten. Unglücklicherweise hat unsere Evolution diese Tatsache nicht berücksichtigt. Das nützt die Fast-Food-Industrie nach Strich und Faden aus. Uns läuft umgehend das Wasser im Mund zusammen, sobald wir Fett, Zucker oder Salz riechen.

Aus all diesen Gründen ist es für Krebspatienten ratsam, ihren Geschmacksnerven nicht zu vertrauen, wenn es um die Auswahl von Essen geht. Gleiches gilt auch für Menschen, die sich krebsvorbeugend ernähren möchten. Geheilte Krebspatienten, mit denen ich gesprochen habe, entschieden sich dafür, zum Lebensstil ihrer Großeltern zurückzukehren. Diese aßen selbst angebautes Gemüse und Vollkornprodukte, verzichteten (schon aus Kostengründen) auf Besonderheiten wie Fleisch und Zucker und lebten dadurch mit einer erheblich niedrigeren Krebsrate, als wir es heute tun.[17]

VIEL OBST UND GEMÜSE VERZEHREN

Was ich zu Obst und Gemüse sagen möchte, wissen Sie vermutlich schon: Beides ist gut für Ihre Gesundheit – sehr gut sogar. Obst und Gemüse versorgen den Körper mit allem, was er braucht: Vitamine,

Mineralien, Kohlenhydrate, Ballaststoffe, Glukose, Proteine und sogar gesunde Fette. Hunderte von Studien haben bereits gezeigt, dass ein hoher Verzehr von Obst und Gemüse hilft, Krebserkrankungen vorzubeugen.[18] Noch aktive Studien belegen zudem, dass Krebspatienten, die vermehrt Obst und Gemüse essen, eine höhere Lebenserwartung haben.[19] Eine Studie mit 1500 Frauen, die an Brustkrebs erkrankt waren und geheilt sind, brachte folgendes Ergebnis: Patientinnen, die fünfmal täglich Obst und Gemüse aßen und sechsmal pro Woche täglich mindestens 30 Minuten Sport trieben, hatten eine 50 Prozent niedrigere Sterberate im Vergleich zu denen, die dies nicht taten.[20] Anders ausgedrückt: Die Frauen mit Krebserkrankung, die viel Obst und Gemüse aßen und viel Sport trieben, lebten nach der Überwindung ihrer Krankheit doppelt so lange.

Andere Studien haben nachgewiesen, dass bestimmte Früchte und Gemüse die Bekämpfung von Krebs unterstützen – zum Beispiel Kohlarten wie Brokkoli, Blumenkohl, Weißkohl, ebenso Zwiebeln, Knoblauch, Schalotten und rote Beeren. Kohl enthält Nährstoffe, die das Wachstum der Krebszellen eindämmen,[21] der Bildung von Metastasen vorbeugen[22] und sogar zum Absterben von Krebszellen führen können.[23] Andere Obst- und Gemüsesorten haben andere Effekte. Um alle krebsbekämpfenden Nährstoffe nutzen zu können, sollten Sie also Ihren Obst- und Gemüsekonsum möglichst bunt mischen. Jede Farbe repräsentiert einen anderen Nährstoff.

Dale Figtree, eine Krebspatientin, die ebenfalls eine Radikalremission erfuhr, hatte für sich Obst und Gemüse entdeckt, um ihre Heilung zu fördern. Im Alter von 27 Jahren wurde bei ihr das Non-Hodgkin-Lymphom (NHL) diagnostiziert, Krebs im Lymphsystem. Beim chirurgischen Eingriff fanden die Ärzte einen Tumor in der Größe einer Grapefruit, der an ihre Lunge, ihr Herz und ihre Hauptarterien angewachsen war. Damit war der Tumor inoperabel. Dale begann auf Anordnung ihres Arztes sofort mit einer Chemo- und einer Bestrahlungstherapie. Nach zwei Monaten war sie allerdings gezwungen, die Chemotherapie zu beenden, weil schwerwiegende Nebenwirkungen eintraten. Nach weiteren drei Monaten musste sie auch die Bestrahlungstherapie abbrechen, da diese sich negativ auf ihr Sprachvermögen auswirkte. Nun begann sie, eine Vielzahl von alternativen Behandlungsmethoden auszuprobieren, eine davon war die Ernährungsumstellung:

> *Ich ging zu einem renommierten Ernährungsberater, der meine Ernährung auf nährstoffreiche und leicht verdauliche Nahrungsmittel umstellte. Die vorgeschriebenen Mengen waren enorm! Es dauerte ein paar Wochen, bis mein Magen sich daran gewöhnte, so viel zu essen. Aber dann saugte ich förmlich alles auf. Der Ernährungsplan bestand zu 80 Prozent aus Rohkost und zu 20 Prozent aus Gekochtem. Täglich gab es drei frisch zubereitete Säfte aus Unmengen von Salaten, Früchten und Nüssen. Zusätzlich nahm ich 500 Gramm gekochtes Gemüse und 500 Gramm Naturreis oder Hülsenfrüchte zu mir. Mein Körper begann sehr bald, unerwünschte Stoffe auszuscheiden – ob nun Karzinogene oder Gifte, die von der Chemo- und Bestrahlungstherapie herrührten. Die Entgiftung geschah zyklisch. Alle paar Wochen spürte ich in dem einen oder anderen Teil meines Körpers neue Symptome der Reinigung, etwa einen leichten Schmerz oder Durchfall.*

Nach drei Jahren der Reinigung und Entgiftung von Körper, Geist und Seele hatte Dale einen weiteren CT-Scan, der ergab, dass ihr Krebs komplett verschwunden war. Seit 1980 ist sie nun krebsfrei. Nach einer Ausbildung zur Ernährungswissenschaftlerin berät sie nun andere Krebspatienten, die ihren Körper durch richtige Ernährung reinigen und entgiften wollen (siehe weiterführende Literatur Seite 306).

SICH AUF BIOLOGISCHE LEBENSMITTEL BESCHRÄNKEN

Die Mehrzahl der ehemaligen Krebspatienten, die eine Radikalremission erfahren haben, berichtet von der Wichtigkeit, den Körper von allen Chemikalien und anderen Giften zu befreien, denen wir heutzutage ausgesetzt sind. Es ist wissenschaftlich erwiesen, dass viele Faktoren eine gesunde Zelle in eine Krebszelle verwandeln können, darunter Bakterien, Viren, genetische Mutationen und natürlich auch Gifte. Beispielsweise sind Nikotin, Asbest und Formaldehyd bekanntermaßen krebserregend. Es gibt jedoch auch viele andere Stoffe, deren krebserregende Wirkung noch nicht gesichert ist, etwa Pestizide und gentechnisch veränderte Lebensmittel (GML). Die Wissenschaft hat 50 Jahre gebraucht, um nachzuweisen, dass Nikotin Lungenkrebs verursacht. Es könnte weitere 50 Jahre dauern, bis nachgewiesen werden kann, dass Pestizide und gentechnisch veränderte Lebensmittel ebenfalls Krebs verursachen können.

Kürzlich erbrachte eine Studie ein erschreckendes Ergebnis: Zwischen Krebserkrankungen bei Kindern und gewöhnlichen Haushalts- und Düngemitteln für den Garten, die von werdenden Müttern während der Schwangerschaft eingesetzt wurden, besteht ein Zusammenhang.[24] Eine ähnlich angelegte Studie zeigt, dass Brustkrebspatientinnen viel höhere Werte von Pestiziden im Brustgewebe hatten als Frauen mit gutartigen Knoten oder Tumoren in der Brust.[25] Leider werden wohl noch viele weitere Studien nötig sein, bis Wissenschaftler bestimmte Pestizide als krebserregend bestätigen. Momentan haben Sie deshalb nur die Wahl, sich für biologisch angebautes Obst und Gemüse zu entscheiden.[26]

Zusätzlich zum Verzehr von biologisch angebauten Nahrungsmitteln kann eine kurze Fastenkur oder Entgiftung helfen, Pestizide, Schwermetalle und andere Gifte schneller auszuscheiden. Fasten ist eine der ältesten medizinischen Praktiken. In fast jeder Religion und in jedem traditionellen medizinischen System der vergangenen 3000 Jahre wird davon berichtet. Viele Heilpraktiker empfehlen diesen natürlichen Weg der Entgiftung des Körpers, weil damit ein Dominoeffekt in Gang gesetzt werden kann, der positive Veränderungen im Körper bewirkt.

Es ist bewiesen, dass schon ein kurzes Fasten helfen kann, bakterielle Infektionen zu heilen, den Cholesterinspiegel zu senken und den Alterungsprozess zu verlangsamen.[27] Einer Studie zufolge kann bereits eine 24-stündige Fastenkur einen erheblichen Entgiftungsprozess anstoßen, der ganze Organsysteme reinigt und die Zahl der

Bakterien bekämpfenden Immunzellen erhöht.[28] Auf Krebserkrankungen bezogen erbrachte eine Pilotstudie, dass eine kurze Fastenperiode während der Chemotherapie deren Effekt signifikant erhöhen und die Nebenwirkungen reduzieren kann.[29] [30]

Bei meinen weltweiten Forschungsreisen traf ich viele Heilpraktiker, die Fasten als Teil einer Krebsbehandlung einsetzten. Der Direktor einer dieser Fasten- und Entgiftungseinrichtungen beschreibt die gesundheitlichen Vorteile wie folgt:

> *Das Fasten ist ein wundervoller Weg, um den Körper von angesammelten Giften zu befreien. Es verbessert das körpereigene Entgiftungssystem und führt dazu, dass sich künftig weniger Gifte anlagern. Ich persönlich würde bei der Diagnose Krebs eine lange Fastenkur machen. Zuerst würde ich mich von allen Giften befreien und anschließend – mithilfe von biologisch angebauten Nahrungsmitteln – giftfrei ernähren. Fasten reinigt den gesamten Körper und hilft, schnell wachsende bösartige Tumoren „auszuhungern". Es ist im Grunde das Gleiche, was bei einer Chemotherapie oder anderen traditionellen Therapien geschieht. Das Fasten ist der natürliche Weg der Bekämpfung. Die meisten Tiere und Organismen hören einfach auf zu fressen, wenn sie sehr krank sind. Die Natur macht es uns also vor.*

Wie der Direktor der Fasteneinrichtung korrekt beschreibt, nehmen Tiere instinktiv keine Nahrung auf, sobald sie krank sind. Der Mensch scheint die einzige Spezies zu sein, die sich zwingt, auch bei Krankheit zu essen. Das kranke Tier hingegen sucht sich einen ruhigen, geschützten Ort und ruht sich aus. In dieser Zeit nimmt es vielleicht etwas Wasser und ein paar Gräser zu sich, die bei der Entgiftung helfen. Doch frisst das Tier erst wieder, wenn es sich besser fühlt. Der Appetitverlust, der bei Kranken meist einsetzt, lässt darauf schließen, dass bei Menschen ebenfalls ein instinktiver Selbstheilungsmechanismus vorhanden ist. Da einige Arten von Krebs bereits mit Bakterien und Viren in Zusammenhang gebracht werden konnten (etwa das Papillomavirus mit Gebärmutterhalskrebs oder das H.-pylori-Bakterium mit Magenkrebs), ist es für Krebspatienten ratsam, eine ärztlich überwachte kurze Fastenkur zu machen, um den Körper von eventuell vorhandenen Bakterien oder Viren zu reinigen.

Auf meiner Rechercherreise durch Thailand beschloss ich, eine einwöchige Fastenkur zu machen. Diese erlaubte tagsüber etwas Wassermelone und Karottensaft, ballaststoffreiche Smoothies, Kräuter und ergänzende Vitaminpräparate und abends Gemüsebrühe. Hinzu kamen die täglichen Darmspülungen. Wenn ich hungrig bin, werde ich höchst ungemütlich. Deshalb dachte ich, dass ich die Kur nicht länger als sechs Stunden durchstehen würde. Ich war jedoch sehr angenehm überrascht, als sich herausstellte, dass die Smoothies den Hunger im Zaum hielten, während die Säfte, die Gemüsebrühe und die Vitamine meinem Körper alle nötigen Nährstoffe gaben. Ich beendete die Fastenwoche mit einem großartigen Körpergefühl und war erstaunt darüber, wie gut die Entgiftung durch Fasten glückte. Zudem war ich Vegetarierin geworden. Seither mache ich jedes Jahr eine solche Fastenkur, um meinen Organen einen „Frühjahrsputz" zu verpassen.

Falls Ihnen die Fastenidee zusagt, können Sie langsam mit einer eintägigen Kur pro Monat beginnen. Dabei nehmen Sie alle vier bis sechs Stunden frisch zubereitete Gemüsesäfte, versetzt mit Flohsamen, zu sich. Ein einfacher Weg, um den Körper zu entgiften. Dieses Vorhaben sollten Sie jedoch erst mit Ihrem Arzt besprechen.

NUR FILTRIERTES WASSER TRINKEN

Die vierte und letzte Änderung fast aller von mir interviewten Probanden, die eine Radikalremission erfuhren, war der Wechsel von Softdrinks, Säften und Milch zu Wasser. Pro Tag tranken sie circa zwei Liter, so sauber gefiltert wie nur möglich. Wasser ist in Bezug auf unsere Gesundheit der wichtigste Faktor. Ohne Wasser können wir maximal vier Tage überleben. Viele alternative Heilpraktiker sagten mir, Wasser sei der „vollendete Heiler", der Gifte, Viren und Bakterien aus dem Körper schwemmen und die Körperzellen mit der notwendigen Feuchtigkeit versorgen kann.

Heilpraktiker raten, natürliches Quellwasser zu trinken, denn es hat einen sehr hohen Mineraliengehalt. Von Leitungswasser wird abgeraten, da es oft mit Chlor, Fluoriden und Schwermetallpartikeln versetzt ist. All diese Stoffe wurden in einer Vielzahl von Studien mit Krebs in Verbindung gebracht.[31] Dennoch werden viele weitere Studien nötig sein, bis zweifelsfrei eine Verbindung zwischen diesen Stoffen und Krebs nachgewiesen werden kann. Die meisten der von mir interviewten Personen haben sich deshalb entschieden, ausschließlich Wasser aus Bisphenol-A-freien Quellen oder aus installierten Heimfiltrierungsanlagen (beispielsweise Aktivkohlefilterung oder Umgekehrosmose) zu trinken. Da diese Filtrierung jedoch auch die gesunden Mineralien aus dem Wasser entfernt, ist es ratsam, ergänzend einen Spurenelemente-Komplex zu sich zu nehmen.

Ich persönlich nutze ein Filtriersystem, das am Wasserhahn in meiner Küche angebracht ist und das Wasser von Chlor, Fluoriden, Schwermetallrückständen und anderen Schadstoffen befreit. Das filtrierte Wasser trinke ich nicht nur, sondern nutze es auch zum Kochen.

Wir haben bisher die vier entscheidenden Umstellungen in der Ernährung behandelt, die Erkrankte mit Radikalremission vorgenommen haben, um ihre Heilung aktiv zu unterstützen:

- Zucker, Fleisch, Milchprodukte und verarbeitete Nahrungsmittel reduzieren,
- viel Obst und Gemüse verzehren,
- sich auf biologische Lebensmittel beschränken und
- nur filtriertes Wasser trinken.

Nun möchte ich Ihnen die Geschichten von Ginnis und Johns Heilung erzählen. Sie verdeutlichen sehr genau, wie die genannten vier Veränderungen im Ernährungsverhalten dazu beitrugen, den Krebs zu besiegen. Ginni erkrankte an Brustkrebs, John an Prostatakrebs. Beide leben in ländlichen Gegenden der USA. Deshalb hatten sie auch nicht die Möglichkeit, unter vielen Onkologen oder Ernährungswissenschaftlern zu wählen. Beide waren bei ihren Recherchen also auf sich selbst gestellt und begannen, endlos Bücher zu lesen, ihre städtischen Bibliotheken zu durchforsten und im Internet zu forschen. Wenn Sie nun die Geschichten der beiden lesen, sollten Sie offen sein. Auch wenn Sie möglicherweise anders entschieden hätten. Ginni und John haben für sich Lösungen gefunden, die funktionierten.

Ginnis Geschichte

Ginni war 60 Jahre alt, als sie 2007 einen Knoten in ihrer Brust entdeckte. Zu dieser Zeit arbeitete sie hingebungsvoll in ihrem erlernten Beruf und genoss ihre nun ruhiger gewordene Lebensphase zusammen mit ihrem geliebten Mann. Ruhig war ihr Leben allerdings nur, bis sie herausfand, dass sie Brustkrebs hatte. Weder die Mammografie noch eine Magnetresonanztomografie (MRT) konnten genaueren Aufschluss über den Knoten geben. Letztendlich erbrachte eine Biopsie die Diagnose Brustkrebs. Ginnis Arzt setzte sofort eine Lymphektomie an, ein Eingriff, bei dem der Tumor entfernt, die Brust aber erhalten bleibt. Unglücklicherweise konnte er nicht den ganzen Tumor entfernen. Darüber hinaus wurden einige von Ginnis Lymphknoten positiv getestet, was bedeutete, dass der Krebs bereits bei Stufe III (von vier Stufen) angekommen war. Ihr Arzt riet zu einer weiteren Operation, in der der restliche Tumor und einige ihrer Lymphknoten entfernt werden sollten. Er erklärte auch, dass nach dieser zweiten Operation eine starke Chemotherapie sowie Bestrahlungen nötig sein würden. Danach übermittelte er die schlimmste aller Botschaften: die Prognose ihrer Lebenserwartung. Ginni erzählt in ruhigem, gefasstem Ton von diesem Moment:

> *Der Arzt sagte mir, dass ich nach der (zweiten) Operation und der darauffolgenden Chemo- und Bestrahlungstherapie noch etwa fünf Jahre zu leben hätte. Ich dachte nur: Ich will mehr als fünf weitere Jahre leben. Ich erwiderte nichts, obwohl ich sehr wütend war und sofort wusste, dass ich die vorgeschlagenen*

Behandlungen nicht akzeptieren würde. Damals hatte ich bereits mit meinem Freund Ron gesprochen, der mich über alternative Behandlungsmethoden informiert hatte. Als ich den Raum verließ, dachte ich mir: Der Krebs wird mich nicht besiegen. Ich werde ihn überleben.

Ginni nahm also ihren ganzen Mut zusammen und lehnte die zweite Operation sowie die Chemo- und Bestrahlungstherapie sehr bestimmt ab. Die meisten Krebspatienten haben zu große Angst davor, von Ärzten empfohlene Behandlungen abzulehnen. Ginni dagegen hatte größere Angst vor den Folgen der Operation. Sie hatte gelesen, dass die Entfernung von Lymphknoten zu Lymphödemen führen kann, die wiederum eine permanente und sehr schmerzvolle Schwellung der Arme und Beine nach sich ziehen. Zudem hatte ihr Freund Ron kurz davor die Radikalremission seines Prostatakrebses unterstützt, indem er seine Ernährung komplett umgestellt hatte und ebenfalls alle konventionellen Behandlungsmethoden abgelehnt hatte. Obwohl Ginni von der Masse der Literatur zum Thema Krebs überwältigt war, las sie alles, was sie in die Finger bekommen konnte. Sie war anfangs so verwirrt über die unterschiedlichen Informationen, was sie essen sollte und was nicht, dass sie erst mal gar nichts mehr aß:

Ich habe innerhalb von zwei Monaten 25 Kilogramm abgenommen, weil ich mich gar nicht mehr traute, etwas zu essen. Die Bücher besagten, dass unsere Essgewohnheiten allgemein und bestimmte Dinge, die wir zu uns nehmen, den Krebs verschlimmern können. Ich hatte also Angst davor, den Krebs zu „nähren". Dann begann ich langsam damit, das zu essen, was empfohlen wurde. Weil ich nicht daran gewöhnt war, ging es mir am Anfang eher schlecht. Es war eine große Veränderung für meinen Körper. Als ich mich aber an das „richtige" Essen gewöhnt hatte, schmeckte es sehr viel besser als verarbeitete Produkte.

Bevor ich in Erfahrung brachte, was für Ginni das „richtige" Essen war, wollte ich wissen, wie und warum sie mit dem Essen aufgehört hatte. An diesem Punkt meiner Recherche hatte ich bereits einige

Erkrankte mit Radikalremission und Alternativmediziner getroffen, die Fasten als Teil ihrer Behandlung nutzten. Bei Ginni kam es mir jedoch so vor, als wäre sie versehentlich ins Fasten gerutscht. Ich fragte sie, ob sie eine Art Fastenkur gemacht hätte. Sie antwortete:

Nun ja, eigentlich schon, weil ich Angst davor hatte, das Falsche zu essen. Dann fing ich langsam wieder an. Erst nur Eisbergsalat, dann auch andere Dinge. Ich war mir nicht sicher, was ich überhaupt essen kann. Doch nachdem ich länger mit Ron gesprochen hatte, bekam ich eine Idee davon. Es war auf jeden Fall sehr gut, das alte Ernährungsverhalten für eine Weile zu streichen und dann von Neuem zu beginnen. Dabei verlor ich eine Menge Gewicht. Innerhalb von drei Jahren habe ich allerdings wieder mein Normalgewicht erreicht.

Gewichtsverlust während einer Fastenkur ist üblich und in der Regel auch gesund und unschädlich, solange man zu Beginn nicht schon untergewichtig ist.

Wie auch zum Abschluss einer Fastenkur üblich, aß Ginni erst leicht Verdauliches, etwa den erwähnten Eisbergsalat. Langsam begann sie, andere Nahrungsmittel und Getränke hinzuzufügen, die ihr als richtig erschienen. Anhaltspunkte und Wegweiser waren die vielen Bücher, die sie gelesen hatte. Besonders hilfreich waren für sie die Bücher von Patrick Quillin und Christina Pirello (siehe weiterführende Literatur Seite 307f). Man muss bedenken, dass Ginni auf dem Land lebte und keine Spezialisten in unmittelbarer Nähe befragen konnte. Sie musste sich also alle Informationen selbst beschaffen.

Zucker, Mehl und Milchprodukte habe ich von meinem Speiseplan gestrichen. In erster Linie aß ich Früchte, Gemüse und ab und zu ein bisschen Hühnerfleisch oder Fisch, rotes Fleisch gar nicht. Die meiste Zeit war es aber nur Gemüse. Und natürlich trank ich viele Kohl-Smoothies, die sehr wichtig sind.

Ginni kaufte sich einen Wasserkühler, trank nur noch gekauftes Wasser und verzichtete komplett auf Leitungswasser. Nach allem, was sie über chlorhaltiges Leitungswasser gelesen hatte, war dies nicht nur gesünder für sie, sondern schmeckte auch besser, zumal das Wasser in ihrer Region aufgrund des hohen Mineraliengehalts sehr hart war. Sie verzichtete auf Softdrinks, Milch und Alkohol und trank Saft nur noch dann, wenn sie ihn selbst zubereitet hatte.

Zusätzlich zu diesem neuen Ernährungsverhalten kaufte sie nur noch biologisch angebaute Lebensmittel und griff lediglich dann zu Tiefkühlware, wenn das gewünschte frische Produkt nicht vorhanden war. Für ausschließlich biologisch angebaute Lebensmittel entschied sie sich, weil sie gelesen hatte, dass Chemikalien und Pestizide ein Grund für Krebserkrankungen sein können. Sie wechselte auch von Weißbrot zu Brot aus gekeimtem Getreide und nahm Vitaminpräparate ein.

Wie alle von mir interviewten Menschen mit Radikalremission änderte Ginni nicht nur einen ihrer Lebensumstände, um wieder gesund zu werden. Sie nutzte alle neun Faktoren für ihren Heilungsprozess. Neben der Umstellung ihrer Ernährung baute sie beispielsweise Stress ab, indem sie täglich 30 bis 40 Minuten lief. Denn Stress ist für das Immunsystem reines Gift. Sie intensivierte während dieser Zeit auch wieder den Kontakt zu ihrer Schwester und genoss die zusätzliche Unterstützung, die sie von ihr erfuhr. Als ich sie nach spirituellen Glaubenssätzen und/oder Praktiken fragte, die sie während dieser Zeit entwickelt hatte, sagte sie:

> *Nun ja, man vertraut auf Gott und das Immunsystem, das er einem gegeben hat, um mit solchen Krankheiten fertigzuwerden. Hat man ein sehr starkes Immunsystem, kann das wahre Wunder wirken. Ist es aber geschwächt, wird einen die Krankheit besiegen. Und daran glaubte ich wirklich. Wir gehen jeden Sonntag in die Kirche. Ich denke, mein Glaube ist aufgrund der Krankheit stärker geworden. Als ich die Diagnose erhalten hatte, habe ich mehr darüber nachgedacht.*

Ein Jahr lang hielt sich Ginni strikt an ihre eigenen Vorgaben. Sie aß hauptsächlich Gemüse, trank gekauftes Wasser, nahm Vitaminpräparate ein und bewegte sich jeden Tag an der frischen Luft – bis sie eines Tages den Knoten nicht mehr fühlen konnte. Sie ging sofort zu ihrem Arzt, und auch er konnte nichts mehr ertasten. Von einer bestätigenden Mammografie wurde abgesehen, weil zu Beginn der Krankheit der Knoten damit auch nicht entdeckt worden war (sondern durch eine Biopsie). Der Arzt empfahl Ginni, weiterhin regelmäßig ihre Brust abzutasten. Seit der Diagnose sind fünf Jahre vergangen. Um ihre Gesundheit steht es bestens. Der Knoten ist verschwunden und sie hat auch keine weiteren Knoten mehr entdeckt.

Aufgrund der Befürchtung, dass ihr Krebs eines Tages zurückkehren könnte, hält sich Ginni bis heute an ihre gesunde Ernährungsweise. Das fällt ihr allerdings auch nicht besonders schwer, weil sie jedes Mal Probleme mit dem Magen bekommt, wenn sie eines ihrer „alten" Gerichte zu sich nimmt, etwa Pasta oder Frittiertes. Ihre Geschmacksnerven haben sich nachhaltig verändert. Sie liebt Früchte und Gemüse und hat keinen Appetit mehr auf verarbeitete Nahrungsmittel. Alles in allem hat sie mit ihrer Ernährung einen neuen Weg eingeschlagen, in dem Gemüse überwiegt und verarbeitete Lebensmittel der Vergangenheit angehören. Als ich mich bei Ginni für ihre außergewöhnliche Geschichte bedankte, sagte sie:

> *Ich bin froh, meine Geschichte mit der Welt teilen zu können, da ich glaube, dass sie bemerkenswert ist. Ich wünsche mir auch, dass mehr Menschen so einen Weg einschlagen würden. Die meisten haben aber Angst, und Chemo- und Bestrahlungstherapie ist alles, was sie kennen. Viele Menschen können nicht nachvollziehen, dass so etwas Einfaches wie eine Ernährungsumstellung tatsächlich funktionieren kann.*

Laut Ginni haben die Veränderungen deshalb angeschlagen, weil ihr Körper mit gesunden, pestizidfreien Nahrungsmitteln und gutem Wasser versorgt wurde. Damit konnte ihr Immunsystem optimal arbeiten und die Krebszellen besiegen.

Etwa zur gleichen Zeit, ein paar Bundesstaaten entfernt, hatte John mit einer ähnlichen Situation wie Ginni zu kämpfen. Der Unterschied zwischen den beiden ist, dass John zuerst alle herkömmlichen Behandlungen bei Prostatakrebs über sich ergehen ließ.

Trotzdem kehrte sein Krebs zurück und John begann, sich über andere Behandlungsmöglichkeiten zu informieren.

Johns Geschichte

1999, er war 50 Jahre alt, steckte John in einer prekären finanziellen Lage, weil er gerade eine recht kostspielige Scheidung hinter sich hatte. Zudem war bei einer Blutuntersuchung herausgekommen, dass sein prostataspezifischer PSA-Wert sehr hoch war, was seinen Arzt beunruhigte. Eine Biopsie bestätigte, dass John tatsächlich Prostatakrebs hatte. Die Diagnose machte ihm verständlicherweise große Angst. Sein Arzt riet zu einer radikalen Entfernung der Prostata (Prostatektomie). John willigte sofort ein. Er erinnert sich, dass er den Arzt bat, die Operation am besten gleich am nächsten Tag vorzunehmen. Er hatte Todesangst.

Nach dem Eingriff, der erfolgreich verlaufen war, fielen Johns PSA-Werte wieder auf ein fast unmerkliches Level, weshalb keine weitere Hormon- oder Chemotherapie nötig war. Erleichtert lebte John die nächsten sechs Jahre krebsfrei, dabei hatte er jedoch tagtäglich mit den negativen Nebenwirkungen der Operation zu kämpfen, vor allem mit einem starken Harndrang und einer verminderten sexuellen Funktionsfähigkeit. In diesen sechs Jahren waren seine PSA-Werte stets auf einem normalen Level. Das ergab durchaus Sinn, da sein Krebs sich nur auf die Prostata ausgeweitet hatte und diese entfernt war. Das zumindest sagten ihm seine Ärzte. Zur Erklärung: PSA-Werte im Blut können nach der Entfernung der Prostata – bedingt durch noch vorhandene gutartige Prostatazellen – niedrig sein. Abgesehen von den erwähnten Nebenwirkungen schien alles gut zu laufen, bis 2005 Johns PSA-Werte anfingen, wieder stark zu steigen. Dies ließ darauf schließen, dass bösartige Krebszellen vor der Operation gestreut hatten und jetzt im Körper aktiv waren.

Da John nun mit dem zurückgekehrten Prostatakrebs zu kämpfen hatte, empfahl sein Arzt sowohl eine Hormon- als auch eine Bestrahlungstherapie. Beides führte zu sehr starken Nebenwirkungen. Während der Behandlung sanken seine PSA-Werte auf ein sicheres

Level. Einige Monate danach stiegen sie allerdings wieder. Auf Anordnung der Ärzte sollte er mit der Hormontherapie weitermachen. Falls der Krebs jemals Metastasen bilden sollte, würde auch eine Chemotherapie notwendig sein. Für John waren diese Neuigkeiten sein Todesurteil. Wegen der starken Nebenwirkungen hatte er Angst davor, mit der Hormontherapie zu beginnen. Zudem war ihm klar, dass seine PSA-Werte erneut steigen würden, sobald er die Therapie abbricht. Deshalb stellte er sich vor, nie krebsfrei leben zu können:

> *Ich erinnerte mich, dass ich in einer Bücherei ein Buch über das Sterben gesehen hatte. Ich wollte herausfinden, wie Prostatakrebs verläuft und wie man letztendlich daran stirbt. Stattdessen fand ich das Buch von Patrick Quillin, in dem er beschreibt, wie man Krebs mit der richtigen Ernährung besiegen kann (siehe weiterführende Literatur Seite 308). Das wollte ich versuchen. Ich erfuhr, dass Krebszellen obligatorische Glukose-Metabolisatoren sind, wie Quillin sie nennt. Das bedeutet, dass sie Zucker benötigen. Also verzichtete ich fortan auf Zucker, komplett, ein kalter Entzug. Es dauerte ungefähr zwei Wochen, bis ich den Heißhunger auf Süßes überwunden hatte. Dann ging ich zum Arzt und ließ meine PSA-Werte erneut testen: Die Werte waren gesunken.*

Damit leitete John sein persönliches Experiment zur Rettung seines Lebens ein. Er verschob die angesetzte Hormontherapie, um zu sehen, ob die Ernährungsumstellung anschlug. Für die nächsten sechs Monate führte er Tagebuch darüber, was er zu sich nahm, und tat alles, um die zahlreichen Anleitungen in Patrick Quillins Buch einzuhalten. Zudem las er alles, was er sonst noch zum Thema Ernährung finden konnte.

So wie Ginni hatte auch John keinen auf Krebs spezialisierten Facharzt oder Ernährungsberater, mit dem er sich absprechen konnte. Deshalb musste er seinen Ernährungsplan selbst gestalten. Er beschloss, alle drei Monate seine PSA-Werte untersuchen zu lassen. Dies entspricht dem üblichen medizinischen Standard zwischen den Tests. Die Ergebnisse schockierten ihn: Die Werte schienen zu sinken und zu steigen, abhängig davon, was er in den zurückliegenden drei Monaten gegessen oder getrunken hatte. Er erklärt das folgendermaßen:

> *Das Testosteron entfacht den Krebs, und der Zucker „füttert" ihn. Also habe ich den Krebs „ausgehungert", und mein Immunsystem konnte ihn abtöten. Diesen Plan habe ich eisern durchgezogen und herausgefunden, dass manche Nahrungsmittel meine PSA-Werte erhöhen und andere eben nicht. Ich fing an, Edamame (Sojabohnen) zu essen. Dem Buch zufolge, an das ich mich hielt, sollten sie gut gegen Krebs sein. Aber sobald ich dies tat, stiegen die PSA-Werte schnell an. Also strich ich die Sojabohnen, und die Werte sanken wieder.*

Anders ausgedrückt: John lernte gleich zu Beginn, was Wissenschaftler erst kürzlich herausgefunden haben. Es gibt keinen starren Typus von Prostata- oder Brustkrebs, sondern verschiedene Subtypen, die unterschiedlich auf Behandlungen reagieren.[32] Auf manche Arten von Prostata- oder Brustkrebs mögen biologisch angebaute Sojabohnen einen Krebs bekämpfenden Effekt haben, auf andere Arten wiederum können sie einen verstärkenden Effekt haben.[33] Ein vergleichbares Absinken der PSA-Werte fiel John auf, nachdem er die Lignane aus dem Flachsöl gesiebt hatte und nur den klaren Teil des Öls verwendete. Durch einen akribischen Prozess, basierend auf praktischem Ausprobieren (Versuch und Irrtum) und regelmäßigen PSA-Tests, hat John seitdem eine genauestens auf ihn abgestimmte Ernährung ermittelt. Seine Devise lautet: Wenn das Essen nicht von dir selbst zubereitet oder gegart ist, dann iss es nicht! Die einzigen Süßungsmittel, die er benutzt, sind zerdrückte Blaubeeren und Stevia (ein natürliches Süßungsmittel aus den Blättern der Stevia-Pflanze). In einem der Bücher wurde Agavennektar als sicheres Süßungsmittel für Krebspatienten gepriesen. Bei John stiegen damit die PSA-Werte, also strich er ihn wieder von seiner Liste.

Nach einigen Monaten erstellte John aus den Daten seines Ernährungstagebuches und seiner PSA-Werte ein grafisches Diagramm:

Sie würden das Diagramm nicht für möglich halten, wenn Sie es sähen! Es geht hoch, runter, hoch, runter, hoch, runter. Seit Jahren erstelle ich alle drei Monate so ein Diagramm. Ich habe mich vor allem bei rotem Fleisch sehr eingeschränkt, nachdem ich herausgefunden hatte, dass es einen negativen Effekt auf meine PSA-Werte hat. Stattdessen versuche ich, Lachs oder Geflügel zu essen – dies aber auch nur in kleinen Mengen. Natürlich esse ich ab und an auch noch ein Steak, aber eben selten. Denn rotes Fleisch und Milchprodukte schwächen das Immunsystem, zumindest nach allem, was ich gelesen habe. Aber es bestätigt sich auch immer wieder: Wenn ich einmal im Jahr auf einer Konferenz ein Glas Rotwein trinke und ein Steak esse, ist mein PSA-Wert schon gestiegen.

John verzichtet gänzlich auf alle Milchprodukte und einfache Kohlenhydrate wie etwa Pasta und Brot. Er hat auch herausgefunden, dass Äpfel, Rote Bete, Kirschen und Trauben für ihn zu viel Zucker enthalten. Bananen und frisch gepresster Orangensaft sind jedoch gut. Auch sämtliche zuckerhaltige Getränke hat er aus seinem Ernährungsplan gestrichen und er trinkt nur noch gefiltertes (Umkehrosmose) oder kohlensäurehaltiges Wasser. Beim gelegentlichen Konsum von Alkohol beschränkt er sich auf Rotwein. Eine so rigorose Ernährung einzuhalten ist für John nicht einfach. Deswegen belohnt er sich und seine Geschmacksnerven einmal pro Jahr mit seinem Lieblingsgericht: Steak und dazu Rotwein.

Wie bei allen anderen Menschen mit Radikalremission, die Sie in diesem Buch kennenlernen, hat auch John nicht nur einen Aspekt in seinem Leben verändert, um den Krebs zu besiegen. So treibt er nicht mehr nur zwei- bis dreimal pro Woche Sport, sondern täglich. Dank einem Mix aus Yoga, Wandern und Laufen fühlt er sich heute so fit wie noch nie. Außerdem nimmt er ein Nahrungsergänzungsmittel ein, um sein Immunsystem zu stärken. Und er trinkt Kräutertees, die laut einer Freundin auch bei der Bekämpfung von Krebs helfen sollen. Er probierte es auch mit Akupunktur und tut alles, um sich nicht aus der Ruhe bringen zu lassen und positiv zu denken. Er selbst beschreibt es so:

> *Eine positive Grundhaltung ist für mich sehr wichtig. Damit meine ich auch die Haltung der Krankheit gegenüber. Ich bin fest entschlossen, ihr nicht die Kontrolle über mein Leben zu überlassen. Ich kontrolliere die Krankheit – den Krebs. Es ist wie eine Erkältung, die nicht mehr verschwindet. Ich weiß, dass die Krankheit da ist, aber sie macht mir keine Angst mehr. Jetzt ist sie nur noch lästig, sie nervt. Und wenn ich unter Stress stehe, widme ich mich meinen Meditationen oder Atemübungen. Ich kann den Stress wegatmen. Ich kann mich ausklinken.*

Der Fokus meiner Studie ist zwar darauf gerichtet zu erfahren, warum die Menschen ihrer Meinung nach geheilt wurden. Dennoch frage ich sie auch, ob sie eine Idee haben, was ihren Krebs oder Krebs im Allgemeinen ausgelöst haben könnte. Als ich John diese Frage stellte, antwortete er ohne einen Zweifel:

> *Ich glaube, jeder Mensch hat Krebs. Und ich glaube auch, dass das Immunsystem jedes Einzelnen ihn anders bekämpft. Wenn man sich so ernährt, dass das Immunsystem dadurch geschwächt wird, wird der Krebs ausbrechen. Der Körper bekämpft den Krebs, aber an einem gewissen Punkt wird er das Immunsystem überwältigen. Das hängt von der Stärke des Immunsystems ab. Hat man ein schwaches Immunsystem, ist die Chance gering. Alles, was man zu sich nimmt, hat einen Einfluss auf das Immunsystem, neben anderen Faktoren wie beispielsweise Sport. Das Problem an unserer amerikanischen Ernährungsweise ist der enorm hohe Zuckergehalt, der den Krebs, den jeder in sich hat, konstant „füttert". Wenn das Immunsystem nicht gegensteuern kann, wird man früher oder später daran glauben müssen.*

John glaubt, an dieser Form von Krebs erkrankt zu sein, weil er früher tonnenweise Zucker in sich hineingeschüttet und eine intensive, zehn Jahre dauernde Stressphase hatte. Diese Faktoren haben seiner Meinung nach sein Immunsystem enorm geschwächt, sodass es einfach „nicht mehr mithalten" konnte.

Hätte John damals all das gewusst, was er heute weiß, hätte er einige Dinge in seinem Leben anders gemacht. Zum einen hätte er versucht, für die Diagnose auf einer Kombination aus Ultraschall, Test der PSA-Werte und anderen Bluttests zu bestehen, anstatt eine Biopsie durchführen zu lassen. Außerdem hätte er der operativen Entfernung seiner Prostata nicht zugestimmt, da sie starke und permanente Nebenwirkungen für sein Harnleitsystem (gelegentliche Inkontinenz) und seine Sexualfunktion (Unvermögen einer Erektion ohne Medikamente oder Injektionen) mit sich gebracht hat. Auch der Bestrahlungs- und Hormontherapie hätte er nicht zugestimmt, weil sie seiner Meinung nach sein Immunsystem erheblich beeinträchtigt haben. Statt all dieser konventionellen Behandlungsmöglichkeiten hätte er lieber von vornherein seine PSA-Werte durch die Umstellung seiner Ernährung, die Einnahme von Zusatzstoffen für das Immunsystem, Sport und eine konstante Stressregulierung unter Kontrolle gehalten. John beschreibt es so:

> *Es ist an sich sehr einfach: Zucker „nährt" Krebs. Testosteron setzt ihn in Bewegung. Das Immunsystem kontrolliert oder tötet ihn. Also stärkt man das Immunsystem und verringert den Zucker. Also wirklich einfach.*

Als er mir das sagte, konnte ich in seiner Stimme einen Hauch von Schwermut heraushören. Deshalb fragte ich ihn, ob er seine neue Ernährung genießen könne. Sofort antwortete er:

> *Ich hasse sie. Ich mag es nicht, nicht essen zu können, was ich will. Ich mag es nicht, nicht mit meinen Freunden feiern zu können. Es ist eine permanente Herrschaft, die ich hasse. In der Tat trage ich Ringe mit Totenschädeln darauf, um mich selbst daran zu erinnern, dass ich sterbe, wenn ich nicht diszipliniert bin. Ich habe eine sehr nette Freundin, die Reisen liebt. Und ich verreise gerne mit ihr. Deshalb will ich noch eine Weile leben. Man muss sich etwas suchen, wofür es sich zu leben lohnt.*

Seit Johns Prostatakrebserkrankung sind 13 Jahre vergangen. Seit der

Wiedererkrankung und dem Beginn seiner neuen Ernährungsweise sind es über sieben Jahre. Er schickt mir nach wie vor noch E-Mails mit seinen neusten PSA-Werten. Ich muss jedes Mal schmunzeln, wenn ich daran denke, wie sehr er seine jetzige Ernährung hasst, aber sein Leben umso mehr liebt.

Empfehlungen

Ich hoffe sehr, dass die Geschichten von Ginni und John Sie davon überzeugen konnten, dass Sie darauf achten müssen, was Sie Ihrem Körper zuführen, wenn Sie ihn bei der Heilung unterstützen möchten. Ich weiß, dass Ernährungsumstellungen emotional gesehen anstrengend sein können, ob nun aus dem Zwang, eine Art Befriedigung zu erlangen, oder aufgrund des Körpergefühls und Gewichtsverlustes. Einige unter Ihnen werden dieses Kapitel lesen und sich sofort für eine siebentägige Fasten- oder Reinigungskur entscheiden, alles Süße sowie alle verarbeiteten Lebensmittel aus dem Haushalt entfernen und die Kühlschränke mit biologisch angebautem Obst und Gemüse füllen. Falls Sie zu denjenigen gehören: Hut ab!

Ähneln Sie jedoch eher mir, sollten Sie in kleinen Schritten mit einer Anti-Krebs-Diät beginnen. Im Verlauf der letzten zehn Jahre habe ich ganz allmählich vier entscheidende Veränderungen vorgenommen. Das half mir, mich nicht der Speisen beraubt zu fühlen, die ich liebe, aber im Laufe der Zeit doch zu lernen, auf gesündere Alternativen umzusteigen. Falls auch Sie vom Typus her die Sache lieber langsam angehen, können Sie sich den Start mit folgenden Vorschlägen erleichtern:

- *Reduzieren Sie langsam.* Fangen Sie damit an, täglich eine Süßigkeit weniger, eine Portion Fleisch weniger, ein Milchprodukt weniger, ein verarbeitetes Lebensmittel weniger zu essen. Versuchen Sie, gesunde Alternativen für diese Nahrungsmittel zu finden, etwa Kokosnusseis, Pintobohnen, Hanfmilch oder Quinoa.
- *Essen Sie mindestens ein Stück Obst oder Gemüse zu jeder Mahlzeit* und erhöhen Sie die Menge, bis mindestens die Hälfte der Mahlzeit aus Obst oder Gemüse besteht.

- *Setzen Sie Prioritäten beim Einkauf von biologisch angebauten Lebensmitteln,* auf jeden Fall bei Fleisch und Milchprodukten, aber auch bei Obst und Gemüse, das am meisten Pestizide aufnimmt. Dazu zählen beispielsweise Äpfel, Sellerie, Tomaten und Pilze. Im Laufe der Zeit sollten sich die Ausgaben für Ihren Einkauf wieder normalisieren, wenn sie teures Fleisch durch biologisch angebautes Obst und Gemüse ersetzen.
- *Beginnen sie den Tag mit einem Glas filtriertem Wasser mit Zitronensaft,* um Ihren Körper bei der Entgiftung zu unterstützen. Kaufen Sie erst einen einfachen Filtereinsatz für Kannen und sparen Sie für ein Heim-Filtrierungssystem.

Haben Sie das alles geschafft, können Sie größere Veränderungen angehen und beispielsweise in einen Entsafter investieren, um Smoothies aus Biogemüse zu machen. Trinken Sie anfangs einen Smoothie pro Woche und nach einiger Zeit einen täglich. Dann könnten Sie in Betracht ziehen, eine zweiwöchige Verzicht-Diät zu machen, in der Sie ganz auf Zucker, Fleisch, Eier, Milchprodukte, Gluten, Soja, Alkohol und Koffein verzichten. Nach diesen zwei Wochen fügen Sie jedes der oben genannten Nahrungsmittel langsam – alle drei Tage eines – wieder Ihrer Ernährung bei. Dabei könnten Sie feststellen, dass Ihnen bestimmte Produkte nicht guttun. Wenn Sie sich bereit fühlen, können Sie eine Ein-, Drei- oder Sieben-Tage-Fasten- und/oder Reinigungskur machen. Je nach Gesundheitszustand könnte eine ärztliche Begleitung erforderlich sein.

Natürlich gibt es keine Garantie dafür, dass durch eine Veränderung Ihrer Ernährung – wie bei Ginni und John – Ihr Krebs komplett geheilt wird. Nach meinen Recherchen über zehn Jahre hinweg bin ich mir sehr sicher, dass Hippokrates vollkommen recht hatte: Essen ist Medizin. Mehr biologisch angebautes Obst und Gemüse und weniger Zucker, Fleisch, Milchprodukte und verarbeitete Lebensmittel können Ihren Körper bei der Heilung unterstützen. Und es könnte sich sogar herausstellen, dass diese Maßnahme die einzige Medizin ist, die Sie brauchen. Hippokrates glaubte daran, dass gesundes

Essen und Wasser die erste zu verabreichende Medizin sein sollten. Medikamente und Operationen sollten als letztes Mittel eingesetzt werden. 2000 Jahre später haben wir es irgendwie geschafft, diese Devise umzukehren: Wir setzen in erster Linie auf Operationen und Medikamente, um unseren kranken Körper zu heilen, anstatt auf die kraftvolle Medizin zu vertrauen, die wir sowieso dreimal täglich zu uns nehmen: unser Essen.

KAPITEL 2

DIE KONTROLLE ÜBER DIE GESUNDHEIT ÜBERNEHMEN

Handlung ist der grundlegende Schlüssel zum Erfolg.
PABLO PICASSO

Das Wort „Patient“ kommt vom lateinischen *pati,* was sowohl „leiden“ als auch „erlauben“ oder „unterwerfen“ bedeutet. In der heutigen Zeit soll der Patient eigentlich nicht leiden, allerdings werden „Erlaubnis“ und „Unterwerfung“ vorausgesetzt. Durch meine Arbeit als Beraterin in vielen Krankenhäusern und Onkologie-Praxen kann ich aus erster Hand darüber berichten, dass diejenigen Patienten, die auf ihre Ärzte hören und den Anweisungen folgen, als „gute“ Patienten gelten. „Anstrengende“ Patienten sind solche, die viele Fragen stellen, selbst recherchieren oder – schlimmstenfalls – die Anordnungen ihrer Ärzte infrage stellen. „Anstrengend“ sind diese Patienten deshalb, weil auch heute noch ein Großteil der Menschen die Medizin nach dem Standpunkt Newtons beurteilt. Danach werden Ärzte als die einzigen „Mechaniker“ angesehen, die wissen, wie die „Maschine“ Körper wieder funktionsfähig gemacht werden kann, wenn ein Defekt aufgetreten ist.

Erkrankte, die eine Radikalremission erfahren haben, sehen die Heilung aus einem anderen Blickwinkel. Für sie ist es nicht nur gut, die Kontrolle über den Heilungsprozess zu übernehmen, sondern sogar wesentlich. Meiner Meinung nach sind dabei drei Dinge wichtig: aktiv mitwirken, zu Veränderungen bereit sein und Widerstände meistern. Nachdem ich Sie mit diesen drei Punkten vertraut gemacht habe, widmen wir uns der Heilungsgeschichte eines Patienten, der eine Radikalremission erfahren hat. Er hat die Kontrolle über seine Gesundheit in letzter Sekunde in die eigene Hand genommen. Anschließend gebe ich Ihnen ein paar einfache Tipps, wie Sie ab sofort eine bessere Kontrolle über Ihre Gesundheit erlangen.

AKTIV MITWIRKEN

In der modernen Medizin wird der menschliche Körper gerne als eine Maschine gesehen, deren Teile ab und an kaputtgehen können. Alternativheiler betrachten die Sache etwas anders. Sie verstehen den Körper als einen hoch entwickelten Organismus, der eine Einheit mit Geist und Seele bildet. Zusätzlich verstehen sie diesen Organismus als etwas, das durchaus lange sehr gut funktionieren kann, wenn man nur genug auf ihn achtgibt. Man könnte es mit einem Auto vergleichen: Das können Sie entweder rücksichtslos durch die Gegend fahren, entstehende Kratzer und Dellen ignorieren und es nie zum Ölwechsel bringen. Oder Sie fahren es behutsam, sorgen für guten Treibstoff und warten es regelmäßig. So gesehen spielt dabei weder das Auto noch der Mechaniker, sondern der *Fahrer* die Hauptrolle.

In der Welt der westlichen Medizin werden wir zu so „guten" Patienten erzogen, dass wir komplett vergessen haben, dass wir selbst Fahrer unseres Autos (Körpers) sind. Das Wissen über die Pflege unseres Körpers ist nur rudimentär. Geht er „kaputt" – oft einfach nur durch Nachlässigkeit –, sollen unsere Ärzte das Problem lösen, statt dass wir selbst darüber nachdenken, wie wir besser auf unseren Körper achten können. Die Ärzte wiederum verschreiben in der Regel Arzneimittel, die lediglich die Symptome der Krankheit, nicht aber das dahinterstehende Problem behandeln. All das geht sehr häufig auch mit schwerwiegenden Nebenwirkungen einher.

Patienten mit Radikalremission sind „anstrengende" Patienten, die nicht sofort alles tun, was sie ihren Ärzten zufolge tun sollten. Um in der Metapher zu bleiben: Sie sind der Auto-Freak, der den besten Treibstoff und das beste verfügbare Öl sucht. Sie pflegen und warten ihr Auto regelmäßig. Im Bereich Gesundheit sind sie sehr aktiv in ihren Heilungsprozess involviert.

Eine Patientin, die sehr schnell lernte, aktiv an ihrem Heilungsprozess mitzuwirken, ist Sun Hee Lee, Koreanerin und zweifache Mutter. Bei der Diagnose Eierstockkrebs im Stadium IV hatte sie bereits einen großen Ovarialtumor und einen bösartigen Pleuraerguss, also bereits Krebszellen enthaltende Flüssigkeit im Brustkorb. Als Resultat des Drucks, den diese Flüssigkeit auslöste, war der Mittellappen ihrer rechten Lunge praktisch kollabiert und ihr Unterlappenstand auch kurz davor. Bei dieser Diagnose beträgt die noch verbleibende Lebenszeit selten mehr als sechs Monate. Sun Hees Ehemann, Sarto Schickel, berichtet, wie seine Frau aktiv am Heilungsprozess mitwirkte:

> *Mittlerweile sind fünf Jahre vergangen, seit meine Frau zum ersten Mal die Diagnose erhielt. Jetzt verläuft ihr Leben wieder normal. Dies ist extrem selten und ungewöhnlich bei Eileiterkrebs im Stadium IV. Erreicht hat sie das durch eine Kombination aus konventionellen Behandlungsmethoden – Operationen und eine leichte Chemotherapie – sowie alternative Heilverfahren (unter anderem die Gerson-Therapie, siehe weiterführende Literatur Seite 307, und eine makrobiotische Diät). Hätten wir das nicht getan, wäre sie heute vermutlich nicht mehr bei uns. Wir sind fest davon überzeugt, dass Ärzte neben der Schulmedizin auch auf alternativ angelegte Ernährungsumstellungen setzen müssen. Dann würden vielleicht auch mehr Menschen eine Radikalremission erfahren.*

Sun Hees Ärzte waren sehr überrascht, dass sie sich für eine so aktive Mitarbeit bei ihrer Heilung entschied. Aber viele der von mir befragten Alternativheiler setzen das bei ihren Patienten geradezu voraus. Sie sind der Meinung, dass Menschen nur dann vollkommen geheilt werden können, wenn sie mit ihrer inneren Kraft in Verbindung treten können. Einer dieser befragten Alternativheiler ist ein sogenannter Kahuna-Heiler aus Hawaii, Serge Kahili King. Er glaubt, dass Heiler die Patienten zwar unterstützen können, die Heilung letztendlich aber durch die inneren Kräfte des Patienten selbst kommen muss:

> *Alle Kraft kommt aus dem Inneren. Der Körper heilt sich selbst. Es ist einfach unmöglich, dass jemand die Macht über das autonome System eines anderen übernimmt. Heiler können einem Menschen jedoch unterbewusst dabei helfen oder besser gesagt ihn dabei unterstützen, die Quelle der eigenen Kraft zu finden, die den Körper heilt. Aber zu viel Anspannung verhindert, dass er diese Kraft anwenden kann. Entspannungsübungen können helfen, das Unterbewusstsein oder den Geist des Patienten auf die eigene Heilungskraft zu lenken. Manche Heiler nutzen auch die Energie, um die körpereigenen Heilungskräfte zu entfachen. Doch das Heilen an sich kommt aus dem Inneren. Man braucht keinen esoterischen Meisterheiler.*

Anders ausgedrückt: Serge glaubt daran, dass Krebspatienten sich zwar durch Heiler oder Ärzte bei der Heilung unterstützen lassen können, aber echte Heilung nur durch die Aktivität des Patienten selbst erfolgt.

ZU VERÄNDERUNGEN BEREIT SEIN

Der zweite Aspekt, um die Kontrolle für den Heilungsprozess zu übernehmen, ist die Bereitschaft, sein Leben zu analysieren und zu Veränderungen bereit zu sein. Das erfordert Zeit und kann schwierig werden und steht im Gegensatz zur klassischen Medizin, die sich nur selten für den Lebensstil des Patienten interessiert. Probleme werden mit Tabletten oder Operationen schnell gelöst.

Elyn Jacobs, eine Brustkrebspatientin, die den Krebs auf Dauer besiegen konnte, erkannte schnell, dass sie ihr Leben verändern musste, um wieder gesund zu werden. Bei Elyn wurde im Alter von 45 Jahren Brustkrebs im Stadium I diagnostiziert. Ihre zwei Kinder waren gerade drei und vier Jahre alt. Gleich nach der Operation recherchierte sie, was sie zusätzlich tun könnte, um die Heilung zu fördern. Sie hatte mit angesehen, wie ihre Mutter endlose Chemotherapien über sich ergehen ließ und dennoch einige Jahre später an Brustkrebs starb. Dieses Schicksal wollte sie nicht erleiden:

Mein Immunsystem schien schon nie ganz in Ordnung zu sein – andauernd hatte ich langwierige Erkältungen. Es gab noch jede Menge anderer Anzeichen. Sobald mir die Diagnose gestellt wurde, wusste ich, dass ich etwas ändern und die Kontrolle über meine Gesundheit selbst in die Hand nehmen muss. Dazu las ich alles, was mir in die Finger kam. Ich optimierte meine Ernährung, baute Stress ab und fing an, Nahrungsergänzungsmittel zu nehmen, um mein Immunsystem zu stärken. Sieben Jahre sind seither vergangen; Krebszellen können nicht mehr nachgewiesen werden. Mein Immunsystem ist zwar noch nicht perfekt, aber es funktioniert sehr gut und zuverlässig.

Eine gravierende Veränderung in Elyns Leben war, dass sie ihren sehr stressigen Job als Börsenmaklerin aufgeben musste. Anfänglich war das sehr schwierig. Nun aber genießt sie umso mehr ihre Zeit mit ihrem Mann und ihren beiden Söhnen. Zudem berät sie andere Krebspatienten, wie man alternative Methoden mit konventionellen Behandlungen verbinden kann.

Die Heiler, die ich befragte, glauben, dass Patienten bereit sein müssen, in sich zu gehen und die im Hinblick auf eine Heilung ins Auge gefassten Veränderungen gründlich zu überprüfen. Einer von ihnen, der Amerikaner Bryan McMahon, übt in Shanghai traditionelle chinesische Medizin aus. Bryan glaubt, dass Krebspatienten innere Veränderungen brauchen, um ihr Chi, ihre Lebensenergie, voll auszubalancieren:

Ich denke, dass Radikalremission oder die plötzliche Verbesserung eines Krankheitszustandes nicht durch den Arzt herbeigeführt wird. Das erbringt der Patient selbst. Eigeninitiative ist im Kampf gegen eine Krankheit unabdingbar. Nur durch das konkrete Fühlen und Verstehen des aktuellen Zustandes – energetisch und physisch betrachtet – kommen Menschen an den Punkt, an dem sie sagen können: „Ich ging sehr lange Zeit unachtsam mit meinem Leben um. Ich wollte viel zu viel auf einmal erreichen." Nur durch diese Gedankenarbeit können Menschen die inneren Vorgänge einleiten, die zu dauerhaften Veränderungen der Dynamik ihrer Chi-Mechanismen führen. Sie spüren, wie die Lebenskraftenergie wiederkehrt und dort agiert, wo sie gebraucht wird.

Nach Bryan bewirken also die genaue Betrachtung der eigenen Gewohnheiten, des eigenen Lebensstils und die daraus folgenden Veränderungen, dass mehr Chi (in der hinduistischen Lehre Prana genannt) in den Körper gelangt. Je mehr Chi, desto besser. Laut traditioneller chinesischer Medizin funktionieren Gesundheit und Vitalität nur, wenn das Chi unbehindert fließen kann. Ohne Chi im Körper stirbt man. Deshalb ist der wichtigste Faktor bei der Heilung der Wille zur Veränderung, um den Chi-Fluss zu erhöhen.

WIDERSTÄNDE MEISTERN

Der dritte und letzte Aspekt hängt damit zusammen, dass die Entscheidung, selbst die Kontrolle und Verantwortung für sich zu übernehmen, oft die Kritik anderer mit sich bringt. Man muss das nötige Rückgrat haben, um mit dieser Art von Kritik umgehen zu können. Wie bereits erwähnt, werden Patienten, die ihre Heilung selbst in die Hand nehmen, oft als „anstrengend" angesehen und vom medizinischen Fachpersonal nicht selten unfreundlich behandelt.

Janice, eine Krebspatientin, die eine Radikalremission erfuhr, hatte mit so einer unfreundlichen Behandlung zu kämpfen. 1985 bekam sie die Diagnose Gebärmutterhalskrebs im Stadium IV. Sie unterzog sich daraufhin einer Total-Hysterektomie (operative Entfernung der Gebärmutter) mit mehreren anschließenden Bestrahlungen. Als die Bestrahlungen nach einem Jahr immer noch nicht angeschlagen hatten, wollte Janice nicht aufgeben und machte sich auf die Suche nach zusätzlichen medizinischen Behandlungsmethoden:

Im Krankenhaus wurde mir von Ärzten und Krankenpflegern zwei Monate lang täglich gesagt, dass es keine Hoffnung gäbe, dass ich sterben würde und dass ich das akzeptieren müsse. Das wollte ich partout nicht glauben. Ich kannte die Statistiken und Prognosen. Ich wollte mich jedoch ganz darauf konzentrieren, geheilt zu werden. Das hat meine Heilung ganz sicher positiv beeinflusst. Die Ärzte und Krankenpfleger sagten allerdings, diese ergänzenden Behandlungen würden nichts helfen. Sie hielten meine Anstrengungen für sinnlos, ich sollte einfach die Tatsache akzeptieren. Ohne die starke intuitive Gewissheit, dass ich leben würde, hätte ich wohl auf sie gehört und könnte heute hier nicht meine Geschichte erzählen.

Nachdem die Bestrahlung bei Janice keine Wirkung zeigte, schickten die Ärzte sie nach Hause und überließen sie dem Hospizdienst. Damit war sie frei von ihrem täglichen Kampf im Krankenhaus und konnte ihre ganze Energie auf die ergänzenden Behandlungen lenken. Dazu gehörten eine Ernährungsumstellung, Darmreinigungen und ätherische Öle als Nahrungsergänzung. Nur wenige Jahre später war sie krebsfrei und ist es auch geblieben – es sind beinahe 30 Jahre vergangen.

Manchmal kommt der Widerstand, wenn man die Heilung in die eigene Hand nimmt, aber auch von innen. Dieser innere Widerstand besteht oft aus Selbstzweifeln oder Angst. Die meisten Überlebenden werden früher oder später damit konfrontiert. Eine von ihnen ist Vanessa Lukes aus Neuseeland. Bevor sie zur Qigonglehrerin für Krebspatienten wurde, war sie selbst Krebspatientin. Qigong ist eine sanfte Meditations- und Bewegungstherapie, die viele gesundheitliche Vorteile in sich birgt. Tai-Chi zählt zu den bekanntesten Formen dieser Therapie. Hier beschreibt Vanessa, wie sie im jungen Alter von 30 Jahren mit der Diagnose Dickdarmkrebs umging:

Ich begann damit, mich in das Thema einzulesen. Zuerst über das Physische, den Körper, dann über Ernährung. Vieles kam für mich gar nicht in Betracht, da ich meiner Meinung nach schon immer gesund lebte – viel Sport, gesundes Essen. Also dachte ich, da muss mehr dahinterstecken. Es ist zwar oft der schwierigste Teil, aber man muss in sich gehen. Es nützt nichts, sich nach außen zu wenden, denn keiner kann einem die Heilung abnehmen. Und das ist wirklich beängstigend, denn nur du allein kannst dir helfen. Dazu musst du tief in dich hineinhorchen. Ohne Anleitung ist das schwer, aber ich glaube, dass ein jeder seinen eigenen Weg finden und deutlich erkennen kann, was er zu tun hat. Falls das eine nicht funktioniert, probiert man etwas anderes aus.

Obwohl Vanessa viele innere Ängste und Zweifel besiegen konnte, führte ihre Beharrlichkeit sie letzten Endes zu Qigong, was sie dann mehrere Jahre lang unter der Obhut von Meister Yuan Tze studierte. Vanessa ist bis heute krebsfrei und bietet Qigongunterricht für Krebspatienten aus ganz Neuseeland an.

WISSENSCHAFTLICHE ERKENNTNISSE ZUM THEMA SELBSTKONTROLLE

Bisher hat uns dieses Kapitel gezeigt, wie sehr Erkrankte mit Radikalremission und Praktizierende alternativer Heilmethoden den persönlichen Einsatz in den Heilungsprozess befürworten. Es bleibt die Frage, ob diese Praxis auch die Wissenschaft zu würdigen weiß.

Bei Studien zur Selbstkontrolle der eigenen Gesundheit muss man die berühmte C-Typen-Forschung erwähnen. Vermutlich haben Sie schon von der A-Typ-Persönlichkeit gehört. Dieser Mensch hat hohe Ziele, ist ehrgeizig und kann wütend werden. Dem gegenüber steht der B-Typus, der entspannter ist und die Dinge ruhiger angehen lässt. Diese Kategorisierungen stammen aus Studien, die in den 1950er-Jahren durchgeführt wurden und in den 1980er-Jahren weitere Studien beeinflussten. Jetzt entstand der dritte Typus – der C-Typus. Die Wissenschaftler beschrieben ihn als überaus passive Person, die nicht für sich selbst einstehen kann und es immer allen recht machen will (also das exakte Gegenteil des A-Typus). Eine Studie konnte einen starken Zusammenhang zwischen der C-Typ-

Persönlichkeit und Krebserkrankungen feststellen und darüber hinaus noch beweisen, dass der C-Typus meist unter einem schwachen Immunsystem leidet.[34] Wie Sie sich vorstellen können, löste diese Studie eine kontroverse Debatte aus. Seitdem haben etliche andere Studien den Zusammenhang von C-Typus und Krebs bestätigt, aber auch widerlegt. Ganz abgesehen davon belegen die meisten gegenwärtigen Studien, dass ein Gefühl der Hilflosigkeit – mehr noch als Passivität und der Wunsch, anderen entgegenzukommen – das Immunsystem schwächt und die Überlebenszeit von Krebspatienten verkürzt.[35]

Wenn also eine Art von Hilflosigkeit die Chancen auf ein Überleben der Krebserkrankung mindert, was würde dann wohl das Gegenteil – nämlich die Kontrolle über die Behandlung – ausrichten? Studien über Menschen, die, entgegen aller Voraussicht, den Krebs besiegt haben, haben gezeigt, dass diese allesamt ihre Gesundheit in die eigene Hand genommen haben. Auch in meinen eigenen Studien hat sich das bewahrheitet. Darum widme ich dem Thema auch ein eigenes Kapitel. Eine weitere Studie zeigte, dass Erkrankte mit Radikalremission die Kontrolle über alle Aspekte ihres Lebens übernommen haben, Genesung eingeschlossen, obgleich medizinische Fachkräfte oft zurate gezogen wurden.[36] Eine andere belegte, dass die Patienten sowohl einen Anstieg in persönlicher Autonomie[37] als auch weniger Hilflosigkeit[38] erlebten, bevor sie geheilt waren. Zusammengefasst lässt sich sagen, dass Wissenschaftler bei jeder dieser beobachtenden Studien zu dem Ergebnis kamen, dass alle Krebspatienten mit Radikalremission die Kontrolle über die Behandlung übernommen und sehr aktiv am Entscheidungsfindungsprozess mitgewirkt haben.

Auch vorausblickende Studien sagen aus, dass die Überlebensprognose bei Patienten, die die Kontrolle über den Heilungsprozess selbst in die Hand nahmen, höher ist. Eine vorausblickende Studie beobachtet Patienten über Monate oder Jahre hinweg, wohingegen sich eine beobachtende Studie auf den Patienten zu einem bestimmten Zeitpunkt in seinem Leben konzentriert. In einer vorausblickenden Studie, die den Effekt von Gruppentherapie auf Krebspatienten untersuchte, folgte man den Teilnehmern (alle erkrankten an Krebs im Stadium IV) über einen Zeitraum von einem Jahr. Diese Studie konnte belegen, dass diejenigen Patienten, die dazu bereit und in der Lage waren, etwas zur Verbesserung ihres Wohlbefindens zu tun (regelmäßige Therapiestunden, aufgetragene Eigenarbeit und angeratene Veränderungen), am längsten lebten.[39]

Eine andere vorausblickende Studie verglich Fälle von Überlebenden (Krebs im Stadium IV) mit Fällen von Patienten (ebenfalls Stadium IV), die an der Krankheit gestorben waren. Unter anderem konnte die Studie zeigen, dass unter den Überlebenden ein hohes Maß an Selbstbestimmung herrschte. Die Gruppe der Nicht-Überlebenden hingegen verfügte kaum über Selbstbestimmung.[40] Die letzte Studie, die ich in diesem Zusammenhang erwähnen möchte, verglich eine Gruppe von Menschen, die eine Radikalremission erfahren haben, mit einer Gruppe, die den Krebs ebenfalls besiegt hat, bei der allerdings statistisch betrachtet von vornherein von einer Heilung ausgegangen wurde. Interessanterweise stellten die Wissenschaftler fest, dass die erstgenannte Gruppe zu Beginn der Krankheit viel passiver war als die Patienten, bei denen von einer Heilung ausgegangen wurde. Als die Radikalremission dann allerdings einsetzte, waren diese Patienten weniger passiv als die Vergleichspatienten.[41] Die Menschen, die also die größte Veränderung aus ihrer Passivität heraus hin zu einer aktiven Rolle für ihre Gesundheit vornahmen, erlebten am ehesten eine Radikalremission.

Ausgehend von den Studien, die andeuten, dass ein Gefühl der Hilflosigkeit unser Immunsystem schwächen kann, über die beobachtenden und vorausschauenden Studien, die belegen, dass eine Kontrollübernahme von Betroffenen mit Radikalremission die Regel zu sein scheint, lässt sich schlussfolgern, dass eine aktive Rolle für die eigene Gesundheit ausschlaggebend ist und den Grundstein zur Selbstheilung legt.

Shin Terayama ist ein Erkrankter mit Radikalremission, der die Eigeninitiative bei der Heilung sehr ernst nimmt, auch wenn er damit erst begann, nachdem ihn die Ärzte bereits an den Hospizdienst übergaben. Seine Heilung von unheilbar geltendem Nierenkrebs liefert ein hervorragendes Beispiel dafür, dass es nie zu spät ist, die Gesundheit in die eigene Hand zu nehmen.

Shins Geschichte

Shin Terayama wuchs im Nachkriegsjapan der 1950er-Jahre auf. Es wurde von ihm erwartet, in der Schule erfolgreich zu sein, keinen Ärger zu machen und den Eltern mit Respekt zu begegnen. Bereits als Schüler entdeckte er seine erste große Liebe: das Cello. Shin war musikalisch sehr begabt und übte gern. Nachdem er seine Ausbildung abgeschlossenen hatte und mit dem Arbeiten begann, hatte er kaum noch Zeit für sein geliebtes Instrument.

Er arbeitete fortan zwischen zwölf und fünfzehn Stunden am Tag, machte im Laufe der Jahre Karriere und wurde immer wieder befördert. Er heiratete eine bezaubernde Frau, sie bekamen drei Kinder. Sein Arbeitspensum wuchs ständig. Mit 40 arbeitete er beinahe rund um die Uhr als Chef einer eigenen Beratungsfirma:

> *Als ich 46 war, sah mein regulärer Arbeitstag folgendermaßen aus: Von fünf bis acht Uhr morgens bereitete ich eine Präsentation vor und hielt diese dann vor meinen Angestellten. Von neun bis zwölf Uhr konsultierte ich Auftraggeber. Nachmittags standen Gespräche mit dem Management an. Von achtzehn bis einundzwanzig Uhr folgten dann Gespräche mit meinen Angestellten. Danach war ich noch bis etwa zwei Uhr nachts in meinem Büro, um den nächsten Tag vorzubereiten. Tagein, tagaus.*

Dieser Fall scheint zwar extrem, aber die Arbeitstage vieler Japaner sahen zu jener Zeit ähnlich aus, ein Musterbeispiel eines erfolgreichen japanischen Unternehmers. Shin hielt sich damals auch für glücklich, zumindest hinsichtlich Karriere und Familie. Er war mit seinem Arbeitspensum zufrieden, nicht aber sein Körper. Im Alter von 46 spürte er große Erschöpfung. Seine Blutwerte waren jedoch in Ordnung.

Während der nächsten anderthalb Jahre suchte Shin unzählige Ärzte in verschiedenen renommierten Krankenhäusern auf. Niemand stellte Beunruhigendes an seinen Blutwerten fest. Seine Gesundheit verschlechterte sich jedoch zunehmend. Das Erschöpfungsgefühl nahm zu, und etwa einmal im Monat hatte er Blut im Urin. Eines Tages hatte er wieder einen Termin bei einem neuen Arzt, einem Internisten. Da es der letzte Termin dieses Tages war, konnte der Arzt sich mehr Zeit für die Untersuchungen nehmen. Zum ersten Mal seit anderthalb Jahren kam Shin zu einem Arzt, der seinen Körper bei der Untersuchung tatsächlich abtastete, statt sich lediglich die Blutwerte auf einem Blatt Papier anzusehen. Er tastete Bauch, Brust und Rücken ab und stellte fest, dass Shins rechte Niere vergrößert war und bei Druckausübung schmerzte. Der Arzt überwies ihn umgehend an einen Urologen, der nach einer Ultraschalluntersuchung einen sehr großen Tumor an seiner rechten Niere diagnostizierte.

Shins Ärzte drängten ihn dazu, den Tumor umgehend operativ entfernen zu lassen, weil dieser bösartig sein könnte. Shin jedoch sagte, er habe viel zu viel Druck bei der Arbeit, um sich einen ganzen Monat freinehmen zu können. Also verschob er die Operation auf einige Monate später und fuhr mit seinem enormen Arbeitspensum fort. Nach fünf Monaten hatte sich seine Gesundheit derart verschlechtert, dass er kaum noch laufen konnte und anhaltend Fieber hatte. Seine Frau und sein Arzt bestanden nun vehement auf einer Operation, und Shin willigte endlich ein.

Bei der Operation entdeckten die Ärzte, das Shins Tumor so groß geworden war, dass ihnen nichts anderes übrig blieb, als die ganze Niere zu entfernen. Aus dem pathologischen Bericht ging hervor, dass es sich um ein fortgeschrittenes Nierenzellkarzinom (auch Nierenkrebs genannt) handelte. Damals war es in Japan durchaus üblich, einem Patienten nicht direkt zu sagen, dass er an Krebs erkrankt sei, vor allem nicht bei einer so ernsten Prognose wie bei Shin. Als Shin also nach der Operation seinen Arzt fragte, ob der Tumor bösartig war, erwiderte dieser: „Nicht unbedingt". Sein Arzt und seine Frau wussten natürlich: Würden die Chemo- und Bestrahlungstherapien nicht anschlagen, hätte Shin nicht länger als ein Jahr noch zu leben.

Nachdem Shin sich von der Operation erholt hatte, sagte ihm sein Arzt, er würde ein paar „besondere" Injektionen brauchen, damit sich keine Metastasen bilden. Immer noch unwissend ließ Shin diese Injektionen zu, ohne weiter nachzufragen. Erst später erfuhr er, dass es sich dabei um eine sehr aggressive Form der Chemotherapie handelte:

Wir begannen zwei Wochen nach der Operation mit der Chemotherapie – nun ja, mit den besonderen Injektionen. Ich bekam sie zwei Wochen lang, durchgehend montags bis freitags. Natürlich fielen mir auch alle Haare aus, aber ich begriff immer noch nicht, dass es eine Chemotherapie war. Ich fragte meinen Arzt mehrere Male, um welche Injektionen es sich handle, sie seien zu stark. Er antwortete immer, ich solle mir keine Sorgen machen, es sei ein gutes Medikament.

Nachdem er diese sogenannten starken Injektionen hinter sich gebracht hatte, erklärte der Arzt, Shin brauche noch weitere Behandlungen. Dieses Mal sei es eine spezielle hochenergetische Betastrahlentherapie. In Wahrheit handelte es sich um die gewöhnliche Bestrahlungstherapie, die Krebspatienten durchlaufen müssen. Shin wurde also ins Krankenhaus eingewiesen und bekam insgesamt 30 Bestrahlungen. Waren die Nebenwirkungen zu stark, machte man in der Behandlung eine Pause. Nach den Chemo- und Bestrahlungstherapien sah man im Ganzkörper-Scan, dass der Krebs sich auf die Lunge und das Rektum ausgebreitet hatte. Der Arzt teilte Shins Frau mit, dass er nur noch wenige Monate zu leben hätte.

Shin hatte während der Chemo- und Bestrahlungstherapien insgesamt fünf Monate im Krankenhaus verbracht. In dieser Zeit besuchten ihn mehr als 500 Freunde und Kollegen, augenscheinlich, um ihn zu sehen und aufzuheitern, in Wirklichkeit aber, um sich zu verabschieden. Zu diesem Zeitpunkt kannten alle bis auf Shin die Wahrheit. Dann hatte Shin eines Nachts einen besonderen Traum:

Anfang März hatte ich einen sehr ungewöhnlichen Traum. Ich lag in einem Sarg und blickte von oben auf mich herab – es war ein Begräbnis. Als der Sargdeckel geschlossen wurde, kehrte ich wieder in meinen Körper zurück und schrie, dass ich noch am Leben sei. Natürlich war es nur ein Traum, aber danach veränderte sich etwas in mir. Mein Geruchssinn wurde plötzlich viel besser.

Shin erwachte aus diesem intensiven Traum und wollte fortan nicht nur um sein Leben kämpfen, sondern auch umgehend das Krankenhaus verlassen. Sein neuer außergewöhnlicher Geruchssinn machte den Krankenhausaufenthalt unerträglich. Wie jedes Krankenhaus roch auch dieses stark nach Desinfektionsmitteln. Zudem war Shin in einem Zimmer mit sechs weiteren Patienten, und die vielen Gerüche im Raum waren für seinen neuen Geruchssinn eine Qual.

Eines Nachts, nicht allzu lange nach dem Sarg-Traum, wurde der Geruch im Zimmer so stark, dass Shin sich hinausschlich und auf das Dach des Krankenhauses stieg, nur um etwas frische Luft zu bekommen. Er hatte seine Decke mitgenommen, legte sich auf dem Dach hin und atmete stundenlang die frische Luft tief ein. Irgendwann kam eine Gruppe aufgeregter Krankenschwestern, entdeckte ihn dort oben und rief ihm zu, er solle nicht springen. So sehr Shin sich auch bemühte, ihnen begreiflich zu machen, dass er sich gar nicht umbringen wolle, die Schwestern glaubten ihm nicht. An diesem Tag hatte Shin noch ein Gespräch mit seinem Arzt, der sehr unzufrieden mit ihm war:

Die Krankenschwestern hatten meinem Arzt gesagt, ich hätte vom Dach springen und mich umbringen wollen. Das hatte ich keineswegs vorgehabt. Ich wollte nur dem Geruch im Zimmer entfliehen. Mein Arzt kam dann frühmorgens zu mir und war sehr wütend und enttäuscht von meinem Verhalten. Er sagte mir, dass es mir freistehe, nach Hause zu gehen, wenn ich das wolle. Er wollte auf keinen Fall Schwierigkeiten bekommen. Er hatte zu diesem Zeitpunkt in der Gegend schon eine gewisse Berühmtheit erlangt, und ich unterstand seiner Verantwortung. Hätte ich Selbstmord begangen, hätte die Presse darüber berichtet.

Auch wenn es Shin zu diesem Zeitpunkt noch nicht klar war: Der Moment, in dem er sich auf das Dach schlich, war der Moment, der sein Leben rettete. Das war der Impuls, das Krankenhaus zu verlassen und seinen Heilungsprozess selbst in die Hand zu nehmen. Jetzt entschied sich auch seine Frau, ihm die Wahrheit über seinen Zustand mitzuteilen. Shin war nicht übermäßig überrascht, da er in den letzten Monaten bereits vermutet hatte, dass es sich um Krebs handelte. Jetzt, mit der nackten Wahrheit konfrontiert, entschloss er sich dazu, zu Hause zu bleiben und lieber im Kreis seiner Familie zu sterben als in einem übel riechenden Krankenhauszimmer. Seine Ärzte entließen ihn also als austherapiert. Sie gaben ihm noch ein bis drei Monate.

Zuhause angekommen, ging es Shin bereits so schlecht, dass er nur noch mit einer Gehhilfe laufen konnte und intravenös ernährt werden musste. Glücklicherweise war er aber immer noch in der Lage, eigenständig zu trinken:

> *Daheim konnte ich kein Leitungswasser mehr trinken. Es roch furchtbar. Also versuchte ich, aus Leitungswasser gutes, also trinkbares Wasser zu machen. Ich hatte einen Kohlefilter und testete ihn über Nacht an einem Eimer voll Wasser. Das veränderte Wasser schmeckte vorzüglich. So erkannte ich, dass Wasser enorm wichtig ist, und bat daraufhin meinen Sohn, Mineralwasser zu kaufen. Die beachtlichen Vorteile des Fastens kannte ich und hatte auch keine Angst davor. Ich fastete und trank nur noch Wasser – etwas anderes konnte ich zu dieser Zeit sowieso nicht zu mir nehmen. Obwohl ich nicht in medizinischer Behandlung war, ging es meinem Körper ganz allmählich besser. Das war der erste Schritt – nur Wasser.*

Mit „fasten" meinte Shin, dass sein Verdauungssystem keinerlei Arbeit verrichtete, da die intravenöse Nahrung ausschließlich aus Nährstoffen bestand, die direkt in seinen Blutkreislauf liefen. All seine Verdauungsorgane – Leber, Bauchspeicheldrüse, Magen, Gallenblase, Darm – ruhten während dieser Zeit. Im Wesentlichen befand sich Shin im Wasser-Fasten. Wie bereits in Kapitel 1 erwähnt, neigt ein Großteil der Säugetiere bei Krankheit zu diesem Wasser-Fasten. Auch Studien haben bewiesen, dass durch dieses Fasten sich der Verdauungsapparat von Viren, Bakterien und abgestorbenen Zellen reinigt.[42] Da die Organe nicht drei Mahlzeiten am Tag verdauen und verarbeiten müssen, können sie sich auf die Reinigung konzentrieren. In Shins Fall war die intravenöse Ernährung also ein versteckter Segen, da er ausschließlich Wasser zu sich nehmen konnte.

Nach seiner Entlassung aus dem Krankenhaus erwachte Shin vor Sonnenaufgang und war von Dankbarkeit überwältigt, dass ihm ein weiterer Tag vergönnt war. Er war so weit, dass er die Ernsthaftigkeit seiner Krankheit begriffen hatte, und ging fest davon aus, dass er jeden Tag sterben könnte:

> *Als ich an diesem Tag erwachte und mir anschaute, wie es draußen hell wurde, freute ich mich, noch am Leben zu sein. Mit meiner Frau und unseren drei Kindern wohnte ich im zweiten Stock eines Hochhauses. Weil ich den Sonnenaufgang sehen wollte, musste ich in den achten Stock, wo es einen Zugang zum Dach gab. Es war wundervoll, das Sonnenlicht zu sehen. Ich wollte es am nächsten und übernächsten Tag erneut sehen und jeden Tag sprach ich in Richtung Sonne, dass ich noch lebe. Als ich von dort oben die Sonne betrachtete, begriff ich, dass die einzige Energie, die wir aus dem Universum empfangen, die Sonne ist. Es war das erste Mal in meinem Leben, dass ich mir Gedanken über so etwas machte.*

Während unseres Interviews war Shins Stimme noch immer von Staunen erfüllt, als er beschrieb, wie es war, jeden Tag den Sonnenaufgang zu sehen. Weil er akzeptiert hatte, dass er bald sterben würde, war jeder neue Tag ein Geschenk für ihn. All die Angst, die er bei dem Gedanken ans Sterben verspürte, verließ in diesen Momenten seinen Körper und seinen Geist und wurde durch immense Dankbarkeit für jeden neuen Tag ersetzt. Als Shin fortan jeden neuen Morgen auf das Dach des Hochhauses stieg, um die warme Energie des Sonnenlichts aufzusaugen, fiel ihm langsam etwas an seiner Atmung auf:

Mir fiel auf, dass es meinem Körper beim Ausatmen besser ging. Ausatmen und danach einatmen. Eines Tages versuchte ich einen Ton über das Ganze zu legen, etwa wie diesen (er singt eine einzelne Note, während er ausatmet). Bevor ich erkrankte, sagte mir ein Yogalehrer, dass meine Chakren verschlossen seien und meine Aura sehr unrein sei. Ich versuchte also, Töne zu nutzen. Wenn ich dabei bestimmte Stellen an meinem Körper anfasste, wurden die Töne lauter. Hier lag also ein Chakra. Auf diese Art fand ich sieben Hauptchakren. Sieben Chakren stehen für den Musiker (er singt die sieben Töne einer Tonleiter). Ich versuchte dann, alle sieben Chakren miteinander zu verbinden, von unten nach oben.

Shin hatte es also geschafft, eines seiner Talente – das Musizieren – mit zweien seiner neuen Heilmethoden zu verbinden: ausatmen und den Sonnenaufgang beobachten. Er fand beim Singen einer einzelnen Note während des Ausatmens heraus, dass gewisse Noten in bestimmten Teilen seines Körpers einen stärkeren Klang auslösten. Tiefere Töne beispielsweise resonierten in seinem mittleren Brustbereich stärker, wohingegen ein etwas höherer Ton sich mehr auf seinen Rachenbereich auswirkte. Unbewusst hatte er die sieben Energiezentren des menschlichen Körpers entdeckt, die Chakren, wie sie im Yoga genannt werden. Shin hat das Chakrensystem seitdem intensiv studiert. Diese Energiequellen gehen vom unteren Ende der Wirbelsäule bis zur Spitze des Kopfes hinauf. Sie sollen für den Energiefluss des ganzen Körpers sehr wichtig sein. Die Theorie besagt zudem, dass verschlossene oder blockierte Chakren zu Krankheit und Unwohlsein führen. Durch das Ausatmen und Singen von vibrierenden Tönen bei Sonnenaufgang befreite Shin ganz intuitiv seine sieben Chakren und füllte sie mit Energie.

Eines Tages, als Shin wie üblich vor Sonnenaufgang erwachte, fiel ihm auf, dass die Vögel bereits zwitscherten. Das ließ ihn aufhorchen:

Ich stellte mir die Frage, warum die Vögel singen und wann sie wohl damit anfangen würden. In den nächsten Tagen stand ich zehn Minuten früher auf, dann 20 Minuten – immer zwitscherten die Vögel. Auch 30 Minuten vor Sonnenaufgang zwitscherten sie. Dann stand ich eines Morgens eine Stunde vor Sonnenaufgang auf, und es herrschte komplette Stille. Ich wartete und mir fiel auf, dass die Vögel exakt 42 Minuten vor Sonnenaufgang mit dem Singen anfingen. Jeden Tag. Nachdem ich also herausgefunden hatte, wann die Vögel mit ihrem Gesang beginnen, wartete ich oben auf den Sonnenaufgang. In den verbleibenden 40 Minuten atmete ich einfach nur auf diese besondere Art und Weise aus.

Shin verfolgte das Vogelgezwitscher einen Monat lang und bemerkte, dass die Vögel ohne Ausnahme genau 42 Minuten vor Sonnenaufgang mit dem Singen anfingen, selbst wenn sich der Zeitpunkt des Sonnenaufgangs veränderte. Als Hobbywissenschaftler konnte Shin nicht so einfach akzeptieren, dass die Vögel immer genau 42 Minuten vor Sonnenaufgang ihren Gesang starteten. Er wollte wissen, warum das so war. Ihm kam die Idee, seinen Sohn zu beauftragen, einen Sauerstoffkanister aus der nächstgelegenen Apotheke zu besorgen. Shin und seine Familie hielten sich drei Vögel als Haustiere. Nachts deckten sie deren Käfig mit einem Tuch ab, um den Vögeln das Schlafen zu erleichtern. Eines Abends beschloss Shin, länger wach zu bleiben, um an ihnen sein Experiment durchführen zu können. Gegen Mitternacht ging er leise in das Zimmer, in dem der Vogelkäfig stand, und ließ vorsichtig etwas Sauerstoff hineinströmen. Nur wenige Minuten später begannen die Vögel zu zwitschern. Ein paar weitere Minuten vergingen, der Sauerstoff war verbraucht und die Vögel wurden wieder leise und schliefen ein. Beeindruckt von dem Ergebnis wartete Shin, bis es etwa 2.30 Uhr war, und ließ dann erneut Sauerstoff in den Raum ab. Wie er bereits vermutet hatte, fingen die Vögel erneut an zu zwitschern und hörten nach einigen Minuten wieder auf. Am frühen Morgen, 42 Minuten vor Sonnenaufgang, begannen die Vögel ein letztes Mal zu singen, und diesmal so lange, bis die Sonne komplett aufgegangen war.

Shin hatte die Theorie, dass die Vögel deshalb 42 Minuten vor Sonnenaufgang mit dem Zwitschern anfingen, weil sie auf den Sauerstoff reagierten, den die Bäume frühmorgens abgeben. Während der Fotosynthese, die nur durch Lichteinfall geschehen kann, nehmen Bäume Kohlendioxid aus der Luft auf und geben Sauerstoff ab. Nachts findet keine Fotosynthese statt. Diese beginnt, sobald es morgens hell wird – und das geschieht offensichtlich 42 Minuten vor Sonnenaufgang. Wissenschaftler wissen immer noch nicht, warum Vögel frühmorgens mehr singen als zu anderen Tageszeiten.[43] Shins Theorie ist, dass sie durch das Singen mehr frische Luft von den Bäumen aufnehmen können, wenn die Fotosynthese gerade beginnt. Sein kleines wissenschaftliches Experiment überzeugte ihn davon, dass es besonders gut für die Gesundheit ist, in den 42 Minuten vor Sonnenaufgang Atemübungen zu machen. Diese täglichen Atemübungen bedeuteten ihm viel, denn in seiner Lunge hatten sich inzwischen auch Metastasen gebildet.

Zur frischen Luft, die Shin jeden Morgen dem Krebs in seiner Lunge gab, fing er an, ihm noch etwas anderes zu geben: Liebe. Diese Entscheidung traf er, nachdem er realisiert hatte, dass er seinen Körper sein ganzes Arbeitsleben hindurch nicht gut behandelt hatte:

> *Als ich heimgekehrt war, suchte ich nach dem Grund für meine Krebserkrankung und erkannte schnell, dass ich den Krebs selbst heraufbeschworen hatte. Indem ich so viel arbeitete und nicht genug schlief, hatte ich ihn erschaffen. Also nahm ich den Gedanken an, dass der Krebs mein Kind sei. Und ich gab ihm Liebe. Die Schmerzen wurden geringer und ich konnte endlich wieder gut schlafen. Als ich am nächsten Morgen aufwachte, waren mein Geist, mein Kopf und mein Hirn so frei und klar, dass ich keine Schmerztabletten nehmen musste. Stattdessen begann ich, sobald ich Schmerzen verspürte, zum Krebs zu sprechen: „Ich danke dir sehr dafür, dass du mir mitteilst, dass du Schmerzen hast. Ich liebe dich, mein Kind." Ich langte hier hin (er deutet auf seine Niere) und sagte dem Krebs: „Ich liebe dich, ich liebe dich, ich liebe dich." Die Schmerzen wurde geringer. Deshalb ließ ich meinen Krebs immer meine Liebe spüren, von morgens bis abends. Es war eine bedingungslose Liebe. Ich sagte ihm: „Danke, dass du hier bist."*

Shins Entscheidung, seinem Krebs, den er als sein „krankes Kind“ ansah, Liebe entgegenzubringen, ist höchst ungewöhnlich. Die meisten Krebspatienten denken nur daran, ihren Krebs zu töten, weil sie ihn als bösartigen Eindringling ansehen, der zerstört werden muss. Shin dagegen sah ihn als etwas, zu dessen Erschaffung er selbst beigetragen hatte, weil er seinen Körper, ebenso wie seinen Geist und seine Seele, während seiner langen, stressvollen Arbeitsjahre vernachlässigt hatte. Deshalb behandelte er seinen Krebs so, wie man ein krankes, vernachlässigtes Kind behandeln würde: Er liebte ihn und ließ ihn dies mehrmals täglich spüren. Ich erklärte Shin, dass viele Krebspatienten, die ich kennengelernt hatte, davor zurückschrecken würden, ihren Krebs Liebe spüren zu lassen, aus Angst, dass dieser dann noch schneller wachsen würde. Shin aber war vom Gegenteil überzeugt. Wenn die Krebszellen Liebe bekommen, heilen sie und werden wieder zu den gesunden Zellen, die sie einst waren:

> *Die konventionelle Medizin ist in Gesellschaften entstanden, die auf Jagdstämmen basieren, wie beispielsweise die Angelsachsen. In der Medizin entdeckten Ärzte Bakterien und Viren und versuchten fortan, diese zu töten. Sie wollten dafür eine Medizin finden, die wie eine Waffe eingesetzt werden konnte. Die westliche Medizin will den Krebs töten. Ich lernte den Mann kennen, der die natürliche Killerzelle entdeckt hat. Ich sagte ihm, dass er sie zwar „natürliche Killerzelle“ nennen würde, aber wohl eher „natürliche Heilerzelle“ meine. Die Schulmedizin will immer nur töten, töten, töten. Ich habe meinen Krebs nicht getötet. Ich habe ihn geliebt. Ich habe gelernt, dass der Krebs zu mir gehört. Er ist kein Feind, er ist nach wie vor mein Körper. Diese Erkenntnis war für mich bedeutend.*

Die nächsten Monate lebte Shin so weiter: Er war dankbar für jeden neuen Morgen, trank sauberes Mineralwasser, erwachte stets vor Sonnenaufgang, um zu atmen und mit den Vögeln zu singen, und ließ seinen Krebs seine Liebe spüren. Nach etwa zwei Monaten passierte etwas Unerwartetes, als er gerade den Sonnenaufgang betrachtete. Ein wunderbares Gefühl von Energie breitete sich in ihm aus und bewegte sich von der Wirbelsäule hinauf zu seinem Kopf. In der Welt des Yoga ist dies als Kundalini-Erwachen bekannt. Dabei wird ein konzentriertes Bündel an Energie, welches bisweilen schlummernd am unteren Ende der Wirbelsäule liegt, aktiviert und in den Körper entlassen. Shin hatte diesen Begriff nie zuvor gehört, aber nach diesem unvergesslichen Erlebnis las er sich in das Thema ein:

> *Zwei Monate nachdem ich mit den morgendlichen Atemübungen begonnen hatte, hatte ich ein Kundalini-Erlebnis. Niemand hatte mir je erzählt, dass so etwas passieren könnte. Es war nicht aufzuhalten. Nachdem das Kundalini-Erwachen an meiner Wirbelsäule begann, konnte ich ohne Anstrengung Auren sehen. Mein Körper fühlte sich leer an, vor allem mein Gehirn. Nach diesem Erlebnis war das Spektrum an Licht, das ich sehen konnte, erheblich erweitert. Ich sehe jetzt im Dunkeln viel besser. Ich brauche kaum Licht.*

Im Yoga ist eine Aura ein farbiges Lichtfeld, welches jeden Menschen aufgrund seiner elektromagnetischen Natur (das menschliche Herz ist elektrisch und löst mit jedem Herzschlag einen elektrischen Impuls aus) umgibt. Die Aura oder das Energiefeld ist etwas, was mit dem bloßen Auge im Prinzip nicht erfasst werden kann. Manche Menschen haben jedoch die besondere Fähigkeit entwickelt, diese Auren zu sehen. In der Regel geschah dies nach intensiver Meditation oder nach Yogaübungen. Auch wenn es Shin nicht bewusst war: Seine morgendlichen Atemübungen waren Meditation. Sein Geist war ruhig, er konzentrierte sich auf seine Atmung und sang Töne, um seine Chakren zu reinigen. Deshalb ist es auch nicht überraschend, dass nach zwei Monaten intensiver Meditation seine Kundalini-Energie entfacht und sein Sehvermögen verstärkt wurde.

Nachdem er jeden Morgen den Sonnenaufgang beobachtet hatte, verbrachte Shin Zeit mit seiner Frau und seinen Kindern, die zu dieser Zeit vierzehn, zehn und sieben Jahre alt waren. Seine Gesundheit verbesserte sich weiterhin stetig und bald begann er, wieder normal zu essen und sich zu bewegen. Er genoss es sehr, nicht mehr so viele Stunden am Tag arbeiten zu müssen. Seine jetzige Art zu leben kannte er nur aus Kindertagen. Er fürchtete beinahe, dass eine Verbesserung seines Zustands bedeuten könnte, wieder im alten Tempo arbeiten zu müssen. Nach einem langen Gespräch beschlossen er und sein Frau, dass sie ihre Arbeit als Professorin (die ihr wirklich Freude machte) fortsetzen und er zu Hause bleiben und sich einzig und allein auf seine Heilung konzentrieren würde. Auch wenn sie sich finanziell sehr einschränken mussten, war diese Entscheidung eine große Erleichterung für Shin und er konnte seine Aktivitäten zu seiner Heilung ausweiten. Eine davon war das Spielen seines geliebten Cellos:

> *Vor 25 Jahren hatte ich mit dem Cellospielen aufgehört. Eines Tages fragte mich einer meiner alten Lehrer, ob ich nicht zu ihm nach Hause kommen wolle, um gemeinsam zu spielen. Vier Monate nach der Entlassung aus dem Krankenhaus kam ich seiner Einladung nach. Wie schön war es, als ich das Cello wieder hörte. Es veränderte meine Gefühle enorm. Meine Chakren öffneten sich sofort durch die Töne des Cellos. Ich spiele nun wieder täglich. Das Cello wurde zu meiner Medizin – ganz ohne Nebenwirkungen (er lacht).*

Außerdem besuchte er für seine Genesung ein alternatives Heilungszentrum im japanischen Hochgebirge. Jeden Monat ging Shin für eine Woche dorthin. Er atmete die frische Bergluft ein, aß biologisch angebautes Essen und badete in den natürlichen heißen Quellen. Da das japanische Gebirge einst eine Vulkankette bildete, gibt es diese Quellen dort überall. Die Menschen glauben, dass ein Bad darin sehr gut für die Gesundheit ist. Wissenschaftlich betrachtet wirken sich Bäder in heißen Mineralquellen entweder neutral oder positiv auf die Gesundheit aus. Besonders auf Menschen, die an Arthritis, chronischen Schmerzen oder dermatologischen Erkrankungen leiden, können sie einen positiven Effekt haben.[44] Zu diesem positiven Effekt gibt es zwei Theorien: Die eine besagt, dass das Wasser viele wichtige Mineralien wie beispielsweise Eisen und Kalzium enthält.

Nach der zweiten Theorie wird die Grundtemperatur des Körpers durch das heiße Wasser erhöht, täuscht diesem damit Fieber vor und hilft dadurch, Bakterien und Viren zu verbrennen. Shin beschreibt die Zeit, die er in dem alternativen Heilungszentrum verbracht hat, folgendermaßen:

> *Als ich krank war, halfen mir die Bäder in den heißen Quellen sehr. Sie wärmen und entgiften den Körper. Es ist wundervoll. Unser Körper produziert permanent Gifte, weil wir in Bewegung sind und durch Bewegung Gifte entstehen. Um zu entgiften, müssen sich die Poren an der Hautoberfläche öffnen. Das geschieht nicht nur durch Schwitzen, sondern auch durch Entspannung. Und durch Atmung (er atmet tief aus) können wir entspannen. Beides ist für die Entgiftung sehr wichtig.*

Nach seinen Ausflügen in das Heilungszentrum im Gebirge führte Shin seine eigenen Heilverfahren zu Hause fort. Er machte wöchentlich eine Darmreinigung. Außerdem versuchte er, gesund zu essen, hauptsächlich Vollkornprodukte, frischen Fisch und Gemüse. Er wollte aber auch ganz bewusst den Aspekt mit der Ernährung nicht übertreiben. Eine von vielen Krebspatienten eingehaltene strenge Diät, die tatsächlich aus Japan stammt, ist die makrobiotische Diät. Bei dieser Diät darf man keinen Kaffee trinken – und das gab Shin zu denken:

> *Kennen Sie sich mit makrobiotischem Essen aus? Ich habe es ausprobiert. Die makrobiotische Diät beinhaltet einige wichtige und ernst zu nehmende Prinzipien der Ernährung. Die meisten Menschen in westlichen Ländern aber, Japan eingeschlossen, versuchen, mikrobiotisch statt makrobiotisch zu essen (er lacht). Sie hängen sich an die kleinen Dinge – daran, etwas nicht zu essen, beispielsweise kein Salz essen und keinen Kaffee trinken. Ich mag allerdings Kaffee, denn Kaffee ist eine hervorragende Möglichkeit, um das Hirn auf Trab zu bringen. Die Leute müssen einfach die Wahrheit über den Effekt ihres Essens kennen. Das ist am wichtigsten.*

Anders ausgedrückt: Shin versuchte, sich an eine grundsätzlich gesunde Diät zu halten, bei der er sich gut fühlte, aber keine expliziten Gebote oder Verbote beim Essen einhalten musste. Er entschied sich auch bewusst gegen Vitamintabletten und Kräuterpräparate, da er lieber alle erforderlichen Nährstoffe auf natürlichem Wege zu sich nehmen wollte. Er konzentrierte sich darauf, langsam zu essen, gut zu kauen und dankbar für die Nahrung zu sein.

So verflog die Zeit, und Shins Ärzte – die sich darüber wunderten, dass er noch am Leben war – beschlossen, ihn aufmerksam zu beobachten. Ihr Vorschlag war ein monatlicher CT-Scan, den Shin intuitiv wegen der Strahlung ablehnte. Er willigte ein, alle drei Monate Bluttests und alle sechs Monate einen CT-Scan machen zu lassen. Seine Blutergebnisse und auch die CT-Scans zeigten über Monate hinweg stetige Verbesserungen. Seine Ärzte waren absolut überrascht. Allerdings zeigten die Scans auch, dass er drei Jahre nach Entlassung aus dem Krankenhaus immer noch Krebs hatte.

Shins wundersame Überlebensgeschichte hatte sich im Laufe der Zeit herumgesprochen. Man bat ihn, seine Heilungsmethoden aufzuschreiben und Vorträge zu halten. Auch wenn er immer noch Krebs hatte, konnten die Menschen, die seine Geschichte hörten, es nicht fassen, dass er nach einer ursprünglich prognostizierten Überlebenszeit von drei Monaten jetzt – drei Jahre später – immer noch am Leben war. Eine der Organisationen, die ihn als Referent eingeladen hatte, war die Findhorn-Stiftung der spirituellen Gemeinschaft in Schottland. Dabei handelt es sich um ein Bildungszentrum, das sich der spirituellen und bewussten Lehre widmet. Sie luden Shin ein, einen Monat vor Ort zu verbringen und dort sowohl zu lernen als auch zu lehren. Shins Frau war eigentlich gegen eine so lange Abwesenheit ihres Mannes. Er selbst spürte aber, dass es für ihn wichtig war, die Einladung anzunehmen. Also packte er seinen Koffer, nahm sein Cello und fuhr in ein ihm fremdes Land, zu Menschen, die er nicht kannte. Er wurde in der kleinen Gemeinschaft herzlich aufgenommen. Alle behandelten ihn wie einen lange vermissten Onkel. Er war sehr bewegt von diesem wunderbaren Gefühl der Liebe, das ihm von fremden Menschen entgegengebracht wurde, und er genoss vor allem die vielen Umarmungen – was in der japanischen Kultur unüblich ist:

Als ich in Findhorn war, umarmten mich die Menschen dort immer wieder. Wenn sie mich sahen und mich begrüßten, gab es eine Umarmung. Morgens, nachmittags, abends und auch beim Zubettgehen. Unglaublich. Tiefe, bedingungslose Liebe von morgens bis abends. In der japanischen Kultur wird so etwas nur verbal artikuliert, wir umarmen uns nicht. Aber Umarmungen sind sehr wichtig. Wir kommunizieren durch einen Energieaustausch, der auf der Ebene unserer Aura stattfindet.

Shin erzählte mir noch mehr über die Kraft der Umarmungen, wie Energie an einen anderen Menschen abgegeben wird, weil die Auren der sich Umarmenden in diesem kurzen Moment miteinander verschmelzen. Viele alternative Heilpraktiker, mit denen ich gesprochen habe, würden dieser Theorie zustimmen. Shin hat seinem Krebs alle erdenkliche Liebe entgegengebracht, obwohl er selbst nicht sonderlich viel Liebe von außen erfahren hatte, denn die japanische Kultur ist sehr zurückhaltend, was Körperkontakt betrifft. Deshalb waren die häufigen Umarmungen und die bedingungslose Liebe, die er in Schottland erfuhr, eine neue und willkommene Quelle der Energie und Unterstützung für ihn.

Zurück in Tokio, musste er zum CT-Scan. Sein Krebs war auf der Scan-Analyse nicht mehr sichtbar. Auch wenn es durchaus möglich ist, dass der Krebs sich im Laufe der letzten sechs Monate langsam zurückgezogen hatte, glaubt Shin, dass sein Aufenthalt in Findhorn den Schlussakkord setzte und den Krebs letztendlich besiegte. Auf meine Frage, was seiner Meinung nach zu seiner Heilung geführt hatte, antwortete er ohne zu zögern: „Liebe."

Shin ist voll von Liebe – und frei von Krebs – seit 1988. Es ist nun mehr als 25 Jahre her, dass er aus dem Krankenhaus zum Sterben nach Hause geschickt worden war. Doch anstatt zu sterben, nahm Shin seine Heilung in die eigene Hand, Schritt für Schritt. Heute hilft er anderen Krebspatienten. Er bringt ihnen bei, wie sie Körper, Geist und Seele selbst heilen können. In seiner Freizeit spielt er Cello und vergnügt sich mit seinen Enkelkindern.

Empfehlungen

Shin Terayama ist ein Paradebeispiel für jemanden, der seine Heilung in die eigene Hand genommen hat. Eigentlich hatte er auch keine andere Wahl, da seine Ärzte jedwede Behandlung abgeschlossen und ihn ohne Hoffnung auf Heilung nach Hause geschickt hatten. Viele Krebspatienten sind nicht in dieser Situation. Stattdessen werden sie häufig sogar mit widersprüchlichen ärztlichen Ratschlägen bombardiert. Das verwirrt sie und sie werden überfordert, die Kontrolle für sich selbst zu übernehmen. Onkologen könnten beispielsweise dazu raten, Eiscreme und Steak zu essen, um vor der Chemotherapie an Gewicht zuzulegen. Ernährungswissenschaftler hingegen raten vielleicht eher davon ab, Milchprodukte und Fleisch zu verzehren, um einen entzündungsfreien inneren Grundzustand herzustellen. Akupunkteure empfehlen möglicherweise pflanzliche Kräuter und Ärzte wiederum wenige bis gar keine Nahrungsergänzungsmittel. Ein Therapeut empfiehlt, in ihrer Vergangenheit zu wühlen, ein Energieheiler will diese komplett ruhen lassen.

Für jemanden, der sich in dieser Situation befindet, gibt es wirklich nur eine Lösung: Werden Sie selbst zum Hauptentscheidungsträger. Bitten Sie alle Ihre „Helfer“, die Ärzte, Therapeuten, Ernährungsberater und so weiter, die Hintergründe der empfohlenen Methoden genau zu erläutern. Stellen Sie viele Fragen. Fragen Sie nach Büchern oder Aufsätzen zu den Themen, die Sie gründlich informieren, und vergessen Sie nie, dass nichts auf dieser Welt nur schwarz oder weiß ist. Auch wenn Sie wohl kaum den gleichen Grad an Wissen und Fertigkeit wie Ihre Ärzte, Ernährungsberater oder Akupunkteure erreichen werden, sollten Sie zumindest verstehen können, wer was mit Ihrem Körper vorhat. Nur so können Sie guten Gewissens Ihr Einverständnis zu Behandlungen geben, für die Sie sich entscheiden.

Zusätzlich können Sie ein paar einfache Dinge tun, um Ihre Gesundheit in die eigene Hand zu nehmen – ob Sie nun Krebs vorbeugen oder ihn heilen möchten:

- *Suchen Sie sich einen Allgemeinarzt, dem Sie in Ruhe Fragen aus Ihrer eigenen Recherche stellen dürfen.* Idealerweise schätzt Sie dieser Arzt gerade deshalb, weil Sie eine aktive Rolle in Ihrem eigenen Heilungsprozess einnehmen. Sobald Sie einen solchen Allgemeinarzt gefunden haben, können Sie sich auch in anderen Fachrichtungen nach jemandem mit diesen Qualitäten umsehen – beispielsweise Akupunkteure, Naturheilkundler, Psychologen, Ernährungsberater, Energieheiler oder Physiotherapeuten.

- *Lernen Sie, wie man richtig recherchiert.* Information ist ein äußerst wichtiger Beitrag für die eigene Gesundheit. Setzen Sie sich das Ziel, mindestens einen Artikel über Gesundheit pro Woche zu lesen. Orientieren Sie sich nur an vertrauenswürdigen Quellen. Zusätzlich können Sie sich mit der Suchmaschine der National Library of Medicine, PubMed genannt, vertraut machen. Es handelt sich dabei um eine Online-Datenbank, auf der fast jeder veröffentlichte medizinische Artikel zu finden ist. Sie sollten zumindest wissen, wie Sie diese Artikel aufrufen können, um sie – bei Bedarf – mit Ihren Ärzten zu besprechen. [Das Deutsche Institut für Medizinische Dokumentation und Information, DIMDI, bietet Fakten zur Medizin unter www.dimdi.de.]
- *Nehmen Sie ein Blatt Papier und schreiben Sie die folgenden drei Überschriften darauf: körperlich, mental/emotional, spirituell.* Nehmen Sie sich mindestens zehn Minuten Zeit und denken Sie gründlich über diese drei Bereiche Ihres Lebens nach. Was könnten Sie hier optimieren? Schreiben Sie alles nieder, was Ihnen einfällt, und kreisen Sie die Stichpunkte ein, die zur größten Verbesserung Ihrer Gesundheit und Ihres Wohlseins führen würden. Damit beginnen Sie dann.
- *Suchen Sie sich einen aufrichtigen Partner.* Sie werden mit Sicherheit auf externe oder auch interne Kritik stoßen, sobald Sie beginnen, Ihre Gesundheit in die eigene Hand zu nehmen. Um dieser Kritik gegenüber gewappnet zu sein, brauchen Sie jemanden, der Sie und Ihre Entscheidungen nicht verurteilt oder infrage stellt. Das sollte auf Gegenseitigkeit beruhen.

Vielleicht helfen Ihnen diese Anregungen, angestrebte Veränderungen in die Tat umzusetzen. Aus Shins Geschichte sehen wir, dass es nie zu spät ist, den eigenen Heilungsprozess in die Hand zu nehmen. Ergreifen Sie aktiv Ihre Rolle, bevor Sie von Ihren Ärzten als hoffnungslos aufgegeben werden. Vor allem aber sollten Sie nie wieder zu einem „guten" Patienten werden – weder zu einem, der leidet, noch zu einem, der sich passiv unterwirft. Entscheiden Sie sich dafür, eine aktive und aufmerksame Rolle für Ihr eigenes Leben, Ihre Gesundheit und Ihr Glück einzunehmen.

KAPITEL 3

DER EIGENEN INTUITION FOLGEN

In lebenswichtigen Dingen (...) sollte die Entscheidung aus dem Unbewussten kommen, irgendwo aus unserem Innern.
SIGMUND FREUD

Die Menschen haben auf unterschiedlichste Weise den Kontakt zu ihren Instinkten verloren. Einst waren wir Jäger und Sammler – Menschen, die fühlen konnten, wann ein Gewitter sich ankündigte oder ein Bär in der Nähe war. Auch unser Geruchssinn war viel besser entwickelt und führte uns routiniert hin zu sicherer Nahrung und fort von Giften. Wenn wir erkrankten, hörten wir auf unseren Körper, aßen einige Tage lang nichts und ließen das Fieber die Krankheit „wegbrennen". Heutzutage hat sich die Situation sehr verändert. Wir verlassen uns auf die Wettervorhersage, essen verarbeitete Lebensmittel aus dem Supermarkt und nehmen alles an Medikamenten, was uns von Ärzten verordnet wird.

Dass wir uns auf diese externen Informationsquellen verlassen, bringt jedoch zwei potenzielle Probleme mit sich. Zuerst das offensichtliche: Die Quelle könnte unrecht haben. So führten beispielsweise Fernsehwerbungen in den 1950er-Jahren Ärzte vor, die gesundheitliche Vorteile von Zigaretten anpriesen. Ebenso wurde damals Margarine mit all ihren Transfetten (ungesättigte Fettsäuren) als gesündere Alternative zu Butter beworben. Diese Beispiele verdeutlichen, dass andere nicht immer wissen, was gut für uns ist. Und das zweite Problem: Der Instinkt ist mit dem Einmaleins vergleichbar. Übt man nicht stetig, verlernt man einiges. So gehen

Wissenschaftler heute davon aus, dass unser Geruchssinn im Laufe der vergangenen Jahrhunderte immer schlechter geworden ist, da wir ihn zum Überleben nicht mehr brauchen. Denn wir bekommen ein Übermaß an „sicherem" Essen aus Supermärkten und Restaurants.[45] Allerdings haben wir durch die Verschlechterung unseres Geruchssinns auch die Fähigkeit verloren, neue Giftstoffe in unserer Umgebung ausfindig zu machen, etwa krebserregende Chemikalien in unserer Nahrung, in der Luft oder im Wasser.

Und dann ist da die Intuition. Der berühmte sechste Sinn oder Instinkt, der aus unserem tief verborgenen Inneren zu kommen scheint. Viele würden sagen, dass wir auch diesen verloren haben. So gibt es beispielsweise Aufzeichnungen unserer Vorfahren, aus denen hervorgeht, wie sie dem intuitiven Rat ihrer Träume gefolgt sind. Oder 1.000 Jahre alte Yogitexte, die Meditationsübungen beschreiben, welche unsere intuitiven Fähigkeiten verbessern helfen. Der eigenen Intuition folgen zählt zu den neun häufigsten Faktoren, die von mir interviewte Menschen, die eine Radikalremission erfahren haben, nannten. Das hatte ich nicht erwartet. Ich kann mich daran erinnern, wie mir bei meinem 15. oder 16. Interview der Gedanke kam: „Da ist es schon wieder". Jetzt, nachdem ich den Faktor Intuition genauer untersucht habe, bin ich keineswegs mehr überrascht, sondern eher begeistert davon, diesen verloren gegangenen Sinn, der uns vor Gefahren warnt und zur Heilung anleitet, wiederentdeckt zu haben.

In diesem Kapitel werden wir zuerst drei Aspekten zur Intuition nachgehen, wie sie mir geschildert wurden. Danach lesen Sie die Geschichte einer Frau, deren Intuition eine Schlüsselrolle in der Heilung ihres Bauchspeicheldrüsenkrebses spielte. Abschließend finden Sie einige Tipps, wie Sie mit einfachen Schritten Ihren angeborenen sechsten Sinn wiederentdecken.

AUF KÖRPERSIGNALE HÖREN

Die Krebspatienten mit Radikalremission, mit denen ich gesprochen habe, glauben daran, dass der Körper über ein angeborenes intuitives Wissen darüber verfügt, was er benötigt, um von der Krankheit geheilt zu werden. Oft vermittelt dieses Wissen auch, warum man überhaupt krank geworden ist. Deshalb folgen viele Patienten der eigenen Intuition, bevor sie sich auf einen Heilungsplan festlegen. Interessanterweise steht das der traditionellen westlichen Medizin entgegen. Diese nimmt nämlich den Patienten in der Regel aus dem Prozess der Planung heraus und überlässt den Experten das Urteil darüber, was mit dem Körper nicht in Ordnung ist und was dagegen getan werden muss.

Karen „Maya“ Sorensen aus Hawaii ist eine Expertin für Körpersprache und eine alternative Heilpraktikerin. Sie ist fest davon überzeugt, dass der Körper intuitiv weiß, was er zur Heilung benötigt. Körpersprache zählt zu einer Form der Energiemedizin, die die Prinzipien der energetischen Kinesiologie und der Muskelbeobachtungen nutzt, um herauszufinden, wo im Körper sich der Ursprung des Problems befindet, was dieses ausgelöst hat und wie es schnell beseitigt werden kann. Dementsprechend arbeitet Maya in direkter Weise mit der Intuition ihrer Patienten zusammen. Sie beschreibt ihre Art des Heilens folgendermaßen:

> *Körpersprache ist eine schnelle Art des Heilens, denn der Körper will gesund sein und weiß auch, wie er das werden kann. Manchmal muss der Körper allerdings erst wieder eine Verbindung zu seinem ihm innewohnenden Wissen aufbauen. Eine Heilung kann sehr plötzlich geschehen. Es ist lediglich unsere Vorstellung, dass es lange Zeit dauert, bis wir komplett geheilt sind. Die Energiemedizin wird als eine Art Bypass um diesen Glauben herum genutzt, da sie an eine tiefere, im Patienten verankerte Weisheit anknüpft.*

Auch ein weiterer Heilpraktiker, den ich befragt habe, glaubt daran, dass der Körper von Natur aus weiß, wie er zu seinem Wohlbefinden zurückfinden kann. Derek O’Neill, der selbst eine Radikalremission erfahren hat, machte nach seiner Erkrankung eine Ausbildung zum Heilpraktiker. Nun ermutigt er die Krebspatienten, mit denen er arbeitet, ihre Intuition zu ergründen:

Wenn wir unserem Geist erlauben, zur Ruhe zu kommen, wird uns klar, was wir tun müssen, um wieder gesund zu werden. Dieses Wissen ist jedem Lebewesen angeboren. Der Krebs ist also nicht mehr als ein Bote, ein Nachrichtenüberbringer. Ich bin überzeugt davon, dass eine Erkrankung keine alles einnehmende und alles überschattende Sache ist. Sie ist ein Bote, der uns sagt, dass etwas aus dem Ruder gelaufen ist. Finden Sie heraus, was dieses „Etwas" ist, und Sie werden mit ansehen können, wie die Energie Ihres Körpers damit beginnt, das System zu korrigieren.

Sobald sich seine Patienten darüber im Klaren sind, auf welche Art und Weise ihr Leben aus der Balance geraten ist, ermutigt Derek sie dazu, diese Ungleichgewichte anzugehen und sie zum festen Bestandteil ihrer Heilungspläne zu machen.

DIE INTUITION AKTIVIEREN

Es gibt nicht nur einen richtigen Weg, die verschüttete Intuition zu aktivieren. Manche Menschen erfahren ihre Intuition als innere Stimme der Weisheit. Andere spüren sie eher physisch im Körper, etwa durch ein Bauchgefühl. Wieder andere können ihre Intuition in ihren Träumen ausmachen oder durch Meditation, Tagebucheinträge oder sogar durch schicksalhafte Zufälle – beispielsweise die überraschende Begegnung mit einem Freund, der ihnen genau das sagt, was sie hören müssen. Alle diese Methoden sind legitim, um Ihre Intuition zu ergründen. Je öfter Sie es versuchen, desto klarer werden die Botschaften sein.

Wanda Easter Burch, die eine Radikalremission erfahren hatte, nutzte ihre Träume, um sich ihrer Intuition gewahr zu werden. Als sie 42 Jahre alt war, begann sie sehr lebhaft zu träumen, dass sie Brustkrebs habe, obwohl weder eine Mammografie noch ein Ultraschall darauf schließen ließen. Sie bestand auf einer Nadelbiopsie, und ihre Träume bewahrheiteten sich: Sie hatte in der Tat eine sehr aggressive Form von Brustkrebs.

Nach dieser Diagnose setzte sich Wanda intensiver mit Traumdeutung auseinander. Abgesehen von den konventionellen Behandlungen, die eine Operation und Chemotherapie vorsahen, betätigte sie sich kreativ. Sie zeichnete, schrieb Gedichte und meditierte. Wie sie ihre intuitiven Träume als Werkzeug nutzte, beschreibt sie folgendermaßen:

> *Vor und nach der radikalen Operation sowie der aggressiven Chemotherapie lieferten mir meine Träume Bilder, die mich wiederum mit persönlichem, kreativem Material versorgten. Traumbilder stärken Körper, Geist und Seele. Die Arbeit mit Träumen setzt einen Dialog mit unserem inneren Arzt in Gang – ein konstanter Strom, der zu uns spricht, uns am besten kennt und Mittel zur Heilung anbietet, die über die Kenntnisse von Ärzten und Krankenhäusern hinausgehen. Es gibt in Träumen keine künstlichen Grenzen. Die Möglichkeiten des künstlerischen und heilkünstlerischen Ausdrucks, die entstehen können, kennen kein Limit.*[46]

Wanda setzte Träume ein, um herauszufinden, was sie während der Chemotherapie essen, welchen Gefühlsregungen sie sich verweigern und welche konventionellen medizinischen Behandlungen sie durchführen lassen sollte. Sie ist mittlerweile seit 23 Jahren krebsfrei.

Nancy, eine andere Erkrankte, die eine Radikalremission erfuhr, hat ebenfalls Träume genutzt, um ihre Intuition zu aktivieren. Am 1. Mai 2006, kurz vor ihrem 65. Geburtstag, zeigten ihre Biopsie-Ergebnisse, dass sie an Brustkrebs erkrankt war. Der Tumor war zu groß, um eine Lymphektomie (brusterhaltende Operation) durchführen zu können. Also riet ihr Arzt zu einer kompletten Mastektomie (operative Entfernung der Brust), gefolgt von einer Bestrahlungstherapie und der Einnahme eines östrogenreduzierenden Medikaments. Nancys Intuition aber sagte ihr, sie solle erst alternative Methoden ausprobieren. Deshalb lehnte sie sowohl die Operation als auch alle weiteren vorgeschlagenen Behandlungen erst einmal ab. Das Vertrauen auf ihre Intuition, vor allem auf ihre Träume, stellte sich als enorm wichtiger Teil ihrer Heilung heraus:

Am 5. Mai, also vier Tage nach der Diagnose, hatte ich zwei Träume. Im zweiten Traum begegnete mir mein Schwiegersohn, der auf der Suche nach einem Fleckenentferner war, um damit einen dunkelroten Fleck auf unserer alten, abgenutzten Tischdecke zu behandeln. Ich sagte ihm, wo der Fleckenentferner ist, aber er konnte ihn nicht finden. Nach langer Suche fand ich ihn selbst – er stand direkt auf dem Tisch. Ich fing an, den Fleck zu behandeln, und ganz langsam verschwand er. Mein Schwiegersohn ist ein begnadeter orthopädischer Chirurg. Ich glaube, meine Intuition wollte mir auf diese Weise mitteilen, dass ich den Krebs auch ohne Operation besiegen konnte. Es würde aber Zeit und Mühen kosten und ich würde die Lösung direkt an meinem eigenen, abgenutzten und geliebten Körper finden.[47]

16 Monate nachdem sie für sich einen Heilungsplan ausgearbeitet hatte, der eine Ernährungsumstellung, Sport sowie emotionale, spirituelle und energetische Behandlungen vorsah, bestätigten ihre Ärzte, dass sie krebsfrei sei. Sie ist es bis heute geblieben und sehr froh, auf ihre Intuition gehört zu haben.

DIE PASSENDE VERÄNDERUNG HERAUSFINDEN

Jeder Mensch muss seine eigene Art der Veränderung festlegen und durchführen, um seinen Krebs zu heilen. Deshalb ist das Vertrauen auf die Intuition so enorm wichtig für die Genesung. So traf ich beispielsweise eine geheilte Krebspatientin, deren Intuition ihr gesagt hatte, sie müsse ihren Beruf aufgeben, um gesund zu werden. Eine andere Person bekam das Signal, in ein anderes Klimagebiet umzuziehen. Die Alternativheiler, deren Arbeit ich studiert habe, stimmen dem Gedanken zu, auf die eigene Intuition zu hören. Wiederholt sagten sie mir, dass jeder eine andere Art von Veränderung vornehmen müsse, um sein eigenes Gleichgewicht wiederherzustellen. Für den einen kann dies eine Ernährungsumstellung bedeuten, für den anderen vielleicht, in der Partnerschaft etwas zu verändern.

Dieses Prinzip steht den gegenwärtigen Überzeugungen der westlichen Medizin gegenüber, die darauf aufbaut, eine einzige Ursache und eine einzige Heilungsmethode für eine Krankheit zu finden. Im Falle von bakteriellen Infektionen ist dieses Ziel realistisch: Man kann versuchen, das Bakterium, das den Körper befallen hat, ausfindig zu machen. Dann kann man ein spezielles Antibiotikum verabreichen, das dieses Bakterium abtötet. Bei komplexeren Erkrankungen wie Krebs, der bewiesenermaßen mehrere Ursachen haben kann (Toxine, Viren, Bakterien, genetische Mutationen, mitochondriale Schäden und Ähnliches), ist es jedoch eher unwahrscheinlich, dass eine einzige Heilmethode gefunden wird. In diesem Fall ist es dann auch sinnvoll und nachvollziehbar, dass einige Patienten einen großen Nutzen aus einer bestimmten Veränderung ihres bisherigen Lebensstils ziehen (zum Beispiel die radikale Ernährungsumstellung), während andere von dieser Veränderung nicht betroffen sind.

Deshalb spielt die Intuition eine so wichtige Rolle. Sie hilft herauszufinden, welche Veränderung Ihr Körper, Ihr Geist oder Ihre Seele für seine Heilung braucht. Gemma Bond ist eine Krebspatientin, bei der im Jahr 2011 Eierstockkrebs diagnostiziert wurde und die ebenfalls eine Radikalremission erfuhr. Nachdem sie sich bereits einer Hysterektomie unterzogen hatte, bei der der Uterus und die Eierstöcke komplett entfernt wurden, bekam Gemma das starke intuitive Gefühl, die angeratene Chemotherapie nicht durchzuführen. Stattdessen begann sie damit, alternative Therapien auszuprobieren, wie etwa intravenöse Vitamin-C-Zufuhr und Ozontherapie. Darüber hinaus las sie alle Bücher zum Thema alternative Krebsbehandlung, die sie finden konnte:

In einem der vielen Bücher schlägt der Autor – selbst ein geheilter Krebspatient – vor, sich ruhig hinzusetzen und den Krebs zu fragen, warum er gekommen sei und was er benötige, um wieder zu gehen. Also machte ich das. Bis dahin hatte ich einen sehr gesunden Lebensstil geführt. Ich trieb Sport und aß biologisch angebaute Produkte. Die Antwort auf meine Frage an den Krebs wurde mir förmlich entgegengeschrien: „Du hast keine Freude am Leben! Immer hast du diese lange Liste mit Dingen, die noch zu erledigen sind. Und wo bleibt deine Freude am Leben?" Ich hatte zwar auf meine physische Gesundheit achtgegeben, meine emotionale Gesundheit hatte ich jedoch vernachlässigt. Deshalb arbeitete ich an diesem Punkt während meiner Heilung am meisten.

Dank dieser intuitiven Einsicht versuchte Gemma nun, ihre emotionale Gesundheit zu verbessern, indem sie wieder mehr mit Freunden unternahm. Nur sechs Monate nach ihrer Diagnose waren ihre Tumormarker wieder auf einem normalen Level, und sie ist bis heute krebsfrei.

Danira Caleta, eine Energieheilerin aus der Hale-Klinik in London, vermittelt ihren Krebspatienten bei deren erster Heilungssitzung, wie sie auf ihre Intuition zugreifen können, damit sie die Gründe für das Ungleichgewicht ihrer Gesundheit verstehen können:

Ich bringe meinen Patienten bei, sozusagen einen Schalter in ihrem Unterbewusstsein umzulegen, um das Vertrauen in sich selbst zu aktivieren. In der Quantenheilung wird dies „der Arzt in dir" genannt. Ich erkläre ihnen, wie sie dies erreichen können. Ihr Körper ist auf ihrer Seite. Er gibt ihnen Warnsignale. Er sagt ihnen, dass hier etwas nicht so recht stimmt. Die meisten Menschen hören allerdings nicht hin und weisen das Signal ab in dem Glauben, dass schon alles wieder verschwinden würde. Man muss jedoch auf seinen Körper hören. Beim Krebs handelt es sich um eine Reise, die uns viele Dinge über uns selbst lehrt. Er zwingt uns, unseren Lebensstil infrage zu stellen.

Nach Daniras Ansicht wird eine Heilung auf natürlichem Wege dann stattfinden, wenn man auf seine Intuition vertraut, dem eigenen Körper Achtsamkeit schenkt und die nötigen Veränderungen durchführt.

WISSENSCHAFTLICHE ERKENNTNISSE ZUM THEMA INTUITION

Speziell zum Thema Intuition wurden nur wenige wissenschaftliche Untersuchungen durchgeführt. Doch es gibt wichtige Erkenntnisse, die Wissenschaftler auf anderen Gebieten gewonnen haben und die sich indirekt auf die Intuition übertragen lassen.

Die erste dieser Erkenntnisse war, dass Menschen allem Anschein nach zwei sehr unterschiedliche „Betriebssysteme" haben.[48] Das eine System funktioniert sehr schnell, instinktiv und oft auch unterbewusst. Es wird hauptsächlich von der rechten Hälfte, aber auch von anderen Teilen des Gehirns gesteuert, die seit Urzeiten unverändert geblieben sind, die sogenannten limbischen und reptilischen Bereiche. Das andere System funktioniert langsamer, analytischer und bewusster. Es wird von der linken Hälfte des Gehirns und auch von Hirnregionen gesteuert, die sich im Lauf der Jahrtausende weiterentwickelt haben, bekannt als Neokortex. Wissenschaftler konnten herausfinden, dass die Intuition dem ersten System angehört, weswegen es oft den Anschein hat, dass sie aus dem Nichts auftaucht und keinen rationalen Sinn ergibt. Intuitive Entscheidungen sind also keine sorgfältig durchdachten, rationalen Entscheidungen, sondern eher solche, die schnell und eben instinktiv getroffen werden.

Die zweite Erkenntnis der Wissenschaft war, dass sich im Verdauungstrakt des Menschen über 100 Millionen Nervenzellen befinden, und zwar dieselbe Art von Zellen wie im Gehirn. Dies erklärt, warum Menschen oft von einem „Bauchgefühl" sprechen. Der Bauch kann also genauso wie das Gehirn empfinden und Signale senden.[49] Noch erstaunlicher ist die Entdeckung, dass dieses „zweite Gehirn" im Bauch unabhängig vom eigentlichen Gehirn agieren kann, indem es die Verdauung einstellt und ein plötzliches, intuitives Warnsignal sendet. Bisher ist der Verdauungstrakt das einzige Organ, bei dem eine solche eigenständige Funktion nachgewiesen werden konnte.

In Anbetracht dieser Fakten können wir davon ausgehen, dass die oft getroffene Entscheidung „aus dem Bauch heraus" eine wissenschaftliche Grundlage hat. Viele Menschen verspüren einen Schmerz oder ein Stechen im Bauch, wenn sie Angst haben oder unter Stress stehen. Auch das hat mit der Intuition zu tun. Der Bauch kann also mitteilen, dass wir uns aus stressigen und beklemmenden Situationen entfernen sollen, genauso wie er sagen kann, dass wir dieses und nicht jenes Haus kaufen sollen.

Warum aber sollten wir diesem Bauchgefühl vertrauen? Zum einen, weil Wissenschaftler herausgefunden haben, dass das erste System oftmals viel schneller die richtige Antwort weiß als das zweite. So wurden beispielsweise in einer Studie die Probanden zu einem Kartenspiel aufgefordert mit dem Ziel, möglichst viel Geld zu gewinnen. Was die Probanden nicht wussten, war, dass das Spiel von vornherein manipuliert wurde. Es gab zwei Kartenstapel, aus denen gezogen werden konnte. Einer war so gezinkt, dass erst große Gewinne und danach große Verluste erzielt wurden. Der andere Stapel wiederum sollte zwar nur kleine Gewinne erbringen, aber dafür kaum Verluste. Es wurden etwa 50 Karten ausgeteilt, bis die ersten Probanden sagten, sie hätten das Gefühl, dass der eine Stapel „sicherer" sei als der andere. Nach 80 Karten konnten sie den Unterschied zwischen den beiden Stapeln benennen. Am faszinierendsten ist aber, dass bereits nach zehn Karten die Schweißdrüsen an den Händen der Teilnehmer auf die unterschiedlichen Kartenstapel zu reagieren begannen. Sie öffneten sich jedes Mal, wenn eine Karte vom „riskanteren" Stapel genommen wurde. Die Teilnehmer fingen ebenfalls um die zehnte Ziehung herum an, den sogenannten sichereren Stapel unbewusst zu bevorzugen.[50] Das heißt also, dass die Intuition der Probanden lange vor dem analytischen Gehirn „benennen" konnte, was vor sich ging, wo Gefahr drohte und wie diese Gefahr zu umgehen war.

Eine ähnliche Studie untersuchte die Fähigkeit der Teilnehmer zu erraten, hinter welchem von zwei Vorhängen sich ein gesuchtes Gemälde befindet. Der Versuch wurde visuell an Computern durchgeführt. Ähnlich wie bei der Studie mit den Spielkarten wurden die subtilen physiologischen Reaktionen der Teilnehmer beobachtet. Das bemerkenswerte Resultat war, dass der Körper der Teilnehmer in der Lage war, zwei bis drei Sekunden bevor das Computerprogramm sich auf einen der zwei Vorhänge festlegte, den richtigen auszuwählen.[51] Die Teilnehmer folgten zwar nicht immer den Signalen, die sie von ihren leicht verschwitzten Handflächen bekamen. Aber diese leicht feuchten Handflächen hatten fast immer recht. Man könnte beinahe sagen, sie hatten die Fähigkeit, die Zukunft vorherzusagen (um die besagten zwei bis drei Sekunden). Glücksspieler, die darauf hinarbeiten, Karten noch besser vorhersagen zu können, sollten also zunächst ihren Sinn für Intuition so schärfen, dass sie merken, wann sich die Schweißdrüsen an ihren Handflächen öffnen.

Zu guter Letzt gibt es noch eine Kategorie von Studien, die uns einen weiteren Grund liefert, auf unsere Intuition zu vertrauen. Diese Studien belegen, dass bei weitreichenden Entscheidungen, etwa der Kauf eines Hauses oder die Wahl eines (Ehe-)Partners, die intuitiv getroffenen Entscheidungen einen viel besseren Schluss versprechen als jene, die logisch durchdacht und rational gefällt wurden. In einer dieser Studien zeigte sich, dass Menschen, die vor dem Kauf eines Autos viel Zeit in einen Modell- und Preisvergleich investierten, tatsächlich nur etwa 25 Prozent der Zeit wirklich zufrieden mit ihrem neuen Auto waren. Die Käufer allerdings, die eine schnelle, instinktive Entscheidung für ein Automodell getroffen hatten, waren rund 60 Prozent der Zeit zufrieden mit ihrer Wahl.[52] Bei drei weiteren ähnlichen Experimenten sollten Probanden entweder sehr lange und gründlich über eine gestellte Aufgabe nachdenken oder eine rasche Antwort geben. Die Probanden, die eine schnelle, intuitive Entscheidung treffen sollten, hatten bei allen drei Experimenten im Allgemeinen die besseren Entscheidungen getroffen.[53] Zusammengefasst lässt sich aus diesen Studien schlussfolgern, dass es bei wichtigen, das Leben beeinflussenden Entscheidungen sehr sinnvoll ist, auf die eigene Intuition zu vertrauen.

Ich war am Anfang meiner Studien zur Radikalremission überrascht, dass das Wort „Intuition" immer wieder auftauchte. Die genannten Studien zeigten mir aber, dass es überhaupt keinen Grund zur Verwunderung gibt. Unsere Intuition weiß eben oft schon, was am besten für uns ist, bevor unser Verstand dahintergekommen ist. Was ist der Grund dafür? Die Intuition geht aus dem Teil unseres Gehirns hervor, der sich entwickelte, als versteckte Gefahren hinter jeder Ecke lauern konnten, so wie ein Tiger, der sich im Gebüsch versteckt. Dieser Teil des menschlichen Gehirns wurde perfekt ausgebildet, um sowohl eine unmittelbare Gefahr zu erkennen als auch einen sicheren Ort der Zuflucht zu finden. Da wir heutzutage jedoch ein sicheres, fast risikofreies Leben führen, wird dieser Teil unseres Gehirns kaum noch beansprucht. Ist das doch einmal der Fall, sind wir von den Signalen und Warnungen meist entfremdet und können nichts damit anfangen. Ein jeder von uns hat diesen Teil jedoch nach wie vor in sich. Die von mir interviewten Menschen mit Radikalremission haben versucht, den höchsten Gewinn daraus zu ziehen.

Wenn man in der heutigen Zeit darüber redet, seiner Intuition zu folgen, kann man schnell auf Unverständnis stoßen oder gar für leicht verrückt gehalten werden. So ist es Susan Koehler passiert. Susans Intuition schlug Alarm, als bei ihr Bauchspeicheldrüsenkrebs im Stadium IV diagnostiziert wurde. Alle hielten sie für verrückt, als sie ihrer unüberhörbar gewordenen Intuition folgte. Vielleicht fallen Ihnen beim Lesen von Susans Heilungsgeschichte auch Momente aus Ihrem eigenen Leben ein, in denen Sie Ihre Intuition nicht mehr ignorieren konnten. Haben Sie jemals ein Stechen im Bauch gespürt, das Sie dazu animierte, das Telefon zur Hand zu nehmen und jemanden anzurufen – genau zum richtigen Zeitpunkt? Haben wichtige Lebensereignisse sich auch bei Ihnen schon durch Träume oder einen kreativen Geistesblitz angedeutet? Susans Geschichte zeigt, wie wichtig es ist, seiner Intuition zu folgen, da sie oft bedeutende – vielleicht sogar lebensrettende – Informationen enthüllt.

Susans Geschichte

Im Alter von 54 kam es hin und wieder vor, dass Susan Koehler ohne augenscheinlichen Grund stark husten musste. Anfangs war der Husten nicht so schlimm, dann trat er aber immer häufiger auf und wurde im Laufe weniger Monate so besorgniserregend, dass Susan einen Arzt aufsuchte:

> *Bevor mir all das passierte, hatte ich einen gefestigten Glauben an die westliche allopathische Schulmedizin. Stimmte etwas nicht, ging ich zum Arzt und ließ es behandeln. Also ging ich auch im März 2007 zum Arzt, weil der Husten nicht besser wurde. Er verschrieb mir verschiedene Mittel, die den Husten unterdrücken sollten. Etwa sechs Wochen später ging ich wieder zum Arzt, da ich Beschwerden auf der rechten Seite unterhalb meines Brustkorbs spürte. Der Husten war trotz Antibiotikum auch nicht besser geworden.*

Da sowohl das Antibiotikum als auch die Husten unterdrückenden Mittel nicht anschlugen, verordnete Susans Arzt eine Röntgenaufnahme sowie eine Computertomografie des Brustkorbs und ließ beides von einem Lungenspezialisten auswerten. Als Susan den Spezialisten aufsuchte, hatte sie bereits seit einem Jahr mit dem Husten zu kämpfen. Für sie war das jedoch mehr ein Ärgernis als ein Grund zur Besorgnis. Der Hausarzt hatte sie, bevor er sie zum Lungenspezialisten schickte, auf drei mögliche Diagnosen vorbereitet: eine Histoplasmose (eine Pilzinfektion der Lunge), eine Sarkoidose (unbedenkliche, gutartige Knötchen in der Lunge) oder – schlimmstenfalls – Lungenkrebs, wobei er Lungenkrebs für höchst unwahrscheinlich hielt, da sie nie geraucht hatte und auch nie irgendwelchen Chemikalien oder Dämpfen ausgesetzt gewesen war. Am wahrscheinlichsten war seiner Meinung nach die Pilzinfektion.

Im August 2007 ging Susan mit einem leichten Gefühl der Beklommenheit zum Lungenspezialisten. Nach weiteren Untersuchungen und einer Abklärung mit zwei Radiologen erhielt sie den Befund. Seine Kollegen und er glaubten, dass die Knötchen in Susans Lunge in Wahrheit Metastasen seien, die von einer Krebserkrankung an einer anderen Stelle in ihrem Körper herrührten. Noch bevor Susan diesen Befund vollständig begriffen hatte, starteten die Ärzte mit weiteren Tests, um herauszufinden, wo der eigentliche Krebs lag. Sie machten eine Darmspiegelung und fanden nichts. Auch die Endoskopie lieferte keine Ergebnisse, das Gleiche galt für die abdominale Ultraschalluntersuchung. Letzten Endes war es Susans Gynäkologe, der sie dazu überredete, einen Ganzkörper-

PET-Scan zu machen. Dieser würde alle Krebs-„Krisenherde“ zum Vorschein bringen. Auch die anderen Ärzte stimmten dem zu. Also trank Susan die radioaktive Glukose und unterzog sich dem 30-minütigen PET-Scan.

Als die Ärzte ihr die Ergebnisse mitteilten, waren ihre Gesichter sehr ernst. Von allen Organen, die befallen hätten sein können, war es unglücklicherweise ihre Bauchspeicheldrüse, die neben der Lunge auf den Scan-Ergebnissen aufleuchtete. Die Diagnose war also Bauchspeicheldrüsenkrebs im Spätstadium. Selbst mit allen erdenklichen Behandlungen hätte sie aller Wahrscheinlichkeit nach nicht länger als noch ein bis zwei Jahre zu leben. Susans Herz pochte so laut, dass sie kaum folgen konnte, als die Ärzte erklärten, dass umgehend ein operativer Eingriff und danach eine Bestrahlungs- und Chemotherapie nötig seien. In genau diesem Moment passierte jedoch etwas völlig Unerwartetes mit ihr:

Als ich die Diagnose bekam, saß ich gerade auf dem Untersuchungstisch, und aus dem Nichts konnte ich plötzlich eine kleine, leise Stimme in meinem Kopf hören (sie lacht). Nie zuvor hörte ich Stimmen, und diese jetzt sagte ganz klar: „Nicht so und nicht jetzt.“ Mein Arzt betonte noch einmal, dass die Diagnose sehr ernst sei und ich die Anweisungen genau befolgen müsse, um mich besser zu fühlen. Sonst wäre die Zukunft mehr als ungewiss. Ich lächelte. Von einem Yogalehrer wusste ich, dass man durch ein Lächeln Gefahren bis auf 50 Meter entfernt wahrnehmen kann. Der Arzt war wegen meines Lächelns irritiert und wurde deutlicher und autoritärer in seinen Anweisungen. Ab diesem Zeitpunkt wusste ich, dass eine Gefahr in diesem Raum war: die Diagnose. Ich teilte dem Arzt mit, dass ich seinen Anweisungen nicht folgen würde, erhob mich vom Untersuchungstisch und verließ das Zimmer.

Susans Ärzte widersprachen energisch ihrer Entscheidung, den medizinischen Anweisungen nicht zu folgen. Sie warnten sie davor, einen großen Fehler zu begehen. Nachdem Susan diese innere Stimme gehört hatte, war sie entschlossen, sich voll und ganz von ihrer Intuition leiten zu lassen. Sie teilte ihrem Chef mit, dass sie künftig ihr Arbeitspensum drastisch reduzieren müsse und deshalb nur noch dienstags und donnerstags zur Arbeit käme. Sie wusste instinktiv, dass sie mindestens drei Tage pro Woche für ihren „neuen Job“ freihalten musste. Dieser bestand darin, herausfzufinden, wie sie sich selbst heilen konnte. Erstaunlicherweise war Susan selbst während der ersten paar Tage nach der Diagnose nicht verängstigt:

> *Als ich die Diagnose bekam, hatte ich das starke Gefühl, dass meine Arbeit noch nicht beendet war. Deshalb musste ich einen Weg finden, wieder gesund zu werden – ich war noch nicht fertig mit meinem Lebenswerk.*

Mit diesem starken Lebenswillen als Grundstein fuhr Susan fort, auf ihre Intuition zu hören. Sie grub ein mehrere Jahre altes Tagebuch aus. Ihr Vater, der ebenfalls Nichtraucher war, war vor sieben Jahren an Lungenkrebs gestorben, genauso wie sein Vater vor ihm (dieser war allerdings Raucher). Als Susans Vater erkrankte, fing sie an, sich Fragen über den Ursprung dieser Krankheit zu stellen. Bei ihren damaligen Recherchen stieß sie auf ein Buch von Caroline Myss (siehe weiterführende Literatur Seite 307), das sie sehr ansprach. Deshalb suchte sie später auch Kontakt zur Autorin und besuchte deren Seminare und Workshops.

Zum ersten Workshop, den Susan besuchte, war ein indianischer Schamane namens Lench Archuleta eingeladen, um die Eröffnungsübung zu leiten. Susan war von seiner Lehre zur Heilung beeindruckt und so entschied sie sich 2004, nachdem ihr Vater gestorben war, an einem seiner siebentägigen spirituellen Seminare in Arizona teilzunehmen. Wie sie es schon ihr ganzes Leben hindurch zu tun pflegte, hielt sie auch diese Erfahrung in einem Tagebuch fest, über die sie mir bei unserem Gespräch berichtete:

> *Lench sagte mir damals, ich würde „Energie aus meiner Brust heraus verlieren“. Er wusste auch, dass mein Vater an Lungenkrebs gestorben war und dass auch ich die Bürde dieser Krankheit tragen müsse, damit die nächsten sieben Generation frei*

davon sein würden. In der indianischen Tradition bedeutet eine Heilung, die man selbst erlebt, auch eine Heilung der sieben Generationen vor und nach einem. Ich schrieb mir all das auf, aber ich nahm es nicht wirklich ernst. Selbst als ich dann den Husten bekam, erinnerte ich mich nicht an seine Worte. Es klickte erst, als ich die Diagnose Lungenmetastasen bekam.

Als Susan ihre alten Tagebucheinträge las, kam ihr der Gedanke, dass sich etwas Größeres ereignen würde, das nicht nur sie, sondern ihre ganze Familie heilen könnte. Sie nahm Kontakt zu einem ortsansässigen ganzheitlich denkenden Arzt auf, der für seine Arbeit mit Krebspatienten bekannt war. Sie erfuhr, dass sie eine Vielzahl von Tests zu erwarten habe und ihren Behandlungsplan genauestens befolgen müsse. Und selbst dann bestünde keinerlei Garantie auf Besserung. Susans Intuition sagte ihr erneut, dass dieser Weg nicht der richtige für sie sei. Also lehnte sie dankend ab. Nach dieser Erfahrung suchte sie keine weitere fachärztliche Hilfe. Stattdessen ging sie in die Bibliothek und begann, auf eigene Faust zu recherchieren. Ihre Intuition war dabei der einzige Wegweiser:

Ich versuchte alles zu lesen, was es zu dem Thema gab, alles, was „alternativ" war und von anderen vor mir festgehalten wurde. Sobald ich alle für mich wichtigen Informationen hatte, war mein erster Schritt, meinen pH-Wert ins Gleichgewicht zu bringen und den stark sauren inneren Zustand, in dem ich mich befand, zu verbessern. Ich benutzte pH-Streifen, um meinen Urin und meinen Speichel zu testen und meinen Basenhaushalt allmählich zu steigern. Ich strich gewisse Nahrungsmittel und fügte andere hinzu, bis letztendlich wieder ein stabiles Säure-Basen-Gleichgewicht hergestellt war.

Wie so viele der von Radikalremission Betroffenen, deren Geschichten in diesem Buch erzählt werden, begann auch Susan damit, physisch etwas zu verändern, um ihren Heilungsprozess voranzutreiben. Sie stellte ihre Ernährung um und setzte auf eine basische Diät. Basische (anstatt säurehaltige) Gerichte helfen, Entzündungen im Körper zu reduzieren beziehungsweise neue Entzündungen zu erschweren. Im Allgemeinen haben Früchte und Obst, ob roh oder leicht gedünstet, einen basischen Effekt auf den Körper, wohingegen Fleisch, Proteine, Kohlenhydrate, Zucker, Milchprodukte und alles Frittierte einen säuresteigernden Effekt mit sich bringen. Bei ihrer Recherche ging Susan der basischen Diät auf den Grund und hörte von Edgar Cayces Veröffentlichungen zu diesem Thema (mehrere Titel in Deutsch erhältlich). Obgleich Susan sich immer schon gesund ernährte, hatte sie nach ihrer Recherche doch noch einiges verändert und verzichtete fortan fast komplett auf Zucker:

> *Als ich mit meiner Reinigung begann und einige Dinge veränderte, verlor ich zu Beginn fast 20 Pfund an Gewicht. Ich muss zugeben, ich sah etwas fahl und grau aus und meine Familie machte sich Sorgen, ob ich auf dem richtigen Weg sei. Mein Mann war mir zu dieser Zeit eine große Stütze und sagte mir immer wieder, dass er hinter mir stehen würde, solange ich davon überzeugt sei, das Richtige zu tun. Ich denke, mein Körper hat diese Anfangszeit gebraucht, um sich wieder ins Gleichgewicht zu bringen. Ich machte also weiter, und das Gewicht, das ich verloren hatte, kam allmählich wieder zurück. Jetzt habe ich fast wieder mein Normalgewicht.*

Auch wenn Susan nach der Umstellung ihrer Ernährung eine Phase durchlebt hat, in der sie sich nicht wirklich wohlfühlte und auch nicht gesund aussah, hörte sie auf ihre Intuition, die ihr sagte, sie würde das Richtige für ihren Körper tun. Als die Entgiftungsphase abgeschlossen war, konnte ihr Körper die gesunden Nährstoffe, die sie jetzt aufnahm, voll verwerten. Deshalb sah sie bald auch wieder besser aus und nahm auch wieder zu. Ihrer Intuition folgend verzichtete sie auf Nahrungsergänzungsmittel und Vitaminpräparate. Sie wusste, ihrem Körper würde es besser gehen, wenn sie diese Nährstoffe auf natürliche Weise bekam.

Als nächsten Schritt konzentrierte sich Susan auf Sport, da sie das Gefühl hatte, dass die besondere Atmung sich gut auf ihre Lungenmetastasen auswirken würde:

Ich fing an, täglich zu laufen, nicht unbedingt wegen des sportlichen Aspekts, denn ich war schon immer ein sportlicher Typ, sondern wegen der frischen Luft. Ich hatte das Gefühl, dass ich in der Natur aktiv sein muss, nicht in einem Fitnessstudio. Am Anfang waren es etwa 30 Minuten laufen, später steigerte ich mich auf eine Stunde, und das wirklich jeden Morgen, auch im Winter. Und der ist im Norden des Bundesstaates New York lang und hart.

Susan fühlte sich durch die neue Ernährung und ihre morgendlichen Laufrunden energiegeladener und dynamischer, obwohl ihr Husten immer noch da war. Dieses Gefühl bestätigte sie auch darin, dass sie auf dem richtigen Weg war. Allerdings waren nicht alle Menschen in ihrem Leben so überzeugt davon. Ihr Mann und ihre drei Kinder standen uneingeschränkt hinter ihr und unterstützten sie. Einige ihrer engen Freunde hingegen fanden ihre Vorgehensweise eher befremdlich:

Ich war zu dieser Zeit sehr wählerisch mit Menschen, mit denen ich mich umgab. Da ich für mich entschieden hatte, auf konventionelle Schulmedizin zu verzichten, isolierten sich einige meiner engsten Freunde von mir. Sie hielten sich fern, um nicht mit ansehen zu müssen, wie ich sterbe – das waren ihre Worte. Ich selbst wollte mich auch nicht mit Menschen umgeben, die diese (negative) Energie in sich trugen. Sie rechneten mit meinem Tod, ich tat das nicht. Ich wollte mich mit der positivsten Energie umgeben, die aufzufinden war.

Susan entschied sich also für Menschen, die ihre Entscheidung befürworteten. Sie versuchte bewusst, auch mehr Freude in ihr Leben zu bringen. Dies gelang ihr unter anderem dadurch, dass sie sich nicht mehr ständig Gedanken um die Vergangenheit machte und sich auch nicht mehr um die Zukunft sorgte. Stattdessen konzentrierte sie sich darauf, jeden Moment bewusst zu leben, auch die unzähligen Stunden der Recherche in der städtischen Bibliothek. Diese Recherche führte sie letztendlich über die physische Welt in die ihr bis dahin fremde, aber faszinierende Welt der Energiemedizin, Akupunktur und Energieblockaden:

Ich kam zur traditionellen chinesischen Medizin und informierte mich über das Meridiansystem und darüber, wie es mit dem Aurafeld und den Chakren zusammenarbeitet. Ich hatte nie zuvor etwas davon gehört. Kurzerhand nahm ich an einem fünftägigen Training bei Donna Eden teil und nutzte fortan viele der Techniken, die ich dort gelernt hatte, um meine Energie zum Fließen zu bringen. Die wichtigste Erkenntnis, die ich aus Donnas Seminar mitnehmen konnte, ist die, dass Energieblockaden im Körper (so wie die Energieblockaden, die beispielsweise auf PET-Scans sichtbar werden) nicht umfassend von der westlichen Schulmedizin erklärt werden können. Deren Erklärungen finden sich in Termini wie „Tumor", „Masse" oder „Anhäufung", weil es kein medizinisches Konzept für das Erstarren oder Festsitzen von Energie gibt. Ich setzte mir zum Ziel, die blockierte Energie in meinem Körper wieder zum Fließen zu bringen. Herausfinden, warum das alles passiert war, blieb vorerst zweitrangig.

Die Vorstellung, dass eine Krebsgeschwulst nicht mehr als eine Ansammlung von blockierter Energie ist, verhalf Susan zu einer neuen, weniger ängstlichen Denkweise im Umgang mit der Diagnose, die ihre Ärzte gestellt hatten. Fortan machte sie sich Energiemedizin und Kinesiologietechniken zunutze – so wie jene, die sie durch Donna Eden und Machaelle Small Wright (von beiden Autorinnen sind mehrere Titel in Deutsch erhältlich) kennengelernt hatte – um herauszufinden, wo in ihrem Körper Energie floss und wo diese blockiert war. Das gab Susan ein starkes Gefühl der Kontrolle über ihre eigene Gesundheit. Sie verfolgte ihre Energiemeridiane Tag für Tag und machte Energiebefreiungsübungen, die ihre Blockaden lösten und die Energie wieder zum Fließen brachten. Während unseres Gesprächs fragte ich Susan, ob sie eine Ahnung hätte, wie es dazu kam, dass ihre Energie gerade an der Bauchspeicheldrüse blockiert wurde:

Ich denke, der ausschlaggebende Punkt ist, dass es generell zu einer Blockade kam. Meinem Verständnis nach sind Milz und Bauchspeicheldrüse nicht nur wichtig für die Verstoffwechselung von Nahrung, sondern auch für die Umwandlung von Emotionen. Zudem weiß ich, dass ich einer deutsch-presbyterianischen Familie angehöre, in der es nicht erwünscht war, emotionale Regungen zu zeigen. Man erwartete von uns, ein Lächeln aufzusetzen und selbst unangenehme Dinge zu „schlucken". Wenn der entsprechende Meridian, der Dreifach-Erwärmer, ständig nach Bedrohungen suchen muss und so unablässig in Alarmbereitschaft ist, schwächt das den Milz-Meridian. Ich glaube fest daran, dass all diese Erkenntnisse für meine Heilung ausschlaggebend waren, denn ich konnte meinem Körper versichern, dass er durch eine dauerhafte Beruhigung des Dreifach-Erwärmers geschützt wird. Ich bin heute ein ganz anderer Mensch als vor drei Jahren.

Susans grundlegende Kenntnis vom Meridiansystem zeigt, wie viel sie über die Feinheiten der traditionellen chinesischen Medizin (TCM) gelernt hatte, obgleich ihr eigenes Verständnis von TCM stark von der Energieheilerin Donna Eden beeinflusst wurde. Viele Menschen gehen davon aus, dass Akupunktur eine rein physische und energetische Praxis ist (aufgrund der Nadeln und des erwünschten energiestimulierenden Effekts). Susan jedoch fand im Laufe ihrer Nachforschungen heraus, dass TCM auch Erkenntnisse darüber liefert, wie Emotionen mit dem physischen Körper interagieren. Laut Donna Eden ist der Energiepfad oder Meridian, der in der TCM Dreifach-Erwärmer genannt wird, dafür verantwortlich, Emotionen zu verarbeiten, die mit einem Gefühl der Geborgenheit und des Geschütztseins in Verbindung stehen. Für Susans Heilungsprozess bedeutete dies also den Aufbau und die Stärkung einer fundierten emotionalen Sicherheit.

Ein weiterer Teil der Auflösung von Susans emotionaler Blockade hatte mit ihrer Arbeit und Karriere zu tun. Bevor ihr Husten einsetzte, hatte sie einen aufregenden Job in einem Unternehmen, das Früherziehungsmaßnahmen bei Kindern förderte. Als Managerin eines neuen Pilotprogramms war sie stolz darauf, wusste den positiven Beitrag für die Gesellschaft zu schätzen und hatte auch Spaß an den Dienstreisen, die ab und an nötig waren. Das Pilotprogramm wurde jedoch eingestellt, und damit verlor Susan auch ihre besondere Position. Ihre Intuition sagte ihr zwar, sie müsse etwas Neues beginnen. Doch ihre Ängste wegen finanzieller Unsicherheit überwogen, sodass sie im selben Unternehmen eine andere Position annahm, in der sie von zuhause aus Datenbanken bearbeitete:

Rückblickend betrachtet hätte ich, nachdem der Vertrag für das Pilotprogramm abgelaufen war, einen neuen Job suchen sollen. Diesen Ruf hörte ich damals allerdings nicht. Als ich von zuhause aus arbeitete, kümmerte ich mich im Grunde ausschließlich um Daten und hatte keinen Kontakt zu Menschen. Ich bin aber jemand, der den Kontakt zu Menschen braucht und genießt, weswegen ich mich in dem neuen Aufgabenbereich überhaupt nicht wohlfühlte. Im Juli nahm ich die Stelle an, im August erhielt ich die Diagnose. Es geschah alles ziemlich schnell, und heute denke ich, dass das damals das Warnsignal war. Die Diagnose hört sich für mich an wie ein Signal, das mich aufforderte, etwas Neues zu machen. Doch das habe ich nicht wahrgenommen.

Nach der Diagnose arbeitete Susan kurz noch in Teilzeit. Als ihr Heilungsweg allerdings intensiver wurde und sie mehr über die Wichtigkeit der Auflösung von blockierter Energie lernte, wusste sie, dass sie ihre Arbeit ganz aufgeben musste, und das tat sie im März 2008 dann auch. Nach diesem Schritt hatte sie den Mut, noch weitere Stressfaktoren aus ihrem Leben zu streichen. Ihr ganzes Leben lang hatte Susan es sich zur Aufgabe gemacht, sich um andere zu kümmern: um ihre Kinder, ihren Mann, ihre betagten Eltern, ihre Freunde. Sie wurde dazu erzogen, andere wichtiger zu nehmen als sich selbst. Doch jetzt beschloss sie, sich ganz auf ihre Heilung zu konzentrieren und Verpflichtungen anderen gegenüber zu reduzieren. Sie räumte alles aus dem Weg, was sie blockierte oder ihr nicht länger zum Guten diente. Sie suchte einen Chiropraktiker, der ihr half, Verspannungen und festsitzende Energie in der Wirbelsäule zu lösen. Sie ließ sich in einer Energieheilungsmethode ausbilden, Matrix-Energetik genannt. Bei dieser Methode werden die Grundlagen der Quantenphysik genutzt, um durch sanfte Berührung und konzentrierte Heilungsgedanken Energieblockaden ausfindig zu machen und zu lösen. Susan beschreibt dieses Verfahren folgendermaßen:

> *Ich glaube, am einfachsten beschreibe ich Matrix-Energetik so: In der Quantenphysik existieren Partikel und Wellen. Sobald eine Welle zwei Enden erreicht, kollabiert sie und wird zu einem Partikel. Dies löst die Dualität der Welle auf und bringt diese wieder in eine Balance. In der Matrix-Energetik wird der Körper also nach den zwei Enden einer Welle (die ein bestimmtes Problem darstellen) durchforscht.*

Susan glaubt also daran, dass alles in unserer Welt, unser Körper eingeschlossen, aus schwingender Energie besteht. Aus wissenschaftlicher Perspektive betrachtet ist das auch tatsächlich der Fall. Noch weit unter der Ebene von Zellen, Bakterien und Viren bestehen wir alle aus Billionen von Atomen, die auf atomarem Level schwingen.[54] Es stellt sich jedoch die Frage, ob eine Energieheilungsmethode wie die Matrix-Energetik die Schwingung unserer Atome wirklich dahingehend verändern kann, dass sich Veränderungen auf zellulärer Ebene erreichen lassen. Die Wissenschaft hat bisher noch keine technologische Möglichkeit entwickelt, um diese Hypothese überprüfen zu können. Viele langjährige Energieheiler glauben allerdings fest an diese Möglichkeit.

Ich fragte Susan, ob sie davon überzeugt sei, dass Energieheilung tatsächlich zu physischen Veränderungen im Körper führen könne. Ihrer Meinung nach gibt es ein schwingendes Energiefeld, den sogenannten Energiekörper oder „Ätherleib", welches sowohl im Körper als auch um ihn herum existiert. Die Energie selbst heißt je nach Kulturkreis „Chi", „Qi" oder „Prana". Der physische Körper besteht ebenfalls aus Energie, wobei diese auf einer viel langsamer schwingenden Frequenz basiert und damit als greifbarer empfunden wird (so wie H_2O in Form von Wasser, Dampf oder Eis auftreten kann). Susan glaubt, dass diese Energie, sobald sie im Körper ist, ein zentrales System (Chakren) sowie bestimmte Pfade (Meridiane) nutzt, um die Energie im Körper fließen zu lassen. Nach Susans Ansicht - und auch nach Ansicht der meisten Energieheiler - existieren Gedanken und Emotionen in erster Linie im Energiekörper. Weil der Energiekörper jedoch auch Einfluss auf den physischen Körper hat, können sich wiederholende Gedanken und Gefühle letzten Endes auch auf den physischen Körper auswirken und dort Blockaden erzeugen, die wiederum zu Krankheiten führen können. Susan erklärt dies wie folgt:

> *Ich glaube, der Ätherleib oder Energiekörper richtet den physischen Körper anhand von Gedanken oder Emotionen aus, die entweder fließen oder blockiert sind. Sind diese Emotionen und Gedanken positiv, fließend und in der Lage, sich so zu bewegen, wie Energie sich bewegen soll, geht es dem Körper gut und er ist in Balance. Sobald die Gedanken und Emotionen allerdings auf niedrigeren Frequenzen schwingen, kommt es zu einem Stau der Energie, die zu einer Blockade des Energiefelds führen kann. Wird nichts unternommen, um diese Emotionen und Gedanken aus der Blockade zu lösen, wandert die angestaute Energie immer mehr in Richtung physischer Körper. Manchmal manifestiert sie sich dann darin. Diese Manifestation wird zur Krankheit. Bei genauer Betrachtung handelt es sich trotz allem aber stets um Energie, die blockiert ist und weitergeleitet werden muss.*

Susan ist also nicht nur davon überzeugt, dass Körper und Geist aus derselben Substanz - Energie - bestehen. Sie glaubt auch, dass bestimmte emotionale Muster dazu führen, dass diese Energie im physischen Körper Blockaden bilden und sich als Krankheit äußern kann. Diese Theorie widerspricht jener der westlichen Schulmedizin, die eine Krankheit als etwas rein Physisches betrachtet. Nach ihr greifen physische Organismen wie beispielsweise Bakterien oder Viren den Körper an und verursachen Fehler, die wiederum zu Krankheiten führen. Die Lösung der Schulmedizin ist, die physischen Eindringlinge durch ebenso physische Interventionen wie Operationen oder Medikamente zu entfernen. Im Gegensatz dazu meint Susan, dass Krankheit lediglich blockierte Energie ist, die oft aufgrund von sich wiederholenden Gedankenmustern oder niedrig schwingenden Emotionen feststeckt. Über kurz oder lang löst diese blockierte Energie eine physische Blockade aus, die sich als Krankheit äußern kann. Ich fragte Susan, ob sie glaubt, ihre Krankheit liege in solchen sich wiederholenden Gedankenmustern begründet:

> *Ich bin fest davon überzeugt, dass die Diagnose Krebs – oder die Energie, die in meinem Körper feststeckte und als Masse oder Tumor wahrgenommen und folglich Krebs genannt wurde – Folge dieser erwähnten Muster war. Sie wurden nicht gelöst, sondern kontinuierlich mehr und mehr überlagert, bis sie sich physisch manifestierten. Ich glaube, Nierenkrebs begründet sich in exzessiver Angst. Lungenkrebs kann aufgrund langer, intensiver Trauer entstehen, die kein Ende nimmt. All diese Erkrankungen können meiner Meinung nach auf gedankliche Muster zurückgeführt werden, die nie freigesetzt wurden und sich ins Zellgedächtnis eingelagert haben.*

Susans Antwort ist in der traditionellen chinesischen Medizin verankert, die jedem Organ die Verarbeitung einer bestimmten Emotion zuschreibt. Nieren verarbeiten beispielsweise die Angst, Lunge verarbeitet die Trauer. Eines der am häufigsten unter Krebspatienten vorkommenden Gedankenmuster ist die Angst vor dem Tod. Susan beantwortete meine Frage wie folgt:

> *Ich glaube, der Tod des physischen Körpers ist nicht mehr als das Sterben von Materie. Was uns ausmacht, die Essenz dessen, was wir sind – unsere Seele, wenn Sie wollen – stirbt nicht. Einen wirklichen Tod gibt es nicht. Der physische Tod oder das Sterben dieser Hülle ist der einzige Tod, den es gibt.*

Susans Glaube entspricht dem der meisten Religionen, die die Seele als wesentlichen Teil des menschlichen Daseins betrachten, wohingegen der physische Körper nicht mehr als eine temporäre Hülle dieser Seele ist. Sie fügte jedoch hinzu, dass eine Vernachlässigung des Körpers dazu führen kann, dass dieser vor der vorgesehenen Zeit stirbt. Susans innere Stimme, die ihr sagte: „Nicht so und nicht jetzt", half ihr enorm dabei, ihre Angst vor dem Tod zu überwinden. Sie vermittelte ihr ein Gefühl der Sicherheit, welches von einer höheren Macht zu kommen schien. Nachdem ich sie fragte, was oder wen diese Stimme für sie darstellte, dachte sie erst einen Moment nach, bevor sie antwortete:

> *Ich wünschte, ich könnte mit Gewissheit sagen, dass es sich um einen Wegweiser oder einen Geist oder meine eigene überlegene Stärke handelte. Doch im Grunde glaube ich, dass all diese Dinge ein und dasselbe sind. Ich glaube daran, dass wir göttliche Wesen in physischen Körpern und in erster Linie spirituelle Wesen der Natur sind. Da wir aber in einem physischen Körper stecken, müssen wir auch auf einem physischen Level funktionieren. Deshalb brauchen wir sowohl göttliche als auch menschliche Energie – natürliche Energie –, um in Balance zu bleiben. Die Menschen haben jedoch einen freien Willen, der sie befähigt, Entscheidungen zu treffen. So entscheiden sie sich beispielsweise für andere Menschen oder für ihre Ernährung. Oftmals geraten sie aufgrund ihrer Entscheidungen aus der Balance.*

Susans Glaube an Spiritualität und göttliche Energie verfestigte sich während ihres Heilungsprozesses und ihren vielen Recherchen zu diesem Thema. Früher hatte sie sich nicht allzu viel mit solchen Dingen befasst. Dank ihrer konsequenten Recherche darüber, wie sie am besten auf die Hülle – ihren Körper – achtgeben konnte, und ihrer sorgfältigen Heilarbeit in allen Lebensbereichen verschwand endlich ihr Husten nach sechs Monaten. Das bestätigte ihr, dass sie auf dem richtigen Weg war. Einige Monate später verschwanden auch ihre Brustschmerzen. Es ging ihr zunehmend besser und ihr war klar, dass sie ihre bisherigen Ärzte nicht mehr aufsuchen würde. Sie wusste, dass nichts sie von ihrer selbst gewählten Methode zur Heilung abbringen würde. Das Verschwinden ihrer Symptome und die Tatsache, dass sie nach einem Jahr noch immer am Leben war, deutete sie als Zeichen dafür, dass ihr Krebs verschwunden war.

Seit der Diagnose Bauchspeicheldrüsenkrebs sind nun über fünf Jahre vergangen. Susan hat seitdem keinen ihrer früheren Ärzte mehr aufgesucht und kann demzufolge nicht mit (schulmedizinisch) absoluter Sicherheit belegen, dass ihr Krebs tatsächlich verschwunden ist. Die Symptome sind jedenfalls nicht mehr aufgetaucht, und die prognostizierte Lebenserwartung hat sie bei Weitem überschritten. Was am wichtigsten ist: Sie fühlt sich heute gesünder und glücklicher als je zuvor. Sie sagt:

> *Ich fühle mich großartig. Ich liebe mein Leben, mit allem Drum und Dran. Ich bin der stereotype Patient, der sagt, dass die Diagnose Krebs sein Leben verändert hat. Ich weiß jetzt, dass das der einzige Grund war, warum ich mir diese Krankheit zugelegt habe: Sie würde mir Veränderung bringen. Die Diagnose ermöglichte es mir, einen Schritt zurück zu tun, das Leben aus einem anderen Blickwinkel zu betrachten und zu fragen, was jetzt wohl kommen mag. So wie ich es sehe, ist nichts, was in unserem Leben passiert, ein Zufall. Alles folgt einer Entscheidung, und manchmal entscheiden wir uns für mühsame und gekrümmte Wege. Manchmal treffen wir Entscheidungen, die uns auf geradem Wege an den nächsten Ort bringen.*

Ob über Umwege oder auf geradem Wege, Susans Entscheidung, auf ihre Intuition zu hören und alternative Heilmethoden auszuprobieren, hat sie zurück zu ihrer Gesundheit geführt. Heute hilft sie nebenberuflich anderen Menschen, ihre individuellen Wege zur Heilung zu finden, indem sie diese ermutigt, auf ihre Intuition zu hören. Sie lehrt sie, die Blockaden in ihrem Körper aufzuspüren.

> *Ich gebe einige Kurse zum Thema Energie, um interessierten Menschen einfach zu vermitteln, dass es Alternativen (zur Schulmedizin) gibt, dass es mehrere Optionen für sie gibt und dass sie vieles selbst machen können. Ich visualisiere das gerne*

mit einem Bild, das einen Sonnenaufgang mit vielen einzelnen Sonnenstrahlen zeigt. Ich sage den Teilnehmern, dass sie so viele Möglichkeiten haben, wie es Sonnenstrahlen gibt. Man sucht sich diejenigen aus, die einem gefallen, und folgt ihnen dann.

Wie Sie sich vorstellen können, rät Susan Menschen, die unentschlossen sind, welchen Weg sie einschlagen sollen, auf ihre Intuition zu hören.

Obgleich ihre Intuition allein Susan nicht geheilt hat, hat diese sie doch zu den verschiedensten Heilmethoden geführt, die – davon ist sie überzeugt – ihren Krebs besiegt haben. Bei alldem war es aber immer die innere Stimme, ihre Intuition, die sie geleitet hat.

Empfehlungen

Wenn Sie eine Verbindung zu Ihrer Intuition herstellen oder eine bereits bestehende Verbindung stärken möchten, finden Sie hier ein paar einfache Vorschläge, die Ihnen den Einstieg erleichtern:

- *Halten Sie sich täglich etwas Zeit frei,* um sich zu entspannen und Ihren Geist zu beruhigen. Schauen Sie in dieser Zeit nicht fern und lesen Sie nicht. Hören Sie besser beruhigende Musik und lassen Sie Ihrer Vorstellungskraft freien Lauf. Versuchen Sie, Ihren Geist träumen zu lassen, anstatt an bevorstehende Aufgaben zu denken oder sich zu sorgen.
- *Sobald Sie in einem entspannten Zustand sind* und ihr kognitives Bewusstsein sich beruhigt hat, können Sie eine Methode auswählen, die es Ihnen erlaubt, an den limbischen Teil Ihres Gehirns anzuknüpfen. Dieser leitet Ihre Intuition weiter. Hier ein paar beliebte Methoden, um eine Verbindung zur Intuition herzustellen:

  Geführte Visualisierung: Es gibt viele CDs mit geführten Visualisierungstechniken, die Sie unterstützen sollen, bestimmte Probleme in Ihrem Leben zu ergründen, beispielsweise medizinische Probleme. Laden Sie sich einige Beispiele aus dem Internet herunter oder leihen Sie sich in Ihrer örtlichen Bibliothek CDs aus.

Meditation: Viele Menschen erleben ihre stärksten intuitiven Momente während einer Meditation. Nutzen Sie anfangs geführte Meditations-CDs und gehen Sie nach und nach zu einer eigenständigen Meditation über.

Tagebuch schreiben: Einige Menschen können höchst erfolgreich auf den intuitiven Teil ihres Gehirns zugreifen, indem sie sich in ihrem Tagebuch bestimmte Fragen stellen. Formulieren Sie Fragen wie etwa „Was würde mein Leben von Grund auf ins Positive wenden?“ oder „Was ist der eigentliche Grund meines Problems?“ Beantworten Sie sich Ihre Fragen schriftlich, sofort und ohne lange nachzudenken.

Träume: Wenn Sie über Träume auf Ihre Intuition zugreifen möchten, sollten Sie vor dem Einschlafen ein paar Entspannungsübungen machen und eine für Sie bedeutende Frage auf ein Blatt Papier schreiben, das Sie neben Ihr Bett legen. Lesen Sie sich die Frage direkt vor dem Einschlafen noch einmal laut vor und bitten Sie Ihr intuitives Selbst, Ihnen die Antwort in Ihren Träumen zu geben. Wenn Sie am nächsten Morgen erwachen, schreiben Sie sofort alles auf, woran Sie sich erinnern können. Versuchen Sie erst danach, Ihre Träume zu analysieren und mögliche Schlüsse daraus zu ziehen.

Als Zwilling ist mir das Konzept der Intuition sehr vertraut. Oft muss ich aus dem Nichts an meine Zwillingsschwester denken, einige Sekunden später klingelt das Telefon und sie ist am Apparat. Es gab auch immer wieder Gelegenheiten, bei denen ich spüren konnte, dass es ihr schlecht geht, obwohl sie Tausende von Meilen entfernt lebt. Diese Art der Intuition wird nicht nur von Zwillingen erlebt. Ich habe auch von besten Freunden, Müttern und Töchtern, Großeltern und Enkelkindern gehört, die so eng miteinander verbunden waren, dass sie spürten, wie es dem anderen ging. Menschen, die eine Radikalremission erfahren und in diesem Kapitel ihren Heilungsprozess beschrieben haben, liefern uns den Beweis dafür, dass wir eine solche intuitive Verbindung auch zu unserem eigenen Körper herstellen können. Intuition kann uns leiten und dabei helfen, die nötigen Veränderungen in unserem Leben vorzunehmen, um wieder gesund werden zu können.

Wenn Krebspatienten vor mir sitzen, rate ich ihnen, nach Hause zu gehen, sich zu entspannen und sich die folgenden zwei Fragen zu stellen: „Was hat zu meiner Erkrankung beigetragen?“ und „Was brauchen mein Körper, mein Geist und meine Seele, um wieder gesund zu werden?“ Ich bin jedes Mal aufs Neue erstaunt über die Vielfältigkeit der Antworten, die meine Patienten „hören“. Manche sagten mir, dass Pestizide in ihren Gärten zu ihrer Erkrankung beigetragen hätten, andere wiederum glauben, der Tod ihrer Mutter sei ausschlaggebend gewesen. Manche erfuhren, dass sie aus einem mit Schimmel befallenen Haus ausziehen müssten, um gesund zu werden. Wieder andere erkannten, dass sie ihrem (Ex-)Partner verzeihen müssen. Ich ermutige meine Patienten, Antworten nicht zu verwerfen, selbst wenn sie anfänglich keinen Sinn ergeben. Immerhin haben wir in diesem Kapitel erfahren, dass unser Bauch oft schon lange vor unserem logisch denkenden Kopf die Antworten kennt.

KAPITEL 4

KRÄUTER UND NAHRUNGS-ERGÄNZUNGSMITTEL NEHMEN

Die Kunst der Heilung kommt von der Natur und nicht vom Arzt.
PARACELSUS

Der Hauptunterschied zwischen einer Chemotherapie und der Einnahme von Vitamin- oder Kräuterzusätzen besteht darin, dass die Chemotherapie darauf ausgelegt ist, Krebszellen zu töten, während die meisten Nahrungsergänzungspräparate so konzipiert sind, dass sie das Immunsystem stärken, damit dieses dann die Krebszellen beseitigen kann. Diese zwei Behandlungsansätze entstammen zwei sehr unterschiedlichen Glaubenssätzen über Krebs im Allgemeinen. Die heutige Schulmedizin tendiert dazu, Krebs als einen feindlichen Eindringling anzusehen, der nicht vom Körper bekämpft werden kann. Deshalb werden Eingriffe von außen, etwa eine Chemo- oder Bestrahlungstherapie, für notwendig gehalten. Dagegen gehen viele der alternativen Heilpraktiker, die ich interviewt habe, davon aus, dass Krebs durchaus vom Körper selbst bekämpft werden kann, solange für das Körper-Geist-Seele-System optimale Bedingungen herrschen. Während also die typische Vorgehensweise eines konventionellen Onkologen darin besteht, Krebszellen abzutöten, ist das charakteristische Vorgehen eines alternativen Heilpraktikers darauf aufgebaut sein, das Körper-Geist-Seele-System des Patienten so gut wie irgend möglich zu stärken. Um das Immunsystem zu stärken, empfehlen Heilpraktiker – neben vielen anderen Maßnahmen – die

Zuführung von Kräutern und Ergänzungspräparaten. Damit soll eine starke und gesunde Allgemeinkonstitution erreicht werden, die Krebszellen am Wachstum hindert.

In diesem Kapitel werden die beiden Hauptgründe dargestellt, warum Krebspatienten, die eine Radikalremission erfuhren, sich für Ergänzungspräparate entschieden haben. Wir betrachten auch zwei gängige Einschränkungen, die bei der Einnahme nicht außer Acht gelassen werden dürfen. Nachdem die wissenschaftlichen Erkenntnisse zum Thema Kräuter und Nahrungsergänzungsmittel vorgestellt wurden, lesen Sie die Heilungsgeschichte einer Betroffenen, die mithilfe von Nahrungsergänzungspräparaten ihr Non-Hodgkin-Lymphom bekämpft hat. Abschließend finden Sie eine Liste der von Patienten mit Radikalremission am häufigsten eingenommenen Ergänzungspräparate. Damit können auch Sie, wenn es Ihr Wunsch ist und Sie betroffen sind, eine mögliche Einnahme mit Ihrem Arzt besprechen.

DAS IMMUNSYSTEM STÄRKEN

Der am häufigsten genannte Grund für die Einnahme von Vitamin- und Kräuterpräparaten, sowohl von betroffenen Patienten als auch von alternativen Heilpraktikern, ist die Stärkung des körpereigenen Immunsystems, damit es die Krebszellen besser finden und beseitigen kann. Es muss also der innere Zustand, in dem der Krebs gedeiht, verändert werden. Erst damit wird eine Heilung möglich. Die Patienten glauben daran, dass Krebs nur unter bestimmten Voraussetzungen entstehen und gedeihen kann: Blockade des Energieflusses, Mangel an Sauerstoff und Nährstoffen sowie ein Übermaß an Bakterien und Viren, die daraus hervorgehen können. Verändert man diesen Zustand, sterben die Krebszellen von alleine ab.

Ich benutze gerne den Vergleich zu einem modrigen Keller. Stellen Sie sich vor, Sie gehen in Ihren Keller und finden überall Schimmel vor. Oftmals verhält es sich genau so, wenn ein Arzt den Körper eines Patienten inspiziert und überall Krebs vorfindet. Eine Möglichkeit, den Schimmel zu beseitigen, ist das großflächige Einsetzen von chemischen Bleichmitteln. Sie verrichten in etwa die gleiche Arbeit wie eine Chemotherapie oder eine Bestrahlung, beides sehr aggressive Mittel gegen Krebszellen.

Stellen Sie sich vor, das Bleichmittel hat seinen Zweck erfüllt und Ihr Keller ist nun frei von Schimmel – oder Ihr Körper ist frei von Krebs. Ihr Arzt wird Ihnen nun sagen, dass er hofft, der Krebs wird nie mehr zurückkehren. Der Schimmel in diesem Szenario wird bestimmt wiederkommen, solange die Bedingungen gegeben sind, unter denen er wächst – etwa Dunkelheit und Feuchtigkeit. Stellen Sie jedoch UV-Licht, Ventilatoren und Raumtrockner in den Keller, wird der Schimmel nicht wiederkehren. Dies ist die Idee, die hinter einer Veränderung der Umstände steht, in denen Krebs gedeihen kann. Alle neun Faktoren in diesem Buch, die Sie auf Seite 16–17 nachlesen können, arbeiten auf dieses Ziel hin. Das einzige Manko an der Geschichte ist, dass die Veränderung permanent geschehen muss, denn sobald Sie UV-Licht, Ventilatoren und Raumtrockner ausschalten, werden die alten Umstände wieder eintreten, der Schimmel wird erneut wachsen. Deshalb haben Erkrankte, die eine Radikalremission erfuhren und mit denen ich mich befasst habe, hauptsächlich permanente Veränderungen in ihrem Leben vorgenommen.

Ein Kräuterheilkundler aus Japan versucht, das Immunsystem seiner Krebspatienten mit warmen Kräutern zu stärken. Er formt aus einer Mischung aus Kohle und Wermutkraut (auch Moxakraut genannt) kleine Kegel, die er beiderseits entlang der Wirbelsäule 30 Minuten lang direkt auf die Hauf auflegt und anzündet. Die erwärmte Kohle mit den Kräutern kann von der warmen Haut besser aufgenommen werden.

Ein Übersetzer erklärt: Die Kegel bestehen aus Kohle und Moxakraut. Der Kräuterheiler verwendet Kohle deshalb, weil er sie lange Zeit immer wieder benutzen kann. Das hier (der Übersetzer deutet auf eine Flasche mit flüssigen Vitaminzusätzen) enthält Vitamin B_{17}. Er trägt es auf die Haut auf, bevor er die Kegel platziert. Dieses Kräuterheilverfahren stärkt das Immunsystem. Es bildet neue Zellen.

Moxa- oder Wermutkraut, eines der beliebtesten Kräuter der traditionellen chinesischen Medizin, ist bekannt dafür, dass es die Blutzirkulation fördert und das Chi (die Lebensenergie) stimuliert. Es kann am besten durch die Haut aufgenommen werden, solange es noch warm ist. Deshalb wird es traditionell angezündet und anschließend nah an die Haut gehalten. Der japanische Kräuterheiler hat die traditionelle Moxa-Behandlung noch ausgeweitet, indem er flüssiges Vitamin B_{17} daruntergemischt hat. Vitamin B_{17}, auch als Laetrile bekannt, ist ein kraftvoller, immunstärkender Nährstoff, den unsere Vorfahren aus Hirse, Besenkorn und einigen anderen Nahrungsmitteln gewonnen haben. In der heutigen westlichen Ernährung ist er jedoch so gut wie nicht existent.

Brendan erhielt im Alter von 48 Jahren die Diagnose Magenkrebs im fortgeschrittenen Stadium. Er lehnte alle konventionellen Behandlungen ab und akzeptierte den Gedanken, dass seine Zeit abgelaufen war, und wollte die schmerzvollen Nebenwirkungen einer Chemotherapie und Operation deshalb nicht erleiden. Seine Ärzte sagten ihm, er würde das neue Jahr nicht erleben, wenn er die Behandlung ablehnte. Er hatte jedoch schon zu viele Freunde trotz Behandlung leiden und letzten Endes doch sterben sehen. Deshalb hielt er an seiner Entscheidung fest. Nichtsdestotrotz begann er damit, sich in alternative Behandlungsmöglichkeiten einzulesen. Dies schließlich führte dazu, dass er zu einer Reihe von Vitaminen und Kräuterzusätzen griff, um sein Immunsystem zu stärken:

Besonders Dr. William Donald Kelleys wissenschaftliche Abhandlungen ergaben meiner Meinung nach viel Sinn. Er betrachtet den Krebs als eine Art Plazenta, die am falschen Ort im Körper entsteht. Seine Behandlung sieht vor, dem Körper – auf chemische Weise – zu signalisieren, dass er „abtreiben" soll. Ich begann also damit, Kelleys Anweisungen zu folgen ,und nahm fortan IP-6. Da IP-6 ein Botenstoffmolekül ist, benötigt es für die Übertragung Spurenelemente. Also nahm ich Spurenelemente ein. Für den Körper gehört dieses Molekül aber immer noch zu den freien Radikalen, deswegen nahm ich zudem noch Vitamin C ein, um eine Freie-Radikale-Passage für die Blutzirkulation zu ermöglichen. Anschließend nahm ich Aloe-Vera-Saft und Vitamin E, um die intrazelluläre Reproduktion und Heilung zu fördern. Dann war noch das trockene Klima des Westens vonnöten (Brendan verlegte seinen Wohnsitz von der amerikanischen Ostküste in den Westen der USA), das einer Infektion mit Saugwürmern und Parasiten vorbeugt. Schließlich war mein Immunsystem wieder an einem Punkt angelangt, an dem es die Arbeit verrichten konnte, für die es bestimmt war. Außerdem nahm ich noch ein paar antiparasitär wirkende Kräuter ein. Und als der Herbst kam, ging es mir schon wieder relativ gut.

Die komplexe Zusammensetzung dieser Nahrungsergänzungsmittel hat sich als genau das herausgestellt, was Brendans Körper gebraucht hat, um sein Immunsystem zu stärken und zu befähigen, die Krebszellen in seinem Magen zu finden und zu vernichten. Mittlerweile sind sechs Jahre vergangen, er ist nach wie vor krebsfrei und hält sich weiterhin an sein spezielles Programm für die Zufuhr von Zusatzstoffen.

DEN KÖRPER ENTGIFTEN

Ein anderer Grund für Vitamin- und Kräuterergänzungsmittel, den die befragten Erkrankten mit einer Radikalremission anführten, ist deren Fähigkeit, den Körper von Giften wie Pestizide, Chemikalien, Schwermetalle, Bakterien, Viren und Parasiten zu reinigen. Unsere Welt ist in vielerlei Hinsicht heute sauberer als je zuvor. Doch der technologische Fortschritt hat auch einfache Bakterien und Keime durch chemisch gefertigte Pestizide, Schwermetalle und antibiotikaresistente Bakterien ersetzt. Viele Heilpraktiker und Patienten, die ich befragt habe, sind davon überzeugt, dass diese komplexen Chemikalien, die allgegenwärtig sind, verstörende Signale an unseren Körper senden. Das führt zumindest zu Unregelmäßigkeiten, es kann aber auch zu Krankheiten kommen.

Einer dieser Heilpraktiker, der Krebspatienten empfiehlt, ihren Körper zu entgiften und von Bakterien und Viren zu reinigen, ist

Dr. Katsunari Nishihara aus Japan. Er vertritt die Theorie, dass es so etwas wie eine Autoimmunerkrankung nicht gibt. Er glaubt, dass Krankheiten wie Arthritis, Lupus und auch Krebs das Resultat von Bakterien und Viren sind, die gesunde Körperzellen infiziert haben. Hat man also den Eindruck, der Körper würde sich selbst attackieren (wie im Falle einer Autoimmunerkrankung) oder Zellen würden „verrückt" spielen und sich unkontrolliert vervielfachen (wie im Falle einer Krebserkrankung), ist dies laut Dr. Nishihara ein Anzeichen dafür, dass diese Zellen mit Viren oder Bakterien infiziert wurden. Folgt man seiner Theorie, dann erkennt der Körper das in manchen Fällen und versucht, die infizierten Zellen anzugreifen. So geschieht das beispielsweise bei Autoimmunerkrankungen. Oft sind Viren und Bakterien allerdings sehr geschickt darin, sich innerhalb der Zellen zu verstecken (beispielsweise durch chemische Verschleierungen), sodass das Immunsystem sie nicht entdeckt. Man weiß heute, dass genau das beim HI-Virus der Fall ist. Dr. Nishihara ist überzeugt, dass es sich bei Krebs ebenso verhält.

Diese Theorie ist durchaus begründet, da Wissenschaftler bereits belegen konnten, dass das H.-pylori-Bakterium zu Magenkrebs führen und das humane Papillomavirus Gebärmutterhalskrebs auslösen kann. Es liegt demnach nicht allzu fern, dass andere Viren und Bakterien andere Krebsvarianten hervorrufen können. Viele Forscher sind heute schon so weit, dass sie der Theorie von Dr. Nishihara zustimmen.[55] Sehr interessant ist die Art und Weise, wie dieser seine Theorie nutzt, um Krebspatienten zu behandeln. Er geht davon aus, dass eine leicht unterkühlte Körperkerntemperatur – die in der Regel rektal gemessen und entweder auf Stress oder Bewegungsmangel zurückgeführt wird – unsere Zellen schwächt, indem sie die Mitochondrien beschädigt. Die Schädigung der Zellwände ebnet den Weg für Bakterien und Viren. Sobald diese eingedrungen sind, wird die Zelle krebsartig. Dr. Nishihara vertritt also die Meinung, dass im Falle einer Krebserkrankung Bakterien, die eigentlich im Verdauungstrakt bleiben sollten (Enterobakterien), einen Weg durch die Darmwand finden und beschädigte Zellwände infizieren, die sich an anderen Stellen im Körper befinden.

Ausgehend von seiner Theorie arbeitet Dr. Nishihara sozusagen rückwirkend: Zuerst behandelt er die Infektion in den Zellen, indem er Antibiotika oder Antivirenmittel verordnet, die auf jeden Patienten individuell abgestimmt werden. Anschließend muss ein spezielles probiotisches Zusatzpräparat eingenommen werden, das den Bifidusfaktor enthält (für eine gesunde Darmflora), um den Verdauungstrakt von Bakterien und Viren so frei zu halten wie möglich. Er beschreibt es folgendermaßen:

> *Ich rate den Patienten, den Bifidusfaktor nach jedem Essen einzunehmen, um die Enterobakterien zu stärken. Dann bleibt der Verdauungstrakt gesund. Der Bifidusfaktor ist die kultivierte Substanz des Bacillus bifidum. Nach verschiedenen Kultivierungen und nachdem das Bakterium abgekocht und abgetötet wird, bleiben fast alle Kernenzyme, Vitamine und Mineralien bestehen, die das Bacillus bifidum ausmachen. Sie vermehren sich und tragen zur Gesundheit bei. Sagt Ihnen Chlorella (eine Mikroalge) etwas? Vielleicht kennen Sie es unter der Bezeichnung „grüne Nahrung" (oder „Kleines, junges Grün"). Sie ist dem Bifidusfaktor sehr ähnlich.*

Im nächsten Schritt – nach der Einnahme des probiotischen Zusatzes – versucht Dr. Nishihara, den Krebs an einer Rückkehr zu hindern, indem er die Mitochondrien der Zellen seiner Patienten „repariert". Damit ihm das gelingt, muss die Körpergrundtemperatur erhöht werden. Hierfür legt er seinen Patienten nahe, nur noch warme Speisen zu essen, ausschließlich warme Getränke zu sich zu nehmen, Atemübungen zu machen, Stress zu reduzieren, regelmäßig Sport zu treiben und für ausreichend Schlaf und Sonnenlicht zu sorgen. Dr. Nishihara rät auch, möglichst durch die Nase zu atmen, da so weniger Bakterien in den Körper gelangen, als wenn man durch den Mund atmet. Die Basis für diese facettenreichen Behandlung ist die Einnahme des Bifidusfaktors, der den Körper entgiftet. Damit ist es Dr. Nishihara gelungen, viele seiner Patienten zu einer Radikalremission zu führen.

NAHRUNGSERGÄNZUNG ALLEIN REICHT NICHT

Obgleich die Teilnehmer an meiner Recherchearbeit die Vorteile von Nahrungsergänzungsmitteln preisen, betonen sie doch, dass es nicht ausreicht, nur auf sie als magisches Heilmittel zu bauen. Bedauerlicherweise geht die Mehrzahl der amerikanischen Bürger nicht sehr achtsam mit dem eigenen Körper um. Viele Menschen glauben, mit ihrem Körper machen zu können, was sie wollen. Wenn es ihnen nicht gut geht, gibt es eine Pille, und das Wohlbefinden ist wieder hergestellt. Haben sie beispielsweise zu hohen Blutdruck, nehmen sie lieber ein Medikament, anstatt ihren Stress zu reduzieren und sich mehr Schlaf zu gönnen. Haben sie Rückenschmerzen, nehmen sie eine Schmerztablette, anstatt die Zeit, die sie am Schreibtisch sitzen, zu reduzieren und mehr Sport zu treiben.

Bei einer Krebserkrankung verhält es sich ähnlich. Es reicht nicht, einfach Nahrungsergänzungsmittel zu nehmen. Sie sind zwar nützlich, denn sie liefern wichtige Nährstoffe und Mineralien, die durch die tägliche Ernährung nicht genügend gedeckt sind und den Körper bei der Entgiftung unterstützen. Aber das ist nicht genug.

Ein Krebspatient, der eine Radikalremission erfahren hat, ist Chris Wark. Er hat eine feste Meinung zu diesen natürlichen Heilmitteln (siehe weiterführende Literatur Seite 309). Er war gerade 26 Jahre alt, als bei ihm Dickdarmkrebs im Stadium III diagnostiziert und er auch unverzüglich operiert wurde. Auch wenn die Operation erfolgreich verlief und ein großer Tumor an seinem Dickdarm entfernt werden konnte, bestanden seine Ärzte auf einer Chemotherapie, da der Krebs bis zu seinen Lymphknoten gestreut hatte. Zu ihrem Entsetzen lehnte Chris die Chemotherapie ab und erklärte, dass er vorher natürliche Heilmethoden ausprobieren wolle. Seine Ärzte erklärten ihn für verrückt.

Dennoch folgte Chris seinem Plan und stellte seine Ernährung radikal um, ähnlich der Grundsätze, die Sie in Kapitel 1 kennengelernt haben. Er suchte jemanden, der ihn bei der Auswahl der Nahrungsergänzungsmittel, die er zusätzlich einnehmen wollte, beriet. So fand er John Smothers, Ernährungswissenschaftler am Integrativen Wellness- und Forschungscenter in Memphis, Tennessee. John war der Erste, der Chris bestätigte, er habe das Richtige getan, indem er sich gegen die Chemotherapie und für Veränderungen bezüglich Ernährung und Lebensstil entschieden hatte. Das machte John sofort zu einem Vertrauten und Freund. Chris beschreibt die Auswahl und Einnahme der Nahrungsergänzungen wie folgt:

> *Zusätzlich zu der sehr strengen Anti-Krebs-Diät empfahl mein Ernährungsberater noch diverse Kräuterpräparate, die mit weiteren Inhaltsstoffen angereichert sind (sogenannte Nutraceuticals), um die Probleme in den Griff zu bekommen, mit denen die meisten Krebspatienten zu kämpfen haben: Leberentgiftung, Candida-/Pilzüberwucherungen, Parasiten, geschwächte Immunfunktion und Nährstoffdefizite. Eine umfassende Änderung des Ernährungsverhaltens und des Lebensstils ist jedoch das Fundament der Heilung. Nahrungsergänzungsmittel haben – wie der Name schon sagt – eine ergänzende Wirkung. Die richtigen Ergänzungen können den Heilungsprozess im Körper unterstützen. Fehlt jedoch die Bereitschaft, das Ernährungsverhalten und den Lebensstil zu ändern, bringen auch die Nahrungsergänzungen nicht viel. Anders ausgedrückt: Isst man weiterhin Fertigprodukte, trinkt viel Bier, raucht und bewegt den Körper nicht ausreichend, werden die natürlichen Zusätze kaum zum Erfolg führen. Nahrungsergänzungsmittel zu nehmen ohne eine radikale Änderung des Ernährungs- und Lebensstils ist in etwa so, als würde man einen Hausbrand mit einer Spritzpistole bekämpfen.*

Weniger als ein Jahr nach seiner Diagnose wurde Chris für krebsfrei befunden und ist es seit 2004 auch geblieben. Seine Ärzte sind noch immer erstaunt – Chris jedoch nicht. Er ist fest davon überzeugt, dass die Kombination aus veränderter Ernährung, neuem Lebensstil und Nahrungsergänzungsmitteln zu seiner Heilung geführt hat.

ERNÄHRUNGSUMSTELLUNG ALLEIN REICHT NICHT

Obgleich Nahrungsergänzungsmittel allein nicht unbedingt zu einer Radikalremission führen müssen, waren viele Menschen, die ich interviewte, der Meinung, dass sie der fehlende Baustein auf ihrer Suche nach einer Heilmethode waren. Viele starteten beispielsweise mit der radikalen Umstellung ihrer Ernährung. Doch der Krebs verschwand nicht vollkommen oder er kehrte wieder zurück. Sie waren erst völlig geheilt, als sie bestimmte Nahrungsergänzungen (die von Person zu Person variierten) und damit endlich alle nötigen Nährstoffe und Mineralien zu sich nahmen.

So war es auch bei Ann Fonfa. Nach der Diagnose Brustkrebs im Alter von 44 Jahren unterzog sie sich einer Lymphektomie (Brust erhaltende Operation), lehnte Chemotherapie und Bestrahlung allerdings ab, da sie zu dem Zeitpunkt auf Chemikalien sehr empfindlich reagierte. Einige Monate nach der Lymphektomie kehrte ihr Krebs zurück, und so vergingen die nächsten Jahre mit einer Reihe von Operationen, gefolgt von einer kurzzeitigen Remission, einer erneuten Verschlechterung, einer erneuten Operation und so fort. Insgesamt hatte sie zwei weitere Lymphektomien, eine Mastektomie (operative Entfernung der Brust) zuerst an der linken Brust, später auch an der rechten Brust. Chemotherapie und Bestrahlung kamen weiterhin nicht infrage, weil sie extrem empfindlich auf die Stoffe reagierte. Als Ann meinte, keine anderen Optionen mehr zu haben, begann sie, sich mit der Komplementärmedizin auseinanderzusetzen. Das führte dazu, dass sie ihre Ernährung komplett umstellte, regelmäßig Sport trieb und Kurse für Stressabbau besuchte. Fünf Jahre nach ihrer Diagnose war Ann zwar noch am Leben, aber ihre Tumore wuchsen stur immer wieder nach. Dann suchte Ann den chinesischen Kräuterheilkundler Dr. George Wong in New York City auf:

> *Dr. Wong sagte mir, ich solle fortan nur noch seine Kräuter nehmen und alle bisherigen Nahrungsergänzungsmittel streichen. Sie haben mich zwar am Leben erhalten, konnten aber auch nicht mehr bewirken, als jeden neuen Tumor langsamer wachsen zu lassen – langsamer noch als normale Zellen. Wir*

einigten uns letzten Endes darauf, dass ich Dr. Wongs Kräuter zusätzlich zu meinen Ergänzungsmitteln nehmen würde. Nach dem ersten Kräutertee war mein ganzer Körper von Nesseln übersät. Als sie wieder verschwunden waren, wurde relativ schnell klar, dass meine chemische Überempfindlichkeit – die mir eine Chemotherapie und Bestrahlung unmöglich machte – schwächer geworden war. Es ging mir viel besser. Ich nahm die Kräuter weiterhin und mit ihrer Hilfe und anderen Veränderungen, die ich in meinem Leben vorgenommen hatte, gab es keine neuen Tumorbildungen mehr.

Anns ursprünglich angewandten alternativen Heilmethoden (Ernährungsumstellung, Sport, Stressmanagement und Vitaminzusätze) hatten ihr also geholfen, den Krebs fünf Jahre lang im Zaum zu halten. Aber erst durch die Einnahme der chinesischen Kräuter war es ihrem Immunsystem gelungen, den Krebs komplett zu besiegen. Sie ist seit nunmehr 14 Jahren krebsfrei und dazu übergegangen, ihre Zeit dem Annie-Appleseed-Projekt zu widmen, einer wohltätigen Organisation, die Krebspatienten mit Informationen über komplementäre Krebsheilmethoden versorgt.

WISSENSCHAFTLICHE ERKENNTNISSE ZU KRÄUTERN UND NAHRUNGSERGÄNZUNGSMITTELN

Idealerweise sollten wir alle Vitamine und Mineralien, die unser Immunsystem braucht, mit unserer Ernährung zuführen können. Leider ist dies mit der heutigen Versorgung durch landwirtschaftliche Großbetriebe nicht mehr so einfach möglich wie es noch vor 100 Jahren war. Obst und Gemüse, das heute angebaut wird, fehlt es an wichtigen Spurenelementen. Grund dafür sind die Pestizide und modernen Anbautechniken, die dem Boden die Mineralien entziehen. Um diesen Mangel auszugleichen, versetzen Großlandwirte den Boden mit künstlichen Mineralien. In der Regel fügen sie jedoch nur drei Hauptmineralien hinzu: Stickstoff, Phosphor und Kalium (S-P-K). Spurenelemente fehlen. Dabei haben Wissenschaftler erst kürzlich nachweisen können, dass diese für ein funktionierendes Immunsystem essenziell sind.[56]

Neben dem Mangel an Spurenelementen enthalten Obst und Gemüse viel geringere Mengen an Vitaminen, verglichen mit der Menge, die sie noch vor hundert Jahren hatten. Dieser Mangel ist die Folge der eingesetzten Pestizide, der fehlenden Spurenelemente im Boden und der transportbedingten Ernten lange bevor Früchte und Gemüse reif sind. Lassen Sie sich diese erschreckende Tatsache durch den Kopf gehen: Das Obst und Gemüse, das wir heute zu uns nehmen, hat bis zu 40 Prozent weniger Vitamine und Mineralien als vor 50 Jahren.[57] Einige Studien haben nachweisen können, dass der Verzehr von biologisch angebautem Obst und Gemüse diesen Mangel ausgleichen kann.[58] Andere Studien behaupten dagegen, dass es keinen großen Unterschied im Nährstoffgehalt zwischen herkömmlich und biologisch angebautem Obst und Gemüse gibt. (Letztere geben jedoch an, dass biologisch angebaute Produkte weitaus weniger Pestizide enthalten als herkömmlich angebaute Produkte.[59]) Aufgrund des weitverbreiteten Mangels an Mineralien und Nährstoffen in herkömmlichen Nahrungsmitteln erscheint es nachvollziehbar, dass Nahrungsergänzungsmittel nötig sind, um sich heute gesund zu ernähren.

Soll diese These allerdings wissenschaftlich belegt werden, wurde bis heute noch nicht allzu viel erreicht. Ein bedeutender Grund hierfür ist, dass Kräuterergänzungspräparate nicht patentiert werden können. Deswegen haben große Pharmakonzerne wenig Interesse daran, in Forschung auf diesem Gebiet zu investieren. Sie würden keinen Profit daraus ziehen können. So ist die Forschung bei Vitaminen und Kräutern auf staatliche oder private Institutionen angewiesen, was wiederum auch erklärt, warum es bisher nur wenige große Langzeitstudien auf dem Gebiet Nahrungsergänzung und Krebs gibt.

Viele kleinere Untersuchungen konnten jedoch nachweisen, dass verschiedene Ergänzungsstoffe in der Tat krebsbekämpfende Eigenschaften haben. Zahlreiche Studien belegen beispielsweise, dass Epigallocatechingallat (EGCG) – ein Stoff, der in grünem Tee enthalten ist – Krebszellen abtötet.[60] Andere brachten das Ergebnis, dass Ergänzungspräparate aus Pilzen wie die sogenannte Schmetterlingstramete die Anzahl der natürlichen T-Killerzellen erhöhen.[61] Wieder andere Studien besagen, dass hohe Dosierungen an Vitamin C,[62] hohe Mengen Gelbwurz[63] und eine tägliche Dosis probiotischer Zusätze[64] dazu beitragen, das Immunsystem zu stärken, damit es die Krebszellen bekämpfen kann. Diese Auflistung ist nur ein Bruchteil der Erkenntnisse, die auf dem Gebiet der Nahrungsergänzung als Hilfe zur Krebsbekämpfung gewonnen wurden. Obwohl diese Forschungen derzeit noch kein eindeutiges Gesamtergebnis erbringen, ist zweifelsohne ersichtlich, dass Nahrungsergänzungsmittel zumindest kleine, teilweise aber auch große Vorteile mit sich bringen. Besonders ermutigend ist dies, wenn man bedenkt, dass sie nur wenige bis gar keine Nebenwirkungen haben.

Die Wissenschaft ist noch weit davon entfernt, eine größere Bandbreite an langjährigen, gut finanzierten Studien im Bereich der Nahrungsergänzung vorweisen zu können. Vereinzelt gibt es sie aber auch heute schon. Eine dieser Studien wurde im *Journal of the American Medical Association (JAMA)* veröffentlich. Sie beobachtete 14.600 Männer über einen Zeitraum von 14 Jahren und konnte belegen, dass jene, die täglich ein Multivitaminpräparat einnahmen, eine geringere Wahrscheinlichkeit aufzeigten, an Krebs zu erkranken.[65] Diese Studie wird hoffentlich kein Einzelfall bleiben, sondern der wichtige erste Schritt in eine Zukunft sein, in der größere Forschungsbemühungen auf dem Feld „Nahrungsergänzung zur Krebsbekämpfung" unternommen werden. Viele Krebspatienten, die eine Radikalremission erfahren haben, stimmen einem Bericht aus dem *JAMA* zu, der besagt: „Die meisten Menschen können durch ihre normale Ernährung nicht die optimale Menge an Vitaminen zu sich nehmen. Es ist für alle erwachsenen Menschen ratsam, Vitaminzusätze einzunehmen."[66]

Nachdem Sie die Hauptbeweggründe erfahren haben, warum Erkrankte mit Radikalremission zu Kräutern und Nahrungsergänzungsmitteln greifen, möchte ich Sie über Jennys Heilungsgeschichte informieren. Jenny hat alle neun in diesem Buch beschriebenen

Faktoren genutzt, sich aber besonders der Einnahme von Kräutern und Nahrungsergänzungsmitteln verschrieben, um ihre höchst seltene Form des Non-Hodgkin-Lymphoms zu überwinden.

Jennys Geschichte

Als Jenny den Satz „Sie haben Krebs“ hörte, hatte sie 51 gute Jahre hinter sich, hatte einen liebevollen Ehemann an ihrer Seite, drei wunderbare Kinder und ein erfolgreiches Kleinunternehmen. Im Mai 2008, als sie gerade die Vorbereitungsuntersuchungen für einen kleinen chirurgischen Eingriff durchführen ließ, stellte ihr Arzt anhand der ungewöhnlichen Blutergebnisse fest, dass sie an einem fortgeschrittenen follikulären Lymphom litt, auch bekannt als Non-Hodgkin-Lymphom. Jenny hatte zu diesem Zeitpunkt keine körperlichen Beschwerden und auch keine anderen Symptome wahrgenommen. Als die Diagnose durch eine Knochenmarkbiopsie bestätigt wurde, überfiel sowohl Jenny als auch ihren Mann eine ungeheure Angst. Sie konnten nicht miteinander reden, ohne dass einem von beiden die Tränen kamen. Trotz ihrer Angst wusste Jenny, dass sie den Rest ihres Lebens nicht in einem Zustand des Schreckens und der Traurigkeit verbringen wollte. Also entschied sie, Herr über ihren Krebs zu sein und nicht anders herum. Sie würde einen Weg finden, mit der Situation fertigzuwerden.

Obgleich diese Entschlossenheit Jennys anfängliche Angst bändigte, war der erste Besuch beim Onkologen alles andere als ermutigend:

> *Am Anfang der Behandlung belog mich mein Onkologe. Er sagte: „Sie haben Krebs, aber das ist kein Grund zur Besorgnis. Ich kann Sie heilen. Wir setzen Sie einfach auf ein R-CHOP“ (ein Chemotherapie-Verfahren mit verschiedenen Medikamenten). Ich war sprachlos, zumal ich auch keine Symptome hatte. Es fühlte sich an wie ein unerwarteter Schlag ins Gesicht. Ich stimmte der Chemotherapie zu, informierte mich aber auch noch über meine Krankheit und fand heraus, dass sie nicht*

heilbar ist. Dass der Arzt mir das Gegenteil gesagt hatte, beunruhigte mich sehr. Ich ging zu ihm und verlangte eine Kopie meiner Patientenakte. So fand ich heraus, dass es noch andere Dinge gab, die er mir verschwiegen hatte.

In ihrer Patientenakte stand beispielsweise, dass der Arzt drei verschiedene Behandlungsmöglichkeiten zur Wahl gestellt und sie sich selbst für die R-CHOP entschieden habe. R-CHOP ist eine Chemotherapie, die aus einer Mischung von fünf verschiedenen Wirkstoffen besteht: Cyclophosphamid, Hydroxydaunorubicin, Vincristin, Prednison und Rituximab. In Wahrheit hatte ihr Onkologe niemals von einer anderen Option als R-CHOP gesprochen. Selbst wenn, hätte Jenny kaum das medizinische Wissen gehabt, sich für die eine oder die andere Möglichkeit zu entscheiden. All dies geschah, bevor sie auch nur einen einzigen PET-Scan bekam. Aus ihrer Online-Recherche wusste sie inzwischen, dass so ein Scan sehr wichtig war:

Mein Onkologe führte eine Knochenmarkbiopsie durch. Als ich nach einem PET-Scan fragte, sagte er, das sei nicht nötig, er brauche ihn nicht. Ich bat ihn, trotzdem einen PET-Scan zu machen, um seinen Befund zu bestätigen. Denn ich hatte gelesen, dass Knochenmarkbiopsie und PET zusammen am schlüssigsten sind. Im Bericht des Pathologen stand Folgendes: „Wir gehen davon aus, dass es sich um ein follikuläres Lymphom handelt. Es könnte aber auch ein splenisches Marginalzonen-Lymphom sein.“ Mein Onkologe hatte nie ein Wort darüber verloren, ich hatte es in meiner Patientenakte gelesen. Ich wollte wissen, was dies heißen würde. Das hätte nichts zu bedeuten, erklärte er, ich hätte ein Non-Hodgkin-Lymphom, und das müsse behandelt werden.

Der Pathologe, der ihr Knochenmark untersucht hatte, konnte also mit Sicherheit sagen, dass es sich um ein Non-Hodgkin-Lymphom handelte, aber er war sich nicht sicher, welcher Art es war. Es gibt verschiedene Typen von Non-Hodgkin-Erkrankungen. Jenny hatte aus ihrer Online-Recherche erfahren, dass die unterschiedlichen

Typen auch unterschiedlicher Behandlungen bedürfen. Deshalb wollte sie auch unbedingt einen PET-Scan durchführen lassen, um sicher zu sein, welchen Typ Lymphom sie hatte. Zum Ärger ihres Onkologen beharrte Jenny stur darauf, bevor sie mit der CHOP-R begann – und das war ihr großes Glück. Der Scan zeigte einen weit fortgeschrittenen Tumor an ihrer Milz. Er war sehr groß, hatte einen Durchmesser von 16 Zentimetern und ein Gewicht von etwa vier Kilogramm. Diese Erkenntnis und die Tatsache, dass auf dem Scan keine vergrößerten Lymphknoten zu sehen waren, wiesen stark darauf hin, dass es sich um ein splenisches Marginalzonen-Lymphom und nicht um ein follikuläres Lymphom handelte.

Trotz dieser Ergebnisse blieb Jennys Arzt, der mittlerweile sehr genervt von ihr war, dabei, dass die CHOP-R die einzig richtige Behandlung, und zwar für beide Typen der Erkrankung, sei. Zu diesem Zeitpunkt wusste Jenny bereits, dass sie ihrer Intuition mehr vertraute als ihrem Arzt. Deshalb beschloss sie, weiterzurecherchieren, statt dem Behandlungsplan des Onkologen blind zu folgen. Sie bezahlte 5000 Dollar von ihrem persönlichen Sparvermögen, um eine zweite Meinung einzuholen:

> *Nachdem ich meine Patientenakte und die Knochenmarkbiopsie an ein zweites Krankenhaus weiterreichte, erfuhr ich, dass die Behandlung bei einem splenischen Marginalzonen-Lymphom nicht dieselbe ist wie bei einem follikulären Lypmhom. Hier würde man mir am Anfang der Behandlung ausschließlich „R" (Rituximab ohne CHOP) verabreichen. Und das ist ein riesiger Unterschied, wenn man bedenkt, dass mein Körper in diesem Fall nicht mit vier weiteren chemischen Stoffen klarkommen müsste. Hydroxydaunorubicin (einer der vier Stoffe von CHOP-R) wirkt sich beispielsweise schädlich auf das Herz aus. Ein anderer Stoff verursacht oft eine Krebs-Folgeerkrankung. Ich wusste nun, dass ich lediglich Rituximab nehmen müsse und auf die Giftstoffe verzichten könne. Mein behandelnder Arzt stellte mir jedoch keine weitere Behandlungsmöglichkeit in Aussicht. Er wiederholte, dass CHOP-R die einzige Möglichkeit sei.*

Da Jenny nach wie vor verunsichert war, gab sie erneut 5000 Dollar von ihren Ersparnissen aus, um eine dritte Meinung einzuholen. Das dritte Klinikum bestätigte den Befund, dass es sich um ein splenisches Marginalzonen-Lymphom handelt, ein Typus, der langsamer wächst als das follikuläre Lymphom. Man sagte ihr, sie könne noch einige Monate abwarten und das Wachstum beobachten lassen, anstatt gleich mit der Rituximab-Behandlung zu beginnen. Als Jenny dies hörte, war sie sehr erleichtert. Nun hatte sie mehr Zeit, um sich auch selbst mit dem Krebs auseinanderzusetzen. Ihr war klar, dass sie unbedingt einen neuen Onkologen finden musste. Jennys Krankenversicherung erschwerte dieses Vorhaben allerdings, da sie laut Vereinbarung nur schwer den Arzt wechseln konnte und eine Behandlung bei einem Mediziner, der außerhalb des Klinikums arbeitete, schier unmöglich war.

Jenny reichte, so still und leise wie nur möglich, einen Antrag auf Wechsel des behandelnden Onkologen ein. Unglücklicherweise war der Arzt, der ihr nun zugeteilt wurde, sehr jung und ganz neu auf dem Gebiet der Onkologie. Es gefiel ihr jedoch, dass er nicht widersprach, als sie gleich beim ersten Telefonat ankündigte, erst abwarten und das Verhalten des Tumors beobachten zu wollen. Das war der Vorschlag des dritten Krankenhauses. Im ersten persönlichen Gespräch mit dem neuen Onkologen musste sie ihre Meinung über ihn allerdings ändern:

> *Der Arzt kam herein und fragte: „Wie geht es uns heute?“ Ich antwortete: „Gut“. Daraufhin sagte er: „Okay, dann sehen wir uns in drei Monaten wieder“, und wollte gehen. Ich fragte sofort, „Was machen Sie innerhalb der nächsten drei Monate, während wir warten?“ Er meinte: „Nun ja, wir schauen uns ihre Blutwerte an“ – mir war drei Tage zuvor Blut abgenommen worden – „und dann tasten wir noch ab, um sicherzustellen, dass sich Ihre Lymphknoten nicht vergrößert haben.“ Ich wies ihn darauf hin, dass er heute nichts von all dem getan habe. Er hatte nicht einmal den Computer eingeschaltet, um die Blutwerte zu kontrollieren. Ich hatte mir meine Werte jedoch angesehen und festgestellt, dass sie momentan nicht so gut aussehen.*

> *Nachdem ich ihm das sagte, war er verdutzt und schaute sich die Blutwerte an. Und da wusste ich, dass auch dieser Arzt nicht auf meiner Seite stand.*

Jenny wusste mittlerweile, dass es enorm wichtig war, sofort eine Kopie ihrer Testergebnisse anzufordern – das Recht eines jeden Patienten – und wurde immer sicherer darin, diese auszuwerten. (Ich persönlich finde, dass das eine gute Übung für Menschen sein kann, die eine aktivere Rolle in ihrer Genesung einnehmen möchten. Die Endauswertung aller Testergebnisse sollte allerdings immer von einem Arzt durchgeführt werden.) Inzwischen war sie etwas beunruhigt, da sie fühlen konnte, wie ihre Milz von Woche zu Woche größer wurde. Jenny wechselte wieder zu einem anderen Onkologen, der glücklicherweise etwas erfahrener war und der Idee des „Abwartens und Beobachtens“ ebenfalls offen gegenüberstand. Er war allerdings sehr besorgt, dass Jennys Milz reißen könnte. Sogar Autofahren sei riskant, sagte er, weil der Sicherheitsgurt bei einer ruckhaften Bewegung einen Milzriss verursachen könnte. Diese Neuigkeit jagte Jenny eine gehörige Angst ein. Sie wollte wissen, ob es eine Option sei, die Milz zu entfernen. Ja, wenn es ihr Wunsch sei. Doch der Chirurg, an den er sie vermittelte, widersprach, da durch eine Operation ihr Lymphom schneller auf das Knochenmark übergehen könnte.

Jenny war zu diesem Zeitpunkt sehr verwirrt und hatte ihr Vertrauen in das medizinische System komplett verloren. Nachdem sie erneut im dritten Klinikum eine Meinung einholte, entschied sie sich sowohl gegen die Operation als auch gegen das Rituximab. Sie wollte nun mithilfe von natürlichen Methoden etwas gegen ihre vergrößerte Milz tun. Der Onkologe, der sie im dritten Krankenhaus beriet, hatte ihr empfohlen, durch eine veränderte Ernährung ihr Immunsystem zu stärken:

> *Der Arzt aus dem dritten Krankenhaus sagte mir und meinem Mann Folgendes: „Wenn Sie Ihre Ernährung umstellen, statt „totes“ künftig „lebendes“ Essen zu sich nehmen, Gemüse- und Fruchtsäfte trinken und Nahrungsergänzungspräparate einnehmen, dann könnten Sie meiner Meinung nach Ihre Krank-*

heit über einige Jahre hinweg relativ gut im Zaum halten, und zwar ohne Chemotherapie." Ich stand also vor der Wahl, mich für mein Immunsystem und damit für eine Ernährungsumstellung zu entscheiden. Oder das Immunsystem zu missachten. Da meine Krankheit vom Immunsystem ausging, entschied ich mich für mein Immunsystem.

Sobald Jennys Entscheidung gefällt war, veränderte sie ihre Ernährungsgewohnheiten radikal. Nachdem sie viel gelesen hatte und sich von einem Ernährungswissenschaftler beraten ließ, den sie regelmäßig aufsuchte, verzichtete sie fortan auf jegliche Art von verarbeiteten Nahrungsmitteln. Dazu gehörten auch die tiefgefrorenen, kalorienarmen Speisen, die sie seit Jahren auf dem Speiseplan hatte. Dafür aß sie nun hauptsächlich rohes Bioobst und -gemüse, Vollkornprodukte und Bohnen. Sie kaufte sich einen Entsafter, trank morgens frisch zubereiteten Gemüsesaft und aß über den Tag verteilt Unmengen von Obst und Gemüse. Statt Kaffee trank sie grünen Tee, und Zucker strich sie fast vollständig von ihrem Speiseplan. Aufgrund eigener Recherchen und Empfehlungen ihres Ernährungswissenschaftlers begann sie, eine größere Anzahl an Nahrungsergänzungsmitteln zu sich zu nehmen:

Systemische Enzyme sind ganz besonders wichtig. Ich nehme sie dreimal täglich auf leeren Magen. Ich nehme auch Verdauungsenzyme und eine Shiitake-Maitake-Lychee-Pilz- (und Frucht-)Mischung. Außerdem nehme ich Traubenkerne, Magnesium, Lysin, ein Präparat, das Löwenzahn, Gelbwurz und Milchfleckdistel enthält, Selen sowie ein Ergänzungspräparat, in dem Zungenkernkeule, Affenkopfpilz und viele andere Stoffe, deren Namen ich nicht einmal aussprechen kann, enthalten sind. Alles für die Stärkung des Immunsystems. Zusätzlich nehme ich Zink, Vitamin C, Quercetin, Bromelain, IP-6, Inosit sowie Präbiotika und Probiotika. Ich nehme wirklich eine ganze Menge.

Es war für Jenny weder einfach noch billig, diese Präparate einzunehmen. Doch es war um ein Vielfaches einfacher, als mit den Kurz- und Langzeitfolgen einer Chemotherapie zurechtkommen zu müssen. Dies bedeutet allerdings nicht, dass die Ergänzungsmittel komplett frei von Nebenwirkungen waren. Einer der häufigsten Nebeneffekte einer radikalen Ernährungsumstellung oder eines neuen Nahrungsergänzungsprogramms ist die sogenannte Entgiftungsreaktion, manchmal auch Abtötungsreaktion genannt. Abzutöten sind die vielen Bakterien und Hefekulturen, die bisher im Körper ihr Unwesen treiben konnten. Der Körper hat oft Probleme damit, große Mengen an abgestorbenen Bakterien und Hefen aus dem System abzusondern. Deshalb kann man bei solchen Umstellungen mitunter an Kopfschmerzen, Blähungen, Schüttelfrost und sogar leichtem Fieber leiden:

> *Am Anfang war es schwer. Wenn man systemische Enzyme einnimmt, kann der Magen schon mal sehr angegriffen sein, besonders nach einem starken Abtöten der Schadstoffe. Mit Knoblauch als Nahrungsergänzungsmittel war es auch nicht einfach. Ich kann ihn gekocht in einem Gericht oder roh in einer Salsa essen. Aber wenn ich ihn in Tablettenform zu mir nehme, bringt er meinen Magen durcheinander.*

Nach einigen Wochen, in denen Jenny Abtötungssymptome wie Blähungen und Kopfschmerzen erlebte, verbesserte sich ihr Wohlbefinden und sie fühlte sich viel energiegeladener. Noch wichtiger: Sie konnte spüren, wie ihre Milz langsam wieder schrumpfte. Das überzeugte sie davon, dass sie die richtige Wahl getroffen hatte, indem sie sich gegen eine Operation und Chemotherapie entschieden hatte. Es motivierte sie auch, sich nach weiteren Möglichkeiten umzusehen, die ihr helfen könnten. Bei ihrer Recherche stieß sie auf einen integrativen Arzt aus Nevada, der bei der Behandlung von Patienten mit Lymphomen sehr erfolgreich war:

> *Ich fuhr mit einer Freundin, deren Krankenkasse die Behandlung bei diesem integrativen Arzt übernahm, nach Reno, Nevada. Dieser Arzt hat zwar eine klassische schulmedizinische*

Ausbildung, aber er wendet auch alternative Heilverfahren an. Und er hat eine Rezeptur entwickelt, in der alles enthalten ist, was bei Lymphomen eingesetzt wird. Sein Mittel enthält zum Beispiel Flohsamen, Quercetin und Resveratrol, ebenso die Vitamine A, C, D und E – einfach alles. Würde man sich diese Ergänzungspräparate einzeln kaufen, müsste man eine Menge Geld ausgeben.

Jenny stellte also nicht nur ihre Ernährung um und nahm Nahrungsergänzungsmittel ein, sondern sie entschied sich auch noch für dieses spezielle Präparat. Als Jenny und ihr Mann zum ersten Mal die Diagnose hörten, waren die beiden – die sich seit ihrer Jugend kennen und seit über 30 Jahren verheiratet sind – emotional vollkommen aufgelöst. Sie hatten große Angst, dass Jenny bald sterben könnte. Um diese emotionale Anspannung in den Griff zu bekommen, suchten sie zunächst nach medizinischer Hilfe:

Nach einiger Zeit gingen mein Mann und ich endlich zu unserem Hausarzt und ließen uns Stimmungsaufheller verschreiben. Das machte die Sache nur noch schlimmer. Tagsüber war jede emotionale Reaktion unterdrückt. Sobald jedoch die Wirkung nachgelassen hatte, verfiel man in tiefe Depressionen. Wir nahmen das Mittel drei Wochen lang, bis schließlich klar war, dass wir so nicht weitermachen konnten. Wir mussten uns mit der Sache auseinandersetzen. Ich machte viele Meditationen und hörte in mich hinein. Zum Einschlafen hörte ich Meditations-CDs. Ich hatte erkannt, dass ich aufhören musste, meine Gedanken von dieser Angst dominieren zu lassen. Ich musste einfach positiver denken.

Zusätzlich zu den geführten Meditationen, die ihr dabei helfen sollten, ihre Angst loszulassen und positive Gefühle zu bestärken, setzte sich Jenny mit einem Psychologen in Verbindung, der sich auf die Betreuung von Krebspatienten spezialisiert hatte. Die Sitzungen fanden telefonisch statt. Der Psychologe half ihr, tief sitzende unterdrückte Gefühle aus der Vergangenheit zu erkennen und sie mit einer bestimmten Technik aufzulösen. Sie sollte sich an traumatische Erlebnisse aus der Vergangenheit erinnern, während sie gewisse Punkte an ihrem Körper abklopfte. Dieses Abklopfen sollte die energetischen und emotionalen Blockaden im Körper lösen. Es funktioniert ähnlich wie Akupressur oder Akupunktur.

> *Ich fing also mit diesen telefonischen Sitzungen beim Psychologen an und befolgte seine Methoden: in sich hineinhören und all den Ballast, der einem auf der Seele liegt, loslassen. Ich gab mir wirklich Mühe, aber es hört sich einfacher an, als es ist, denn viele negative Dinge im Leben kommen und gehen, sie liegen außerhalb der eigenen Kontrolle. Aber wir müssen lernen, möglichst viele dieser negativen Empfindungen loszulassen.*

Jenny versuchte, sich auf die positiven Aspekte ihres Lebens zu konzentrieren und negative Erlebnisse aus ihrer Vergangenheit endgültig ziehen zu lassen. Dabei erkannte sie, dass sie sich noch einer großen emotionalen Herausforderung stellen musste: der Angst vor dem Tod. Sie war schon immer gläubig, aber nach ihrer Diagnose hatte sie so gut wie täglich „Gespräche“ mit Gott:

> *Man fängt an, sich zu fragen, was einen auf der anderen Seite erwartet. Dieser Glaubensfrage musste ich mich stellen. Ich habe jetzt keine Angst mehr. Egal, was kommt, ich weiß, dass meine Zeit hier noch nicht abgelaufen ist. Ich habe noch vieles zu erledigen. Dieser Glaube erleichtert mir das Leben, und das wiederum hilft mir bei der Heilung. Ich muss gesund werden, denn es gibt Menschen, die mich brauchen. Ich habe aber auch keine Angst mehr vor dem Tod. Ich bin sicher, dass ich ein gutes Leben geführt habe und ich mich vor dem, was mich auf der anderen Seite erwartet, nicht fürchten muss. Ich vermute, dass Angst viele Menschen vergiftet. Es hat keinen Sinn, sich vor dem Tod zu fürchten, früher oder später kommt er für jeden von uns.*

Nachdem Jenny hingebungsvoll an ihrer physischen, emotionalen und seelischen Gesundheit gearbeitet hatte, wurde sie stabiler und ausgeglichener. Sie hielt sich an ihre neue, hauptsächlich aus Rohkost bestehende Ernährung und nahm die Nahrungsergänzungspräparate ein, die sie mit ihrem Ernährungsberater für ihre Heilung zusammengestellt hatte. Nach einigen Monaten konnte Jenny spüren, dass ihre Milz immer weiter schrumpfte. Bis sie eines Tages von außen nicht mehr zu ertasten war. Ihre Ernährung, vor allem die Zubereitung der frischen Säfte, nahm zwar viel mehr Zeit in Anspruch, als Fertiggerichte aus der Tiefkühltruhe zu erhitzen, wie sie es früher getan hatte. Doch das zahlte sich voll und ganz aus:

> *Damals wie heute nehme ich ungefähr 40 Tabletten am Tag. Nicht alle auf einmal, sondern über den Tag verteilt. Morgens, wenn ich aufstehe, nehme ich die Präbiotika. Beim Frühstück dann eine größere Anzahl an Nahrungsergänzungsmitteln zusammen mit den Verdauungsenzymen und einem Saft, den mein Mann frisch für mich zubereitet. Über Nacht fastet man, und wenn man aufwacht und acht Stunden lang nichts gegessen hat, ist der Körper einfach hungrig. Das Probiotikum nehme ich ebenfalls mit etwas Saft und weiteren Nahrungsergänzungspräparaten ein. Hinzu kommen insgesamt 18 systemische Enzyme pro Tag – dreimal jeweils sechs Stück, gerne zusammen mit Magnesium, immer auf leeren Magen, ungefähr eine Stunde vor oder nach dem Essen.*

Jenny nahm diese 40 Tabletten pro Tag mit einem Gefühl der Dankbarkeit, da sie den positiven Effekt, den diese auf ihre Gesundheit haben, spürte. Seit der Diagnose waren inzwischen sieben Monate vergangen. Jenny fühlte sich so gut, dass sie beschloss, eine zweite Knochenmarkbiopsie durchführen zu lassen. Zum Erstaunen ihres Arztes – nicht jedoch zu ihrem eigenen Erstaunen – ergab der Test, dass sie keinerlei kanzeröse Zellen im Körper hat. Weil sie das Ergebnis kaum glauben konnten, setzten die Ärzte noch einen PET-Scan an, der ebenfalls für Verwunderung sorgte: Ihre Milz war wieder auf normale Größe geschrumpft und in ihrem gesamten Körper gab es keinerlei Anzeichen auf Krebs.

Seitdem bei Jenny ein splenisches Marginalzonen-Lymphom im Stadium IV diagnostiziert worden war, sind über fünf Jahre vergangen. Sie hat die Kontrolle über ihre Heilung in die eigene Hand genommen, sich die richtigen Ärzte gesucht, ihre Ernährung radikal umgestellt und eine Vielzahl an Nahrungsergänzungsmitteln genommen, um ihr Immunsystem zu stärken. Dies alles trug dazu bei, dass sie wieder gesund wurde. Jenny lässt sich auch heute noch regelmäßig untersuchen. Die Knochenmarkbiopsien und PET-Scans zeigen nach wie vor keinerlei kanzeröse Zellen oder Tumoren. In ihrer Patientenakte steht „Spontanremission". Jenny, die sich nach wie vor Kopien aller Berichte geben lässt, widerspricht diesem Begriff vehement:

> *Auf dem Papier steht „Spontanremission". Allerdings glaube ich keineswegs daran, dass meine Remission spontan war, also vom Nichtstun kam. Ich habe nach der Diagnose meinen Lebensstil komplett geändert und lange Zeit nach einem Arzt gesucht, der mich bei meiner Heilung unterstützen würde. Im Laufe der letzten Jahre habe ich meinen Vater und viele Freunde verloren. Alle hatten sich bei ihrer Krebsbehandlung auf die Methoden der Schulmedizin verlassen. Ich dagegen bin immer noch in Remission und es geht mir sehr gut. Ich konnte im letzten Dezember sogar einen neuen Enkel auf der Welt begrüßen.*

Einer der wichtigsten Faktoren bei Jennys Heilung war, die richtige Kombination der Nahrungsergänzungsmittel herauszufinden, um ihr Immunsystem zu stärken. Die Ergänzungsmittel allein hätten wohl nicht zu einer Remission geführt. Doch in Verbindung mit allen anderen Änderungen ihres Lebensstils war es genau das, was den Krebs vollständig besiegen konnte.

Empfehlungen

Die meisten Krebspatienten, die eine Radikalremission erfuhren und die ich befragt habe, nehmen Nahrungsergänzungsmittel, die sich in die nachfolgenden drei Kategorien unterteilen lassen. Bedenken Sie, dass Sie – ebenso wie Jenny – selbst recherchieren und einen Ernährungsberater zurate ziehen sollten, um herauszufinden, welche Präparate für Sie persönlich und Ihre Heilung am geeignetsten sind:

Kategorie 1: Ergänzungsmittel, die bei der Verdauung helfen

- *Verdauungsenzyme:* Sie unterstützen den Verdauungstrakt dabei, das Essen zu verarbeiten. Beispiele für Verdauungsenzyme sind proteolytische Enzyme und Bauchspeicheldrüsenenzyme.
- *Präbiotika und Probiotika:* Probiotika sind die förderlichen „guten" Bakterien im Verdauungstrakt, die bei der Verdauung helfen und das Immunsystem stärken. Viele Menschen haben einen Mangel an probiotischen Kulturen, der durch eine zu häufige Einnahme von Antibiotika bedingt ist. Antibiotika töten alle Bakterien der Magen-Darm-Flora ab, egal ob sie förderlich oder gefährlich sind. Probiotika ernähren sich von Präbiotika, weswegen beide zusammen eingenommen werden sollten.

Kategorie 2: Ergänzungsmittel, die den Körper entgiften

- *Antimykotika:* Sie helfen, Candida (Hefepilz) und andere Pilze zu entfernen, die im Verdauungsapparat der meisten Menschen wuchern. Natürliche Antimykotika sind unter anderem Olivenblatt-Extrakte, Zinnkraut und Brennnesseln.
- *Antiparasitika:* Sie können die Parasiten reduzieren, die sich im Magen-Darm-Trakt einnisten und die Verdauung sowie das Immunsystem stören. Zu den Antiparasitika zählen beispielsweise Wermutkraut, Gelbwurzel und Schwarznusshülsen.
- *Antibakterielle und antivirale Stoffe:* Sie helfen bei der Eliminierung im Körper vorhandener bakterieller oder viraler Infektionen. Zu diesen Stoffen zählen beispielsweise Knoblauch, Oreganoöl und Pau d'Arco.
- *Leberentgifter:* Die Leber ist das primäre Entgiftungsorgan. Ergänzungsmittel können die Entgiftung erleichtern, vor allem wenn es darum geht, Schwermetalle abzubauen. Unterstützend sind zum Beispiel Milchfleckdistel, Löwenzahnwurzel und Süßholzwurzel.

Kategorie 3: Ergänzungsmittel, die das Immunsystem stärken

- *Immunsystem-Booster*: Viele Kräuter und Nahrungsergänzungspräparate helfen, das Immunsystem zu stärken. Unter Erkrankten mit Radikalremission sind folgende besonders beliebt: Aloe vera, Vitamin C, bestimmte Speisepilze, Fischöl und Spurenelemente.
- *Vitamine und Hormone:* Viele Patienten nehmen Vitamin B_{12}, Vitamin D und Melatonin, bis ihre Blutwerte wieder normal sind. Der Arzt kann ein Blutbild machen und anhand der aktuellen Ergebnisse sagen, ob Vitamin- und Hormonpräparate eingenommen werden sollten.

Ich nehme zwar selbst viele der hier erwähnten Nahrungsergänzungsmittel ein. Inzwischen – nach über zehn Jahren in der Krebsforschung tätig – bin ich jedoch zu der Überzeugung gelangt, dass Ergänzungen nicht mehr als ein Trostpflaster für eine nährstoffarme, aber schadstoffreiche Ernährung sind. Obgleich sie uns ohne Frage behilflich sind, wenn der Körper gegen Krebs ankämpfen muss, glaube ich nicht, dass Nahrungsergänzungspräparate eine Langzeitlösung sind.

Würden wir wieder zu den Essgewohnheiten unserer Vorfahren zurückkehren und täglich eine kleine Menge fermentiertes Essen zu uns nehmen (hausgemachter Kombucha-Tee oder Sauerkraut), bräuchten wir beispielsweise keine probiotischen Ergänzungsmittel einzunehmen. Würden wir mehr mit Nahrungsmitteln kochen, die antibakteriell wirken (Knoblauch oder Gelbwurz), müssten wir nicht andauernd zu Antibiotika greifen. Wenn wir unseren Körper nicht nur einmal am Tag, sondern einmal pro Stunde bewegen würden, könnten wir auf Ergänzungsmittel verzichten, die uns bei Schmerzen helfen, wie etwa Glucosamin. Und so lässt sich die Liste fortsetzen: Mindestens acht Stunden Schlaf täglich, in kompletter Dunkelheit, und wir müssten kein Melatonin nehmen. 15 Minuten direkte Sonneneinstrahlung pro Tag, und die Vitamin-D-Tabletten wären überflüssig. Eine zuckerarme Ernährung und nur wenige verarbeitete Kohlenhydrate würden es uns erlauben, entzündungshemmende

Ergänzungspräparate wie beispielsweise Fischöl oder Resveratrol zu streichen. Und schließlich würden weniger giftige Metalle, Chemikalien, Plastik und elektromagnetische Strahlungen, denen wir täglich ausgesetzt sind, dazu führen, dass wir auch weniger entgiftend wirkende Ergänzungen wie Milchfleckdistel oder Löwenzahnwurzel zu uns nehmen müssen.

Menschen, die Krebs entweder vorbeugen oder ihn bekämpfen möchten, rate ich deshalb, zuerst mit ihrem behandelnden Arzt über die drei Kategorien der Nahrungsergänzungsmittel zu sprechen. Sobald ihr Körper wieder in einem ausgeglichenen Zustand ist, empfehle ich, die Ergänzungspräparate langsam zu reduzieren und ihren Lebensstil auf natürliche Weise zu „ergänzen". Das kann durch eine Ernährung geschehen, die reich an Obst und Gemüse ist, frische Kräuter aus dem eigenen Gärtchen und hausgemachten Kombucha-Tee beinhaltet, durch die Verwendung von Reinigungsprodukten, die frei von Giftstoffen sind, durch ausreichend Schlaf oder natürlich durch sportliche Betätigung – und das jeden Tag.

KAPITEL 5

UNTERDRÜCKTE EMOTIONEN LOSLASSEN

Ärger ist eine Säure, die dem Gefäß, in dem sie gelagert wird, weitaus größeren Schaden zufügen kann als allem, worauf sie sich ergießt.
MARK TWAIN (ZUGESCHRIEBEN)

Erstaunlicherweise sind nur zwei der neun häufigsten Faktoren zur Radikalremission in diesem Buch physischer Natur (die Ernährung umstellen sowie Kräuter und Nahrungsergänzungsmittel nehmen). Die anderen sieben sind von emotionaler oder spiritueller Natur. Zu Beginn meiner Recherche bin ich fest davon ausgegangen, dass die Mehrzahl der Faktoren auf physischer Ebene liegen würde. Ich erwartete Ernährungsumstellung, Nahrungsergänzungen, Sport und Kaffee-Einläufe zur Entgiftung. Deshalb war ich sehr überrascht, dass in allen Interviews immer wieder mentale, emotionale und spirituelle Faktoren als heilungsfördernd genannt wurden.

Dieses Kapitel beschäftigt sich mit unterdrückten Emotionen aus der Vergangenheit, an denen wir festhalten, und deren Auswirkungen auf unsere Gesundheit. Zuerst ergründen wir, warum Angst und Stress unsere Gesundheit negativ beeinflussen. Danach besprechen wir Möglichkeiten, Emotionen gut zu verarbeiten. Dazu schildere ich Ihnen die Heilungsgeschichte eines Betroffenen, der lernte, unterdrückte Emotionen loszulassen, um die Heilung seines Lungenkrebses zu unterstützen. Abschließend finden Sie Empfehlungen, die dabei helfen können, unerwünschten emotionalen Ballast loszulassen.

KRANKHEIT IST BLOCKADE

Ich versuche nicht nur herauszufinden, *was* Menschen getan haben, um ihren Krebs zu heilen, sondern auch, *warum* sie dies taten. Ich nenne diese antreibenden Aktionen „zugrunde liegende Überzeugungen". Eine der häufigsten zugrunde liegenden Überzeugungen ist danach, dass Krankheit eine Blockade auf physischer, emotionaler oder spiritueller Ebene ist. Sowohl Krebspatienten als auch alternative Krebsheiler glauben, dass Gesundheit erst dann erreicht werden kann, wenn auf jeder dieser drei Ebenen ein Zustand der barrierefreien Bewegung herrscht. Dieses Konzept ermöglicht uns einen neuen Blickwinkel für die Betrachtung und Behandlung von Krebs.

Erlauben Sie mir einen Vergleich, um die Entstehung von Krebs verständlicher zu machen. Ein gut funktionierender Körper ist wie eine Stadt mit einer gut funktionierenden Müllabfuhr. Genauso wie Sie Zuhause täglich Dinge wegwerfen – verdorbenes Essen zum Beispiel –, haben auch Ihre Zellen Dinge, die täglich entsorgt werden müssen – Gifte, Bakterien oder abgestorbene Zellbestandteile. So wie der Müllabfuhrwagen jede Woche Ihren Hausmüll abholt, schaut Ihr Immunsystem täglich bei Ihren Zellen vorbei, um deren Abfälle zu entsorgen. In Städten wird der Müll zu Mülldeponien und Wiederverwertungsanlagen gebracht, wo er entweder recycelt oder vernichtet wird. In Ihrem Körper geschieht Ähnliches, denn das Immunsystem leitet die Abfallstoffe an Organe wie Nieren und Leber weiter, wo diese dann entweder aufbereitet oder ausgeschieden werden. Wie es zu ernsthaften Problemen kommen würde, wenn die Müllabfuhr Ihrer Stadt wochenlang nicht im Einsatz wäre, gäbe es auch ernsthafte Probleme mit Ihrem Körper, wenn sich der „Abfall" über Wochen ansammeln und nicht von Ihrem Abfallbeseitigungssystem beseitigt würde. Und genau das scheint im Falle einer Krebserkrankung zu geschehen.

Jeder von uns hat kanzeröse Zellen (Krebszellen) im Körper, die nicht mehr sind als „schlechte Kopien" von Zellen. Der Kopiervorgang kann aus vielerlei Gründen fehlerhaft vonstattengehen. Ungeachtet der Gründe erkennt das Immunsystem diese fehlerhaften

Kopien in der Regel und entfernt sie schnell aus dem System, ohne beunruhigende Schwierigkeiten zu erzeugen.

Manchmal jedoch, wenn das Immunsystem geschwächt ist oder die kanzerösen Zellen besonders gut darin sind, sich hinter chemischen Masken zu verstecken, werden sie nicht wie vorgesehen aus dem Körper entfernt. Geschieht dies über einen längeren Zeitraum hinweg, sammeln sie sich an und bilden einen Tumor. Aus Sicht vieler Menschen muss nicht nur die Blockade, also der Tumor, entfernt werden, sondern auch der Grund der Blockade, damit es nicht zu einem erneuten Stau kommt.

Aufgrund dieser Überzeugung sind die von mir betreuten Krebspatienten mit Radikalremission sehr darauf fokussiert, alles, was ihre Systeme blockiert, zu lösen, ob nun auf emotionaler, spiritueller oder physischer Ebene. Sie gehen davon aus, dass die Blockaden von Person zu Person variieren und sich unterschiedlich stark manifestieren können. Ob die Blockade nun auf emotionaler Ebene stattfindet oder eher spiritueller Natur ist, das Ziel bleibt dasselbe: die Blockade aufspüren, herausfinden, woher sie gekommen ist, und anschließend gänzlich auflösen.

Adam, einer der Patienten, war überzeugt, dass sein Krebs von einer Blockade auf emotionaler Ebene ausgelöst wurde. Er erkrankte an einem Oligodendrogliom, einem fortgeschrittenen Hirntumor (Stadium III), bei dem die durchschnittliche Überlebensdauer dreieinhalb Jahre nicht überschreitet.[67] Nach zwei äußerst strapaziösen Operationen, bei denen der Großteil des Tumors entfernt werden konnte, sprach sich Adam gegen eine Folgebehandlung mit Chemotherapie und Bestrahlung aus, da diese seine Überlebenschancen nur minimal verbessert, aber furchtbare Nebenwirkungen mit sich gebracht hätte. Seine Ärzte warnten ihn davor, dass sein Krebs höchstwahrscheinlich innerhalb eines Jahres zurückkehren würde, sollte er ihren Rat nicht befolgen.

Adam entschied sich jedoch für alternative Heilmethoden. Zusätzlich zur Umstellung seiner Ernährung und der Einnahme von Nahrungsergänzungen, die die physischen Blockaden in seinem Körper beseitigen sollten, ging er daran, emotionale Blockaden aus seiner Vergangenheit aufzulösen:

> *Man muss sich auf die geistigen Muster oder die Gedanken konzentrieren, die die Krankheit haben entstehen lassen. Wenn man herausfindet, welche es sind, und sie dann „repariert", gibt es für die Krankheit keine physische Grundlage mehr. Wo auch immer der Krebs ist, er stellt eine Art Verbitterung dar, an der man festhält. Ich machte also so etwas wie eine Befreiungsarbeit. Denken Sie beispielsweise an Ihren Vater. Da fallen Ihnen wahrscheinlich viele positive, aber auch negative Dinge ein, die Sie mit ihm verbinden. Ab einem gewissen Punkt ist es wichtig, diese gemischten Gedanken loszulassen. Sobald Sie die Emotionen entlassen haben, sind sie nicht mehr ein Teil von Ihnen. Genau das habe ich getan – viel Befreiungsarbeit.*

Es sind nunmehr vier Jahre vergangen, seitdem Adams Ärzte meinten, sein Krebs würde innerhalb eines Jahres zurückkehren. Er genießt sein krebsfreies Leben und hat viel Freude an seiner Karriere als Musiker. Bis zum heutigen Tag glaubt Adam, dass der wichtigste Faktor seiner Heilung die Auflösung der emotionalen Blockade war, die durch ein erdrückendes Gefühl der Verbitterung entstanden ist.

WAS SIND UNTERDRÜCKTE EMOTIONEN?

Zu unterdrückten Emotionen zählen alle Emotionen aus der Vergangenheit, an denen Sie immer noch festhalten, ob positiv oder negativ, bewusst oder unbewusst. Die meisten Emotionen, an denen wir festhalten, sind jedoch negativer Natur: Stress, Angst, Traumata, Bedauern, Wut oder Trauer. Natürlich können wir auch positive Gefühle wie Glück festhalten. Die meisten Menschen würden vermuten, dass es gut ist, das Gefühl Glück nicht loszulassen. Doch es besteht die Gefahr, dass ein zurückliegendes Glücksgefühl sich schnell in Nostalgie verwandelt. Nostalgie wiederum konzentriert sich auf die Erinnerung anstatt auf ein mögliches Glück in der Gegenwart.

Da unterdrückte positive wie negative Emotionen sowohl bewusst als auch unbewusst auftreten können, ist es klar, dass man sich nicht oder zumindest nicht vollständig an sie erinnert. So werden traumatische Erinnerungen wie etwa Unfälle oder physischer oder psychischer Missbrauch oft aus der bewussten Erinnerung „gelöscht". Am Ende dieses Kapitels finden Sie Anregungen, wie Sie vergrabene unbewusste Emotionen auflösen können. Vorab ist jedoch wichtig, dass Sie verinnerlichen, dass jegliche Art von Emotion aus der Vergangenheit eine unterdrückte Emotion ist. Und diese wird über kurz oder lang zu einer Blockade in Ihrem Körper-Seele-Geist-System führen.

Emily, auch eine Krebspatientin, die eine Radikalremission erfuhr, konzentrierte sich ebenfalls darauf, unterdrückte Emotionen ihrer Vergangenheit loszulassen, um die Heilung ihres Krebses zu unterstützen. Nachdem sie die Diagnose Gebärmutterhalskrebs im Stadium IV bekommen hatte und operiert war, drängte Emilys Arzt zu einer Folgebehandlung mit Chemotherapie und Bestrahlung, um die vorhandenen Metastasen abzutöten. Emilys Intuition sagte ihr, dass ihr ohnehin schon sehr geschwächter Körper nicht in der Lage sein würde, diese sehr intensiven Behandlungen zu überstehen. Darüber hinaus gelangte sie – letztlich durch ihre Ausbildung zur Energiemedizin-Therapeutin – zu der Überzeugung, dass unterdrückte Emotionen wegen ihrer kürzlich vollzogenen Scheidung der Grund waren, warum ihr Immunsystem nicht voll funktionieren konnte:

> *Ich erklärte meinem Arzt, dass ich ein paar Wochen Zeit brauchen würde, um dieses Problem zu beheben. Ich erzählte ihm von meiner knallharten, unerwarteten Scheidung und wie diese auf energetischer Ebene mein zweites Chakra (nach der Yogatheorie ein Energiepunkt in der Nähe des Gebärmutterhalses) beeinflusst hatte. Als Energiemedizin-Therapeutin kannte ich einige Behandlungsmöglichkeiten für dieses Problem. Mein Arzt willigte ein, dass ich meine eigenen Methoden anwenden konnte. Allerdings sollten nach zwei Wochen erneut eine Computertomografie und andere Tests durchgeführt werden. Ich stimmte zu. In diesen zwei Wochen machte ich Reiki, Yoga, Heilsame Berührung, ich betete, ich weinte, ich lachte und ich vergab meinem Exmann und mir selbst – Tag für Tag. Ich befasste mich mit meiner Trauer und nutzte verschiedenste*

> *energiemedizinische Methoden. Dieser Prozess war auf sehr vielen Ebenen heilsam.*

Als Emily zwei Wochen später zur vereinbarten Folgeuntersuchung ging und die Ergebnisse weder Metastasen noch kanzeröse Zellen zeigten, war ihr Arzt buchstäblich fassungslos. Mittlerweile sind sechs Jahre vergangen, und Emily fühlt sich glücklicher als je zuvor. Die Trauer über ihre Scheidung hat sie verarbeitet und losgelassen.

STRESS UND KREBS

Seit ungefähr 20 Jahren befasst sich die Wissenschaft mit der Theorie, dass die Verarbeitung unterdrückter Emotionen für den physischen Körper gut sein kann. Ein besonderes Augenmerk gilt dem Stress, mit dessen Auswirkungen auf den Körper sich schon sehr viele Studien befasst haben. Eine der bahnbrechenden Studien zum Thema Stress wurde 1991 im *New England Journal of Medicine* veröffentlicht.[68] In dieser Studie mussten 420 Männer und Frauen zunächst Fragebögen zu verschiedenen Faktoren ihres Lebens ausfüllen, ihren Stresslevel eingeschlossen. Anschließend wurde einem Teil der Versuchspersonen ein Nasenspray gegeben, welches Saline (Salz) enthielt, wohingegen der andere Teil ein Nasenspray bekam, dem der gewöhnliche Erkältungsvirus beigefügt war. Natürlich wurden alle Versuchspersonen im Vorfeld über die Möglichkeit einer Verabreichung informiert. Können Sie sich vorstellen, was passiert ist? Diejenigen, die einen höheren Stresslevel angegeben hatten, entwickelten einen ausgewachsenen grippalen Infekt, während die Personen mit niedrigerem Stresslevel die Erkältung besser abwehren konnten.

Unter allen Faktoren, die in den Fragebögen aufgelistet waren, war Stress der einzige, der einen entscheidenden Unterschied beim Resultat erkennen ließ. Diese Studie konnte also nachweisen, dass Stress den Menschen für Erkrankungen anfälliger macht.

Nach dieser Studie konnten Hunderte von weiteren wissenschaftlichen Forschungen belegen, dass Stress nicht nur mit einer normalen Erkältung assoziiert werden kann, sondern auch mit schwerwiegenderen Erkrankungen wie Herzleiden, Autoimmunerkrankungen und Krebs. Es ist nach wie vor schwierig, einen wissenschaftlichen Beweis dafür zu liefern, dass Stress allein Krebs auslösen kann. Und natürlich ist es ethisch indiskutabel, eine Gruppe von Menschen in einen permanenten Stresszustand zu versetzen, eine andere Gruppe permanent entspannt zu lassen und abzuwarten, wer Krebs bekommt. Was Wissenschaftler jedoch ohne jeden Zweifel sagen können, ist, dass Stress das Immunsystem schwächt. Und das Immunsystem spielt eine Schlüsselrolle beim Auffinden und Entfernen von Krebszellen.

Eine Möglichkeit, das Immunsystem durch Stress zu schwächen, ist die Veränderung der Neuropeptide. Neuropeptide sind Chemikalien, die von bestimmten Körperzellen freigesetzt werden, um sich an andere Zellen anzuhängen und mit diesen zusammen eine bestimmte Wirkung zu erzielen. Neuropeptide, die einen positiven Effekt auf das Immunsystem haben, sind Serotonin, Dopamin und Relaxin. Nachdem sie ausgeschüttet wurden, fühlen Sie sich entspannt und glücklich. Neuropeptide, die einen negativen, also schwächenden Effekt auf das Immunsystem haben (insbesondere wenn sie über einen längeren Zeitraum ausgeschüttet werden), sind unter anderem Cortisol, Epinephrin und Adrenalin. Alle drei gehören zur Gruppe der Stresshormone. Was Stress – oder auch jede andere Emotion – so kraftvoll macht, ist, das fast jede Zelle unseres Körpers in der Lage ist, Neuropeptide sowohl herzustellen als auch zu empfangen.[69] Die veraltete Überzeugung, dass Körper und Geist getrennt voneinander fungieren, ist wissenschaftlich widerlegt. Denn der Geist – in Form von emotional gesteuerten Neuropeptiden – ist in jeder Zelle präsent, was wiederum bedeutet, dass eine Emotion wie Stress auch jede Zelle des Körpers negativ beeinflussen kann, nicht nur die Immunzellen.

Einer der Heilpraktiker, den ich auf meinen Forschungsreisen kennengelernt habe, befasst sich mit genau diesem Thema. Stress und andere unterdrückte Emotionen haben einen negativen Effekt auf jede Zelle. Genau wie der Nobelpreisträger Dr. Otto Warburg, den Sie in Kapitel 1 kennengelernt haben, glaubt auch Dr. Tsuneo

Kobayashi, ein integrativer Onkologe aus Tokio, daran, dass Krebszellen nichts anderes sind als gesunde Zellen, deren Mitochondrien beschädigt sind. Was Dr. Kobayashi jedoch von Dr. Warburg unterscheidet, ist, dass für ihn unterdrückte Emotionen einer der Hauptgründe für die Beschädigung der Mitochondrien ist.

In Kapitel 1 wurde erläutert, dass Mitochondrien dafür zuständig sind, den eingeatmeten Sauerstoff in Energie umzuwandeln. Sie haben zudem die Aufgabe, unsere Zellen zu informieren, wenn es an der Zeit ist abzusterben und neue Zellen zu bilden. Dieser Vorgang nennt sich „programmierter Zelltod" oder „Apoptose". Ist ein Mensch an Krebs erkrankt, geschehen zwei Dinge: Die kanzerösen Zellen gewinnen ihre benötigte Energie nicht länger aus Sauerstoff, sondern aus Zucker (Glukose). Sie sterben nicht mehr wie vorgesehen ab, sondern vermehren sich unkontrolliert. Für beide Vorgänge – Energiegewinnung aus Sauerstoff und Absterben der Zellen, wenn es an der Zeit ist – sind die Mitochondrien verantwortlich. Demzufolge ergeben sowohl Dr. Warburgs als auch Dr. Kobayashis Theorien, dass Krebszellen im Grunde gesunde Zellen mit beschädigten Mitochondrien sind, durchaus Sinn. Dieser Theorie stimmen heute viele Wissenschaftler zu.[70]

Dr. Kobayashi baut seine Theorie jedoch noch weiter aus und behauptet, dass es eine Vielzahl an Dingen gibt, die die Mitochondrien einer Zelle beschädigen können, eben auch unterdrückte Emotionen:

> *Krebs wird vom Menschen selbst erschaffen, durch eine schlechte Blutzirkulation und eine zu niedrige Körperkerntemperatur. Meiner Ansicht nach sind Krebszellen nicht bösartige, sondern aufgegebene oder pflichtvergessene Zellen, die sich an falsche Gegebenheiten angepasst haben. Krebszellen entstehen nie im Herzen oder im Dünndarm, weil es dort nämlich warm ist, eine hohe Blutzirkulation herrscht und viel Sauerstoff vorhanden ist. Krebs ist das Endresultat von Alexithymie. Damit ist gemeint, Gefühle und Emotionen nicht adäquat wahrzunehmen und zum Ausdruck zu bringen. Die meisten Krebspatienten leiden an Alexithymie, bevor sie erkranken. Alexithymie ver-*

ursacht einen niedrigen Blutdruck und verringert die Körperkerntemperatur. Und diese Faktoren beeinträchtigen wiederum die Funktion der Mitochondrien.

Da Dr. Kobayashi geschädigte Mitochondrien als Hauptursache für Krebserkrankungen betrachtet, konzentriert er sich bei seiner Behandlung darauf, die Mitochondrien zu reparieren. Seine vielseitige Therapie sieht sowohl physische Behandlungen wie die Erhöhung der Körperkerntemperatur als auch psychotherapeutische Behandlungen wie das Loslassen unterdrückter Emotionen vor.

Falls Sie nun beunruhigt sind über das, was Sie gerade zum Thema Stress gelesen haben, habe ich gute Nachrichten für Sie: Stressmanagement funktioniert. Studien haben nachgewiesen, dass ein Freisetzen von Emotionen wie Stress, Wut und Angst das Immunsystem relativ schnell stärken kann. In einer dieser Studien wurden Brustkrebspatientinnen untersucht. Ein Teil von ihnen besuchte einen zehnwöchigen Stressmanagementkurs, der andere Teil tat dies nicht. Die Teilnehmerinnen des Kurses wiesen nach den zehn Wochen eine erhöhte Anzahl an weißen Blutkörperchen auf.[71] Eine ähnliche Studie mit Hautkrebspatienten, die einen sechswöchigen Stressmanagement- und Entspannungskurs besucht hatten, erbrachte, dass die Anzahl der natürlichen Killerzellen angestiegen war.[72] Diese Beobachtung ist besonders wichtig, weil natürliche Killerzellen die Waffe des Immunsystems gegen Krebs sind. Diese besonderen Blutzellen haben die Fähigkeit, sich an eine Krebszelle zu binden und ihnen eine Art „Gift" (Perforin) zu injizieren, wodurch sie absterben.

Neben Stressmanagementkursen gibt es natürlich auch andere Möglichkeiten, den Stresslevel zu senken und unterdrückte Emotionen loszulassen. Darüber lesen Sie später in diesem Kapitel. Vorab ist es aber wichtig, dass Sie folgenden Gedanken verinnerlichen: Festhalten am Stress schwächt das Immunsystem und somit dessen Fähigkeit, Krebs zu bekämpfen. Stress abzubauen stärkt das Immunsystem.

ANGST UND KREBS

Von allen unterdrückten Emotionen, die Patienten mit Radikalremission mir gegenüber genannt haben, war Angst die häufigste. Vielleicht ist der Grund dafür, dass Angst jeder Mensch kennt und schon erlebt hat, wohingegen intensive Trauer oder Verbitterung vielen Menschen fremd sind. Vor allem die Angst vor dem Tod ist etwas, was jeder früher oder später erlebt. Krebspatienten sind gezwungen, sich mit dieser Angst auseinanderzusetzen, sobald sie den Satz „Sie haben Krebs" hören.

Da Angst bei vielen Krebspatienten ein dominierendes Gefühl ist, glauben viele der von mir befragten Heilpraktiker, dass man sich der Angst als Erstes zuwenden muss. Zu ihnen gehört Dr. Patti Conklin, die als medizinisch-intuitive Heilerin praktiziert und eine sehr besondere Fähigkeit hat. Nachdem sie einen Menschen und sein Energiefeld kennengelernt hat, kann sie sagen, woran, wie und warum dieser Mensch erkrankt ist. Mit dieser Fähigkeit, das Energiefeld eines Menschen sehen zu können, wurde sie bereits geboren. Während unseres Interviews fragte ich sie, was ein Krebspatient ihrer Meinung nach tun solle, um seinen Heilungsprozess anzustoßen:

> *Aufgeben. Das Ziel ist, den physischen Körper, den emotionalen Körper und den spirituellen Körper wieder zu einer Einheit zusammenzuführen, die Balance wiederherzustellen. Es gibt Liebe und Angst. Die Menschen sehen Angst als etwas Falsches an, sie ist aber real. Angst ist für mich das Vergessen der Möglichkeiten und Ressourcen, die wir in uns selbst haben. Ich ermutige meine Patienten zum Aufgeben. Sie sollen ihren Frieden machen mit dem Tod und mit dem Leben. Je mehr sie ihren Körper in diese neutrale Position bringen können, desto größer sind ihre Chancen auf Heilung. Wenn Menschen ständig in Angst leben, wird das Energiefeld beeinträchtigt und damit auch das Immunsystem.*

Dr. Conklin glaubt also, dass ein Loslösen von Angst und das Einsinken in den Zustand des inneren Friedens den Körper wieder in

Balance bringen. An Angst festzuhalten dagegen führt dazu, dass die Körpersysteme abschalten und Energieblockaden entstehen, die sich letztendlich in Krankheit manifestieren. Echtes Loslassen, wie Dr. Conklin es empfiehlt, bedeutet, seiner Angst vor dem Tod ins Auge zu sehen. Das kann sich als sehr schwierige Aufgabe herausstellen.

Nathan war gezwungen, sich seiner Angst vor dem Tod zu stellen, als er beschloss, die Chemotherapie abzubrechen und stattdessen alternativmedizinische Behandlungen auszuprobieren. Man diagnostizierte bei ihm Morbus Waldenström (Waldenströms Makroglobulinämie), eine besonders seltene und schwer behandelbare Form eines Lymphoms. Die Schulmedizin weiß bis heute sehr wenig über diese Krebserkrankung. Nachdem sich trotz einiger Chemotherapie-Sitzungen die Krebszellen stark vermehrten, entschied sich Nathan, die Chemotherapie nicht fortzusetzen. Er verabschiedete sich von seinen damaligen Ärzten, die ihm eine verbleibende Lebensdauer von ein oder zwei Jahren prognostiziert hatten. Nathan hat sich stattdessen auf eine Heilungsreise begeben, die energetische Heilung bei verschiedenen Heilpraktikern einschloss, ebenso Mistelzweig-Kräuterpräparate und die selbst auferlegte Verpflichtung, alles Traumatische aus seiner Vergangenheit loszulassen und die gegenwärtige Angst zu verbannen. Die Angst, den Tod vor Augen zu haben, beschreibt er so:

> *Nachdem ich beschlossen hatte, die Chemotherapie abzubrechen, erschlug mich die Angst förmlich – es war schlimmer denn je, da ich nun wusste, dass ich innerhalb des nächsten Jahres sterben könnte. Etwa vier Tage lang lag ich nachts wach und durchlebte einen Prozess, in dem ich mich mit meiner Angst auseinandersetzte und mein Sterben akzeptierte. Danach war die Angst vor dem Tod allerdings weg. Sobald man solche weitreichenden Entscheidungen trifft, sich dem Vertrauen hingibt, passieren Dinge plötzlich einfach so. Zwei Tage später habe ich „einfach so“ einen berühmten Heilpraktiker kennengelernt.*

Nathans Ärzte gaben ihm nach seiner Diagnose 2005 noch ein bis zwei Jahre zu leben. Ich interviewte ihn 2011, als er gerade dabei war, seinen Südamerikaurlaub in vollen Zügen zu genießen. Ich bin mir durchaus im Klaren darüber, dass eine Konfrontation mit dem Tod die ganze Bandbreite umfasst, von einer leichten bis unglaublich schwierigen Aufgabe. Das hängt vor allem mit dem individuellen Glauben, was einen „danach" erwartet, zusammen. Allerdings berichteten fast alle Menschen mit Radikalremission, die ich kennengelernt habe, dass ihnen eine direkte Konfrontation mit dieser Angst vor dem Tod – mag es auch nur für eine kurze Zeit gewesen sein – ein Gefühl der Erleichterung gab.

Ein weiteres Beispiel dafür, wie Angst unseren physischen Körper beherrschen kann, ist das Ergebnis einer Studie, die nicht von vornherein zum Thema Angst angelegt war. Die Wissenschaftler wollten ursprünglich herauszufinden, ob eine bestimmte Form der Chemotherapie wirkt. Sie unterteilten die krebskranken Teilnehmer wahllos in zwei Gruppen: Die erste Gruppe bekam die neue Chemotherapie, die Kontrollgruppe *dachte,* dass sie die neue Chemotherapie bekommen würde, bekam aber nur eine Kochsalzlösung. Erstaunlicherweise kam es dazu, dass 30 Prozent der Teilnehmer der Kontrollgruppe – 40 Menschen – die Haare ausfielen, weil sie glaubten, sie würden diese Chemotherapie bekommen.[73] Die intensive Angst davor, Nebenwirkungen zu erleiden, veranlasste ihren Körper dazu, Nebenwirkungen zu zeigen, obwohl sie keinerlei chemische Substanzen bekamen.

In zahlreichen anderen Studien wurde nachgewiesen, dass Angst den Körper in einen Kampf-oder-Flucht-Modus versetzt und es ihm unmöglich macht, in den Ausruhen-und-Reparieren-Zustand zu wechseln. Viele Menschen verstehen nicht, dass diese beiden Zustände sich gegenseitig ausschließen. Das bedeutet: Verspüren Sie Angst, heilt Ihr Körper sich nicht selbst. Heilt er sich jedoch selbst, verspüren Sie keine Angst. In einer Studie haben Menschen, die von vornherein eher ängstlich waren, keine natürlichen Killerzellen mehr produziert, nachdem sie einem Stressfaktor ausgesetzt wurden. Deren Kontrollgruppe, die nicht so ängstlich veranlagt war, produzierte weiterhin Killerzellen.[74] Das deckt sich auch mit den wiederholten Aussagen vieler Patienten mit Radikalremission: Es ist enorm wichtig, sich von der Angst zu lösen, damit der Körper sich heilen kann. Angst schaltet unser Immunsystem im wahrsten Sinne des Wortes ab.

DIE WASSERFALL-LÖSUNG

Am Ende dieses Kapitels finden Sie etliche Empfehlungen, wie Sie sich von unterdrückten Emotionen Ihres Körper-Seele-Geist-Systems befreien können. Stellen Sie sich als Endziel einen Wasserfall vor: Emotionale Reaktionen sollen aufwallen, sich dann wie das Wasser eines Wasserfalls durch Sie hindurch und wieder hinaus bewegen. Auf diese Weise sammelt sich der emotionale Ballast Ihrer Vergangenheit nicht mehr an und Sie können jeden neuen Moment von einem neutralen Standpunkt aus erleben.

Michael Broffman, ein bekannter Akupunkteur und Kräuterheilkundler aus der Gegend um San Francisco, der in den letzten 20 Jahren Tausende Krebspatienten behandelt hat, beschreibt die Wasserfall-Methode wie folgt:

> *Wir können eine Radikalremission meistens dann beobachten, wenn der Patient in der Lage ist, sich von seiner Angst zu lösen. Jene Menschen, die eine Radikalremission erleben, und auch diejenigen, die am erfolgreichsten sind bei einer Langzeitremission (selbst wenn sie die Behandlung irgendwann wieder aufnehmen müssen), können am besten mit Ungewissheit umgehen. Ungewissheit scheint hierbei ein Schlüsselelement zu sein. Menschen, die in der Gegenwart bleiben und keine Angst in die Zukunft projizieren, sind am erfolgreichsten. Wenn Sie also mit Ungewissheit umgehen können und in der Gegenwart bleiben, ist das Ihr Ticket zur Heilung. Aus Sicht der Remission scheint es so, als würde diese Praxis den Körper in einen entspannten Zustand versetzen. Dadurch bekommt er mehr Sauerstoff, und mehr Sauerstoff bedeutet, dass die Zellen eine bessere Chance haben, sich zu wehren.*

Michael glaubt also, dass ein Loslösen von unterdrückten Emotionen – wie beispielsweise Ungewissheit und Angst – und eine Verankerung in der Gegenwart dem Körper ermöglichen, sich zu entspannen. Dadurch kann er die Heilung unterstützen.

Da Sie nun wissen, welchen Einfluss unterdrückte Emotionen auf unsere Gesundheit haben und wie wichtig es deshalb ist, sie loszulassen, widmen wir uns diesem Aspekt anhand von Joes Geschichte. Joe hat sich von unterdrückten Emotionen seiner Vergangenheit gelöst, um die Heilung seines Lungenkrebses zu unterstützen. Wie auch bei anderen Heilungsgeschichten in diesem Buch ist es möglich, dass Sie einige von Joes Entscheidungen, ob medizinischer oder persönlicher Art, befremdlich finden. Dennoch lade ich Sie ein, seine Geschichte unvoreingenommen und mit einem Blick für das größere Ganze zu lesen.

Joes Geschichte

Joe gehörte einer katholischen Familie an, lebte in einem katholischen Umfeld und besuchte eine katholische Knabenschule. 40 Jahre nach Ende seiner Schulzeit beschreibt er in der ihm typischen Art, wie es war, unter diesen Umständen aufzuwachsen:

> *Zwölf Jahre auf einer katholischen Schule brachten mir einiges über Gott bei. Es steht fest, dass er ein Mann ist. Er ist bestimmt auch weiß und höchstwahrscheinlich Nordeuropäer. Er ist sehr alt und hat einen weißen Rauschebart. Er ist wertend und kann sehr böse werden. Und seine Bestrafungen sind noch viel schlimmer, als meine Eltern oder die Schwestern in der Schule mir weismachen konnten (er lacht).*

Natürlich sehen das nicht alle Katholiken so, aber es waren die Erfahrungen, die Joe aus seiner Jugend mitgenommen hatte. Ihm wurde ihm beigebracht, Gott zu fürchten. Er hörte von einem Gott, der den

Menschen liebt, solange er nicht sündigt. Würde man aber sündigen, würde dieser Gott einen schnell in die ewige Verdammnis schicken. Joe hatte, wie er es ausdrückt, eine „Heidenangst" vor Gott. Und das schon, bevor er erkannte, dass er schwul ist.

Wie Sie sich vorstellen können, war die Pubertät eine sehr schwierige Zeit für Joe. Er versuchte, seine Gefühle zu unterdrücken, und war so beschämt, dass es ihm unmöglich erschien, sich seinem Priester anzuvertrauen. Er erzählte niemandem von seinem „furchtbaren" Geheimnis und betete verzweifelt zu Gott, er möge die sündigen Gedanken aus seinem Kopf vertreiben. Trotz ernsthafter Bemühungen blieben seine Gebete unerhört. Er versuchte, so gut es ging, Herr über seine Gefühle zu sein. In späteren Jugendjahren gab er seinen Gefühlen gelegentlich nach und traf sich mit anderen jungen Homosexuellen. Nach diesen Treffen war er zutiefst beschämt, hatte Angst und schwor, nie wieder zu sündigen.

Es ist vielleicht nicht allzu verwunderlich, dass sich Joe aufgrund seiner Situation in Drogen und Alkohol stürzte, um das Gefühl zu verdrängen, dass Gott ihn hasse. Er begann zu rauchen, rauchte zunehmend mehr und dachte an einem bestimmten Punkt sogar über Selbstmord nach – bis ihm einfiel, dass die Strafe dafür auch ewige Verdammnis war. Die einzige Lösung schien ihm zu sein, die katholische Kirche irgendwie zu verlassen. Als er sich für die Universität einschreiben musste, entschied er sich bewusst für eine öffentliche Institution, die verschiedene Nationalitäten und Religionen unterrichtete. Er hoffte, sich besser zu fühlen, wenn er nicht ständig an seine Verderbtheit erinnert würde. Seinen Überlegungen zum Trotz verfolgten ihn die Gefühle von Schuld und Scham auch auf der Universität, weil sie zu tief verankert waren:

> *Auch in dieser neuen Welt fühlte ich mich immer noch nicht sicher. Ich konnte mich selbst nicht lieben. Ich konnte Gott nicht entgehen. Er beobachtete jeden meiner Schritte. Über Jahre hinweg hatte ich immer wieder One-Night-Stands. Ich hatte Angst davor, einem anderen Mann zu nahe zu kommen, weil ich dachte, dieses „Ding" in mir könnte die Kontrolle übernehmen und ich würde nie „normal" sein.*

In den Semesterferien arbeitete Joe einmal als Betreuer in einem Jugendcamp für verhaltensauffällige Kinder. Diese Arbeit gab ihm das Gefühl von Wichtigkeit und Erfüllung. Und er glaubte, dass Gott seiner neuen Tätigkeit zustimmte. Damals überlegte er, dass sich diese Arbeit zum Wohl anderer gut in seinem Lebenslauf machen könnte und Gott sich eventuell über sein Schwulsein hinwegsetzen würde. Zum ersten Mal fühlte es sich für ihn an, als wäre er auf dem richtigen Weg. Und zum ersten Mal hatte er in diesem Sommer Geschlechtsverkehr mit einer Frau. Dieses eine Mal reichte jedoch aus, um absolut sicher zu sein, dass er schwul ist. Um mit dieser Erkenntnis leben zu können, beschloss er, seinen Glauben an Gott ein für alle Mal aufzugeben. Er erinnert sich an die Zeit danach:

> *Es dauerte dann noch einige Jahre, aber letztendlich verliebte ich mich in einen Mann. Es gab keinen Weg zurück. Ich konnte mir selbst die Erfahrung einer liebevollen Beziehung nicht noch länger verwehren. Um glücklich zu sein, musste ich Gott aus dem Spiel nehmen.*

Nachdem er die Universität abgeschlossen hatte, trat Joe aus der Kirche aus und zog in eine Stadt, die homosexuellenfreundlich gesinnt war. Er machte es zum Beruf, anderen zu helfen, und begann seine erste lange Beziehung zu einem Mann. Im Laufe der Jahre beneidete er seine Freunde jedoch immer mehr, wenn sie von einer tiefen spirituellen Verbindung zu Gott sprachen. Jahre vergingen, seine Beziehung wurde schwierig und durch seinen Job fühlte er sich oft ausgebrannt. Um die 40 hatte er keine positive Lebenseinstellung mehr, sondern betrachtete das Leben als etwas, das „ertragen werden musste".

Das war der Stand im März 2007, als Joe sich gerade auf eine der wenigen Dinge vorbereitete, die ihm tatsächlich noch Freude bereiteten: das Reisen. Er stand kurz vor einer Reise nach Peru und musste nur noch einige Impfungen durchführen lassen. Obwohl er kurz zuvor der Gesundheit zuliebe das Rauchen aufgegeben hatte, konnte sein Arzt nach wie vor Rauch an ihm wahrnehmen und ordnete eine Computertomografie an. Er wollte sich ein Bild von Joes Lungenzustand machen. Das Ergebnis war erschütternd. Man konnte ein Dutzend Flecken auf jedem Lungenflügel sowie zwei vergrößerte Lymphknoten erkennen. Dies wies auf den denkbar schlimmsten Fall hin: metastasierender Lungenkrebs.

Da Joe dachte, dies könnte seine letzte Reise sein, flog er nach Peru. Nach seinem Urlaub ließ er mehrere Monate lang verschiedenste Tests über sich ergehen. Im Juni führten seine Ärzte endlich eine Biopsie durch. Die Diagnose, ein metastasierendes nicht-kleinzelliges Lungenkarzinom, war somit bestätigt. Seine Ärzte schlugen drei Chemotherapie-Zyklen vor, gefolgt von einer Operation, bei der seine Rippen gebrochen werden müssten, um ein Dutzend Lymphknoten entfernen zu können. Darauf sollte eine sechswöchige Bestrahlungstherapie folgen. Der Chirurg erklärte ihm, dass sein Krebs sehr aggressiv sei und deshalb einer aggressiven Behandlung bedürfe.

Bevor Joe dieser intensiven medizinischen Behandlung zustimmen würde, wollte er über seine Chancen Bescheid wissen. Sein Arzt sagte ihm, dass es selbst nach allen Behandlungen eine Sterberate von 25 Prozent innerhalb eines Jahres, 50 Prozent innerhalb von zwei Jahren und 80 Prozent innerhalb von fünf Jahren gäbe. Würde er die Behandlung nicht durchziehen, würde er höchstwahrscheinlich nach ein bis zwei Jahren sterben. Er beschreibt die morbiden Gedanken, die ihm in diesem Moment durch den Kopf gingen:

> *Ich hatte keine Angst mehr vor dem Tod, da mein Verständnis von Gott sich verändert hatte. Ich glaubte nicht mehr an diesen Ort namens „Hölle" und ich hatte das Leben schon lange als etwas angesehen, das ausgehalten werden musste. Vielleicht war dies meine Chance zur Flucht. Keine Probleme mehr, kein Stress mehr – ich hatte endlich ein Gefühl des Friedens.*

Joe brauchte Zeit zum Nachdenken und wollte deshalb eine kurze Reise unternehmen. Ein paar Freunde hatten ihn gerade gefragt, ob er mit nach Thailand kommen wolle. Er stimmte zu, denn Chemotherapie, Operationen und Bestrahlung würden ihm das Reisen für Monate, wenn nicht Jahre, unmöglich machen. Die Ärzte gaben ihr

Einverständnis, vorausgesetzt, er würde die Chemotherapie gleich nach seiner Rückkehr antreten. Guten Gewissens stimmte er zu.

Mit belastenden Gedanken wegen seiner bevorstehenden Behandlung machte sich Joe auf seine – wie er annahm – allerletzte Überseereise. Er war schon immer der Typ Mensch, der Geld und Urlaubstage sparte, um neue Länder kennenzulernen. Auch diese Reise machte ihm Spaß, selbst wenn es ihm schwerfiel, sich zu entspannen und glücklich zu sein. Gegen Ende seines Urlaubs verbrachte er noch einige Tage in Bangkok. Er lief eine geschäftige Straße entlang, als plötzlich jemand rief:

> *„Entschuldigung, ich muss mit Ihnen sprechen!" Ich ging einfach weiter, weil ich annahm, dass mir jemand etwas verkaufen will. Der Mensch folgte mir eine Weile, bis er mich endlich eingeholt hatte. Ich drehte mich um und sah diesen Sikh. Er trug einen schwarzen Turban, hatte einen schwarzen Bart und erklärte: Als er an mir vorbeigelaufen sei, hätte Gott ihm befohlen, mir die Zukunft vorherzusagen. Ich war sehr skeptisch, denn an so etwas glaubte ich nicht. Dann sah er mir direkt in die Augen und meinte: „Obwohl Sie recht gesund aussehen, haben die Ärzte Ihnen gesagt, dass Sie sehr krank sind und vielleicht bald sterben werden. Glauben Sie ihnen nicht. Ich kann sehen, dass Sie leben werden, bis Sie 88 Jahre alt sind, und dann sterben Sie plötzlich."*

Ungeachtet seiner Skepsis blieb Joe dann doch stehen, als er hörte, was der Mann über seinen Gesundheitszustand wusste. Aus Neugierde stimmte er zu, sich die Zukunft vorhersagen zu lassen. Er war höchst erstaunt, als er weitere sehr präzise Informationen über seine vergangenen freundschaftlichen und romantischen Beziehungen und seine Familie erhielt. Der Sikh schilderte auch seine derzeitige Beziehung mit erschreckender Genauigkeit und wusste von den Schwierigkeiten, die er und sein Partner hatten. Joe beschreibt seine Reaktion wie folgt:

> *Nachdem dieser Mann so viel wusste, jagte er mir wirklich*

Angst ein. Am Ende meinte er, ich würde eine rothaarige Frau treffen, die mich bei meiner Heilung unterstützen würde. Ich gab ihm mein restliches Thai-Geld und ging zurück in mein Hotel. Mein Verstand raste. In dieser Nacht schlief ich unglaublich schlecht. Alles, woran ich bisher geglaubt hatte, wurde durch diese Begegnung infrage gestellt.

An seinem ersten Arbeitstag erzählte Joe einer Kollegin von seinem Erlebnis mit dem merkwürdigen Hellseher. Diese griff in ihre Handtasche, holte eine Visitenkarte heraus, gab sie Joe und sagte, es sei die Karte einer ortsansässigen Energieheilerin, die einen sehr guten Ruf habe. Sie selbst sei aber noch nicht bei ihr gewesen. Joe schrieb der Frau umgehend eine E-Mail, erzählte seine Geschichte vom Hellseher und fragte sie, ob sie „seine Rothaarige" sei, was sie mit „Ja" beantwortete. Aus einer Laune heraus machte Joe also einen Termin für die folgende Woche. Seine Chemotherapie sollte in zehn Tagen beginnen.

Die Heilpraktikerin war eine junge, energiegeladene Frau mit rotbraunen Haaren und magentafarbenen Strähnchen. Nah dran, dache er scherzend. Nachdem er ihr von seinem Lungenkrebs erzählt hatte, schlug sie eine Energiebehandlung vor, die seine Chakren reinigen und seinen Energiefluss neu ausrichten würde. Die nächste Stunde verbrachte sie damit, seine Arme, Beine und seinen Oberkörper leicht zu schütteln, während sie mit ihm über seinen Gesundheitszustand sprach:

Sie fragte mich, was ich von Reinkarnation halten würde. Ich sagte, dass ich daran glauben würde. Daraufhin erklärte sie mir, dass mein Partner und ich nach mehreren gemeinsamen Inkarnationen beschlossen hätten, in diesem Leben zusammen zu leiden. Schaute man sich unsere schwierige gemeinsame Vergangenheit an, war dieser Gedanke gar nicht so abwegig. Sie erklärte mir, dass alles aus vibrierender Energie bestehe und Lungenkrebs oft das Resultat von nicht überwundener Wut und Verbitterung sei.

Am Ende der Behandlung war Joe zwar immer noch skeptisch, aber er war auch weniger ängstlich. Also vereinbarte er einen weiteren Termin. In der Zwischenzeit las er ein Buch über den Tod und das Sterben von Neale Donald Walsch (siehe weiterführende Literatur Seite 308), das die Energieheilerin empfohlen hatte. Das Buch war so fesselnd, dass er es innerhalb von drei Tagen zu Ende gelesen hatte.

In diesem Buch wurde ein Gott beschrieben, der meiner Meinung nach viel mehr Sinn ergab als der, den ich aus meiner Kindheit und Jugend kannte. Es war ein unendlich liebender, kein wütender und rachsüchtiger Gott. Ich glaube, dass die Menschen Gott als Abbild ihrer selbst erschaffen haben und nicht umgekehrt.

In der darauffolgenden Woche sollte Joe seine Chemotherapie beginnen. Sein Onkologe hatte allerdings zunächst einen weiteren CT-Scan angeordnet, um vor der Behandlung noch ein aktuelles Bild seines Zustands zu bekommen. Zur großen Überraschung aller Anwesenden zeigte der neue Scan einen leichten Rückgang der Tumoren. Überrascht und ermutigt zugleich wollte Joe von seinem Onkologen Folgendes wissen:

Ist es möglich, noch sechs Monate mit der Behandlung zu warten? Der Arzt konnte das nicht empfehlen, da ich eine sehr aggressive Form des Krebses habe. Der Chirurg, der die Biopsie gemacht hatte, sagte sogar, ich sei ein Narr, wenn ich die Behandlung weiter aufschieben würde. Ohne sie würde ich innerhalb eines Jahres tot sein.

Trotz der Warnungen hatte Joe durch das leichte Schrumpfen der Tumoren den Mut, die Chemotherapie zu verschieben, um die Energiebehandlung bei der Heilpraktikerin durchführen zu lassen. In den folgenden sechs Monaten probierte er auch eine Reihe anderer Behandlungen aus, die ihm von Freunden empfohlen wurden. Eine Bekannte bot beispielsweise Reiki-Energiebehandlungen an. Also ging er einmal wöchentlich zu ihr und genoss die Zeit dort sehr. Ein anderer Freund sagte ihm, dass hohe Dosierungen an Vitamin-C das Wachstum von Krebszellen eindämmen, also nahm er Vitamin-C-Präparate ein. Außerdem trank er Kombucha-Tee, weil er gehört hatte, dass dieser förderlich für die Heilung sei.

Er suchte auch einen holistischen Heilpraktiker auf, der ihm von einem Freund empfohlen wurde. Auch dieser hatte die fast schon unheimliche Fähigkeit, ihm Dinge aus seinem Leben und seinen Beziehungen zu sagen, die erschreckend genau waren. Sowohl der Hellseher in Thailand als auch dieser Heilpraktiker sagten ihm, dass unterdrückte Emotionen zu physischer Krankheit beitragen können. Als er dann auch noch in einem Buch las, dass Lungenkrebs mit aufgestauter Wut und Verbitterung in Zusammenhang stehen kann, wurde er nachdenklich. Warum war seine Beziehung so schwierig geworden? Hatten die Schuldgefühle, die er seit seiner Kindheit gegenüber der katholischen Kirche hatte, etwas mit seiner Erkrankung zu tun? Dass das Rauchen seinen Krebs ausgelöst hatte, war ihm klar. Aber auch Emotionen damit in Verbindung zu bringen, war neu für ihn.

Joe verbrachte die nächsten sechs Monate also nicht nur damit, sich auf die Wiedereinordnung der Energie seiner Chakren zu konzentrieren und Vitamin C sowie andere Nahrungsergänzungsmittel einzunehmen, sondern er versuchte auch, die Wut und Verbitterung ziehen zu lassen, die er gegenüber Gott und seinem Lebenspartner verspürte. Dann war die Zeit für seine nächste Computertomografie gekommen. Er war guter Hoffnung, dass diese einen weiteren Rückgang seiner Tumoren zeigen würde, wusste jedoch nicht wirklich, was er zu erwarten hatte. Die Ergebnisse zeigten zu seiner großen Erleichterung tatsächlich ein erneutes leichtes Schrumpfen der Tumoren. Wegen der guten Ergebnisse wollte er die Chemotherapie noch weiter aufschieben. Auch die Ärzte waren erstaunt über die Ergebnisse und wunderten sich kaum noch über seine Entscheidung, der sie dann auch zustimmten. Er solle weitermachen mit dem, was er bisher getan hatte – was auch immer das sei, hatte man ihm gesagt.

Joe setzte also seine Energiebehandlungen und die Einnahme der Nahrungsergänzungsmittel weitere sechs Monate fort. Er las aber auch mehr spirituelle Bücher, um sich mit deren Hilfe von den tief sitzenden Gefühlen der Scham, Traurigkeit und Wut, die er gegenüber Gott verspürte, zu lösen. Diese neuen Bücher stellten ihm einen komplett anderen, einen nicht wertenden Gott vor. Es ging um seine Verbindung zum Göttlichen. Die sechs Monate vergingen rasch, und ein weiterer CT-Scan stand an. Dieser zeigte ein weiteres Schrumpfen der Tumoren, weshalb Joe die Chemotherapie erneut um sechs Monate verschob, um seine Heilung auf seine Weise voranzubringen und sich spirituell neu zu definieren.

Dieses Mal ging er noch einen Schritt weiter und wechselte von spirituellen Büchern zu spirituellen Praktiken wie beispielsweise Meditationen, um die aufgestauten Emotionen aus seiner Vergangenheit zu lösen. Er überlegte, an einer zehntägigen Einkehr – einer Schweigemeditation – teilzunehmen, die in einem nahe gelegenen buddhistischen Zentrum stattfand. Man sagte ihm, dieser zehntägige Kurs mit täglich etwa zwölf Stunden Meditation sei ein „Schnellzug zur Erleuchtung". „Erleuchtung" hörte sich für Joe großartig an, also meldete er sich an, obwohl er mit Meditation so seine Probleme hatte. Er meinte, seine bisherigen Meditationen seien immer nur kurze Perioden gewesen, in denen er versuchte, nicht zu denken, gefolgt von längeren Perioden, in denen er daran dachte, wie schwer es ist, nicht zu denken. In der Meditationseinkehr wurde den Teilnehmern erklärt, sie sollten still dasitzen, ihre Augen schließen und ihre Aufmerksamkeit auf ihre Nasenflügel richten und alle aufkommenden Empfindungen wahrnehmen, ohne aber auf sie einzugehen. Wenn die Gedanken abschweifen, sollten sie sich wieder auf ihre Nasenflügel konzentrieren. Wie zu erwarten war, fiel das Joe ziemlich schwer:

> *Der erste Tag war hart. Noch nie zuvor war ich zwölf Stunden am Stück auf einem Kissen auf dem Boden gesessen. Der zweite Tag war sogar noch schlimmer. Ich merkte, wie ich immer wütender wurde. Ich musste viel Kraft aufbringen, nicht zu meinem Auto zu rennen und nach Hause zu fahren, in meine eigene Realität. Die Realität war viel erträglicher als dieses Meditieren. Da der Lehrer immer wieder erwähnte, dass am dritten Tag die eigentliche Vipassanameditation (Einsichts-*

meditation) beginnen würde, wollte ich es bis dahin aushalten, auch wenn die Wut in mir nach wie vor am Kochen war. Ich hatte allerdings keine Ahnung, woher diese kam.

Am dritten Tag wurden die Teilnehmer angewiesen, still ihren ganzen Körper abzutasten. Aber Joe war dazu nicht in der Lage, da er nach wie vor diese unerklärliche Wut in sich hatte. Am vierten Tag begleitete man sie durch jeweils dreistündige Meditationen. In dieser Zeit sollten sie sich auf keinen Fall bewegen, selbst dann nicht, wenn es sie irgendwo juckte oder sie das dringende Bedürfnis hatten, ihre Position zu wechseln. Das fiel Joe ebenfalls sehr schwer. Nach nur fünf Minuten musste er sich unweigerlich am Rücken kratzen. Der fünfte Tag sah nicht viel besser aus. Er hielt es ganze zehn Minuten aus, bevor er sich kratzte. Am sechsten Tag aber bemerkte er endlich einen Fortschritt. Die unerklärliche Wut löste sich auf und er schaffte es tatsächlich, eine Stunde lang keinen einzigen Muskel zu bewegen. Dadurch ermutigt, war er nun auch bereit, still seinen Körper abzutasten. Nach ungefähr zehn Minuten fühlte er plötzlich etwas komplett Neues und Wundervolles:

Ich fühlte ein leichtes Kribbeln in meinem Körper. Plötzlich nahm ich einen Lichtblitz hinter meinen Augenlidern wahr. In diesem Licht sah ich etwas, das ich als Flüsse der Energie beschreiben würde. Gleichzeitig spürte ich diesen Energiefluss in meinem ganzen Körper. Was zuvor wehgetan oder gejuckt hatte, pulsierte nun mit einem Gefühl des reinen Wohlseins, das ungefähr drei Sekunden anhielt. Als ich mich bewegte, kehrte es wieder und hielt diesmal zehn Sekunden an, bis ich wieder Schmerzen und einen Juckreiz verspürte. Ich dachte darüber nach, was gerade passiert war. Noch nie hatte ich ein großartigeres und befriedigenderes Gefühl gespürt. Ich musste es wieder erleben. Den Rest der Stunde verbrachte ich damit, eifrig weiter abzutasten, jedoch ohne Erfolg. Doch als ich in dieser Nacht zu Bett ging, verspürte ich überwältigende Freude und Frieden. Hatte ich halluziniert? War ich Gott begegnet? Was auch immer geschehen war, ich wollte mehr davon.

Begierig, mehr über seine „Energieflüsse"-Erfahrung herauszufinden, meldete sich Joe am nächsten Tag für ein persönliches Treffen mit dem Meditationslehrer an. Er erzählte ihm von seiner glückseligen Erfahrung und seinem Frust, dass er diesen Zustand nicht erneut herbeiführen konnte. Der Lehrer lächelte und erklärte ihm, dass viele Menschen jahrelang meditieren, ohne eine solche Erfahrung zu machen:

> *Ich wollte von diesem Meditationslehrer wissen, ob ich Gott erlebt hatte. Ja, manche Menschen würden es Gott nennen, meinte er. Ich hätte mein eigentliches Wesen unterhalb der Ebene meines Geistes gespürt. Buddha lehrte, dass wir nicht unser Körper und auch nicht unser Geist sind. „Sei der Beobachter deines Geistes", sagte Buddha.*

Der Lehrer erklärte, dass unser Geist, sobald er etwas als „gut" wahrnimmt, sich danach sehnt. Als Reaktion darauf erzeugt das tiefere Wesen Erfahrungen, die ein Verlangen nach sich ziehen. Stuft unser Geist etwas als „schlecht" ein, versucht er, diese Dinge zu vermeiden. Das tiefere Wesen reagiert mit Erfahrungen, die Vermeidung beinhalten. Weil Joes Geist die meditative Erfahrung als „gut" abgespeichert hatte, begann er, sich danach zu sehnen. Sein tieferes Wesen antwortete genau damit: dem Verlangen nach dieser glückseligen Erfahrung. Abschließend schlug der Lehrer ihm vor, seine Erfahrungen in Zukunft nicht als „gut" oder „schlecht" abzustempeln, sondern sie einfach nur zu erleben. Trotz dieses weisen Rates fiel es Joe schwer, sich nicht nach diesem Glücksgefühl zu sehnen. Heute beschreibt er den Rückzug aus seiner bisherigen Welt auf eine emotional neutrale Ebene als eine seiner schwierigsten Erfahrungen und jene, die sein Leben am meisten verändert hat:

> *Ich weiß nun, dass diese ganze Wut und Verbitterung, die ich während des Rückzugs gespürt hatte, meine Wut gegenüber Gott war. Soweit ich mich erinnern kann, habe ich das Leben immer als etwas angesehen, das ertragen werden muss. Auch wenn ich viele Freuden erleben durfte und die positiven Aspekte*

> *des Lebens durchaus zu würdigen wusste – ich gehörte immer zu den Menschen, die ein halb leeres Glas vor sich sahen. Indem ich mich auf das Negative konzentrierte, habe ich das Positive übersehen. Heute glaube ich, dass diese Einstellung schon in jungen Jahren geprägt wurde, als ich dachte, dass ich Gott fremd sei. Heute weiß ich, wenn Gott das Alpha und das Omega ist, muss ich ein Teil von ihm sein. Es ist mir unmöglich, Gott fremd zu sein, außer ich lasse es in meinem eigenen Geist zu.*

Der Rückzug half Joe dabei, sich komplett von seinen Gefühlen der Traurigkeit, Scham und Wut zu lösen. Er erkannte, dass er sie seit seiner frühen Kindheit mit sich herumschleppte, als er sich zum ersten Mal von Gott zurückgewiesen fühlte. Er glaubt auch, dass er die göttliche Energie, die uns allen innewohnt, in den zehn Sekunden gespürt hat, in denen er die Energieflüsse sehen konnte. Schlussendlich erfuhr er von dem buddhistischen Lehrer, dass Gedanken und Emotionen eine wichtige Rolle bei der Entscheidung spielen, ob Lebensereignisse als „erfreulich" oder „nicht erfreulich" abgespeichert werden:

> *Ich glaube nun, dass Gott uns einen freien Willen gegeben hat, damit wir unser Leben und unsere Welt so gestalten, wie wir es wünschen. Konzentriert man sich auf das Negative, wird man auch nur das Negative sehen, selbst wenn um einen herum Positives geschieht. Konzentriert man sich auf das Positive, wird das Positive auch dann vorherrschen, wenn die üblichen negativen Stolpersteine des Lebens im Wege sind. Ich habe inzwischen realisiert, dass ich die Kontrolle über alles habe, was in meinem Leben passiert. Die Kontrolle kann ich nur durch meine Gedanken und meine Einstellung bewahren. Es gibt keine wirkliche feste Materie – alles besteht aus vibrierender Energie, die eine feste Form annehmen kann. Und unsere Gedanken erschaffen alles. Wir sind so etwas wie Gottes Realityshow (er lacht).*

Joe glaubt also, dass Gedanken eine Vibration von Energie sind und diese Vibration alles beeinflusst, sogar physische Zellen. Als ich ihn beispielsweise fragte, was seiner Meinung nach der Grund für seine Heilung war, antwortete er, ohne zu zögern, es sei seine veränderte Einstellung gewesen. Als ich anschließend fragte, was der Grund für seine Krebserkrankung war, antwortete er wieder sehr spontan:

> *Ich habe den Krebs durch meine Gedanken erschaffen, durch meine negative Einstellung dem Leben gegenüber. Ich hatte das Gefühl, mein Leben sei hoffnungslos. Mein Geist war damals blind gegenüber der Anwesenheit Gottes in mir und um mich herum. Heute betrachte ich das Leben als eine Erfahrung, die man machen muss. Ich lerne immer noch, die Vergangenheit gehen zu lassen und die Erfahrungen wertzuschätzen, die mich an diesen Punkt gebracht haben. Ich fühle mich nicht mehr von Gott getrennt, sondern sehe ihn überall dort, wohin ich schaue. Ich sehe ihn in den Gesichtern der Menschen, die ich kennenlerne. Ich sehe Gott im Spiegel.*

Seit den Meditationseinkehrtagen, die Joes Leben veränderten, konzentriert er sich darauf, jedes vorhandene Gramm an Wut und Pessimismus aus seiner Vergangenheit loszulassen und die positiven Aspekte der Gegenwart anzunehmen. Er geht nach wie vor jede Woche zur Reikibehandlung und genießt es, so oft wie möglich zu reisen. Alle sechs Monate wird eine Computertomografie gemacht. Die bisherigen Ergebnisse erbrachten ein Schrumpfen oder zumindest ein Gleichbleiben der Tumoren. Obgleich sie nicht vollständig verschwunden sind, haben sie Joe seit seiner Diagnose vor nunmehr über fünf Jahren keinerlei Beschwerden verursacht.

Sein Onkologe gesteht, dass er komplett erstaunt darüber ist, dass sich die sehr aggressive Form seiner Krebserkrankung nicht so verhält, wie es zu erwarten wäre. Er hat ihn ermutigt, weiterhin das zu tun, was er bislang für seine Heilung tat. Jener Chirurg, der Joe noch maximal ein Jahr zu leben gab, falls er die konventionelle medizinische Behandlung ablehnen würde, schüttelt ungläubig den Kopf, wenn er ihn bei den CT-Scans im Krankenhaus trifft. Joe beschreibt sein Leben zwischen zwei Scans:

Ich glaube schon, dass ich früher oder später an Krebs sterben werde. Aber ich habe beschlossen, dass ich jetzt noch nicht so weit bin. Deswegen buche ich nach jedem CT-Scan, der keine Verschlechterung zeigt, eine Reise. Das treibt mich an. Ich glaube, sobald es keine Orte mehr gibt, die ich sehen möchte, könnten sich die Dinge ändern. Verstehen Sie (er lacht)?

Am Ende unseres Interviews sagte ich scherzhaft zu Joe, dass er vielleicht wirklich an Krebs sterben würde, so wie er es vorhersagt – aber vielleicht erst mit 88 Jahren. Bis zum heutigen Tag ist Joe einer der lustigsten und fröhlichsten Menschen, die ich je getroffen habe. Deshalb fällt es mir auch schwer, ihn mir als den pessimistischen, ausgebrannten Menschen vorzustellen, der er vor seiner Krebsdiagnose wohl war. Es spielt keine Rolle, welche Einstellung man zur Religion, zum Rauchen oder zur Homosexualität hat, das große Ganze bleibt: Ein Mensch mit fortgeschrittenem Lungenkrebs hat es geschafft, sich selbst zu heilen, ohne Hilfe der Schulmedizin.

Empfehlungen

Es ist keine einfache Aufgabe, Emotionen, die im Körper-Seele-Geist-System verhaftet sind, loszulassen. Besonders weil wir uns dieser Gefühle nicht immer bewusst sind und oft nicht wissen, woher sie stammen. Falls dieses Kapitel Sie jedoch dazu inspiriert hat, den emotionalen Ballast Ihrer Vergangenheit auszumisten, um Ihr Immunsystem zu stärken und zugleich Ihre Lebensqualität zu steigern, finden Sie nachfolgend einige Vorschläge für den Anfang:

- *Führen Sie ein Gedankentagebuch.* In der kognitiven Verhaltenstherapie (eine Art Psychotherapie, die ihr Augenmerk auf unterbewusstes Denken und auf die zugehörigen emotionalen Reaktionen richtet) ist dies eine beliebte Übung für Zuhause. Beginnen Sie Ihre Tagebucheinträge, indem Sie sich um die Mittagszeit und vor dem Zubettgehen etwas Muße gönnen, um alle emotionalen Ereignisse des Tages zu notieren, positive wie negative. Anschließend schreiben Sie auf, was Sie im Moment gedacht haben, bevor die jeweilige Emotion entstand.

Die Theorie der kognitiven Verhaltenstherapie besagt, dass Einstellungen, Gedanken, Bewertungen und Überzeugungen Auslöser für Glück oder Trauer sind, doch viele Menschen sind sich dieser nicht bewusst. So sind beispielsweise Menschen, die an einer Depression leiden, oft erstaunt, wenn sie in ihrem Gedankentagebuch ihre häufigsten Gedanken lesen: „Ich versage bei allem, was ich tue" oder „Die Welt ist von Natur aus ein gefährlicher Ort". Wenn Sie einen guten Therapeuten finden oder zumindest ein kognitiv-verhaltenstherapeutisches Handbuch zu Hilfe nehmen, kann es Ihnen leichter fallen, sich von beeinträchtigenden Gedanken, die Sie nicht mehr brauchen, zu lösen.

- *Machen Sie eine Liste Ihrer emotionalen Momente.* Nehmen Sie sich die Zeit und schreiben Sie die emotionalsten Momente Ihrer Vergangenheit auf, positive ebenso wie negative, so weit zurückreichend, wie es geht. Schauen Sie sich dann die Liste an und versuchen Sie, sich so gut wie möglich an die Ereignisse zu erinnern. Wenn Sie so weit sind, können Sie Ihre eigene Verbrennungszeremonie durchführen. Indem Sie die Liste verbrennen, lösen Sie sich mental von allen unterdrückten Emotionen, die mit diesen Ereignissen in Verbindung stehen.
- *Üben Sie sich täglich in Vergebung.* Versuchen Sie, morgens gleich nach dem Aufstehen an jemanden aus Ihrer Vergangenheit oder Gegenwart zu denken, dem Sie vergeben möchten. Gut möglich, dass es nur Kleinigkeiten sind. Wenn es Ihnen hilft, können Sie den Namen der jeweiligen Person aufschreiben. Falls Ihnen niemand mehr einfällt, dem Sie etwas zu vergeben haben, vergeben Sie sich selbst jeden einzelnen Fehler, den Sie bisher vielleicht gemacht haben.
- *Nehmen Sie an einem Stressmanagementkurs teil.* Schreiben Sie sich entweder für einen sechs- bis achtwöchigen Kurs vor Ort oder über Internet ein. Er bringt Sie der gewünschten Fähigkeit näher, Gefühle loszulassen. Ein sehr beliebter Kurs ist die „Achtsamkeitsbasierte Stressreduktion" (*Mindfulness-Based Stress Reduction* – MBSR), der Meditation und traditionelle Stressbewältigungstechniken miteinander verbindet.

- *Suchen Sie einen Heilpraktiker oder Therapeuten auf.* Falls es in Ihrer Umgebung einen qualifizierten Energieheiler oder Psychotherapeuten gibt, gehen Sie zumindest vorübergehend zu ihm, um sich bewusst von unterdrückten Emotionen Ihrer Vergangenheit zu lösen. Spezielle Energieheilungsverfahren sind unter anderem Energie-Kinesiologie und das BodyTalk-System.
- *Probieren Sie Hypnose oder EMDR aus.* Um Emotionen zu lösen, an die Sie sich nicht bewusst erinnern (etwa ein Unfall in der Kindheit oder ein Trauma), können Techniken wie Hypnose oder EMDR (Eye Movement Desensitization and Reprocessing) hilfreich sein. Selbst wenn Sie erst in der nächstgrößeren Stadt einen qualifizierten Therapeuten finden, ist es den Aufwand allemal wert. Denn auch Emotionen, an die Sie sich nicht bewusst erinnern, können Ihre physische Gesundheit beeinflussen.

Die Hauptbotschaft, die ich Ihnen in diesem Kapitel vermitteln möchte, ist nicht, dass Sie niemals Angst, Wut, Trauer, Stress oder ähnliche Emotionen empfinden, sondern dass Sie vielmehr versuchen sollten, nicht zu lange an ihnen festzuhalten. Egal, ob die Emotionen positiv oder negativ sind: Sie sollten den Körper wie Wellen durchziehen, kommen und gehen. Jeder Mensch kennt Situationen in seinem Leben, in denen er traurig, ängstlich oder wütend war. Oft sind diese Gefühle in der jeweiligen Situation durchaus berechtigt. Doch dann muss man sie auch wieder loslassen. Joes Geschichte zeigt, dass vergrabene Emotionen einen sehr negativen Effekt auf die Gesundheit, vor allem auf das Immunsystem haben können.

Emotionen sind ein fundamentaler Aspekt unseres Lebens. Sie sind ein wichtiger Teil dessen, was den Menschen auszeichnet. Wir sollten danach streben, nicht durchgehend und zu 100 Prozent glücklich zu sein, sondern alle erdenklichen Arten des Empfindens – positive wie negative – durch uns hindurchfließen zu lassen. So wird nichts aus der Vergangenheit in die Zukunft getragen und jeder Moment bietet die Möglichkeit einer neuen emotionalen Erfahrung.

KAPITEL 6

POSITIVE EMOTIONEN VERSTÄRKEN

Der Sinn des Lebens besteht darin, glücklich zu sein.
DALAI LAMA

Das Geheimnis eines guten Lebens kann so einfach sein wie dieses eine Wort: Glück. Wenn wir glücklich sind, wird unser Körper von krebsbekämpfenden Immunzellen durchflutet. Unser emotionales Leben ist frei von Stress und Sorgen und unsere sozialen und beruflichen Beziehungen verbessern sich. Die Krebspatienten, die ich interviewt habe, arbeiten eifrig daran, die Gefühle Liebe, Glück und Freude, die sie täglich verspüren, zu verstärken. Das Loslassen von Emotionen wie Stress, Angst, Wut, Bedauern oder Trauer, wovon das vorhergehende Kapitel handelt, unterscheidet sich sehr von dem, was Sie in diesem Kapitel kennenlernen. Sich von unterdrückten Emotionen aus der Vergangenheit zu lösen bedeutet nicht zwangsläufig, dass man die positiven Emotionen der Gegenwart steigern kann, obgleich es den Weg dorthin sicherlich erleichtert.

In diesem Kapitel erfahren Sie, was positive Emotionen sind und wie sie sich auf das Immunsystem auswirken. Danach beschreibe ich zwei Aspekte, die im Zusammenhang mit Glück und Glücklichsein sehr wichtig sind. Anschließend widmen wir uns der Heilungsgeschichte einer Patientin mit Brustkrebs im Stadium IV. Sie hat sich täglich eine Dosis Glück verordnet, um ihrer Heilung eine Chance zu geben – für sie war es die beste Medizin. Zum Schluss werde ich Ihnen einige Vorschläge unterbreiten, um mehr Freude und Glück in Ihr tägliches Leben zu bringen und positive Emotionen zu steigern. Menschen, die von mir interviewt wurden und die eine Radikalremission erfahren haben, haben sie selbst erprobt.

WAS SIND POSITIVE EMOTIONEN?

Positive Emotionen, die Krebspatienten mit Radikalremission am liebsten täglich erleben möchten, sind Glück, Freude und Liebe. Bei der Definition der Wörter „Glück“ und „Freude“ sind sich die meisten Menschen einig. Das Wort „Liebe“ bedarf in diesem Zusammenhang allerdings weiterer Erklärungen.

Ich spreche über drei verschiedene Arten von Liebe. Die erste ist die Liebe, die Sie verspüren, wenn Sie sich selbst, Ihr Leben und andere Menschen lieben. Es ist ein Gefühl von Liebe, das von innen kommt und das Sie nach außen projizieren. Die zweite Art von Liebe ist jene, die Sie von anderen Menschen empfangen. Man kann sie auch „soziale Unterstützung“ nennen. Sie wird in Kapitel 7 behandelt. Ich unterscheide diese beiden Arten bewusst voneinander – jene, die Sie sich selbst geben, und jene, die Sie erhalten – denn nicht jeder Mensch ist zu beidem fähig. Die dritte Art der Liebe, die wir in Kapitel 8 genauer besprechen, ist eine bedingungslose und spirituelle Liebe, die keine Trennung zwischen Ich und Du kennt.

Dieses Kapitel konzentriert sich jedoch auf die erste Art von Liebe, die Sie zusammen mit Glück und Freude für Ihr Leben gewinnen und mit Ihren Mitmenschen teilen können. Efrat Livny, eine Krebspatientin mit Radikalremission, hat sich ganz besonders auf diese Art der Liebe fokussiert. Im Alter von 49 wurde bei ihr Eierstockkrebs im Stadium III C diagnostiziert. Ironischerweise hatte sie drei Jahre zuvor ihren überaus stressigen Job aufgegeben, um ihr Leben endlich mehr genießen zu können. Obgleich sie eine Vielzahl an sowohl konventionellen als auch alternativen Heilmethoden ausprobierte, war für sie der wichtigste Schritt, ihre positiven Emotionen zu steigern:

Schon ab der frühen Phase meiner Krebskrankheit stand für mich fest, dass ich niemals aufgeben würde, sondern Wege finden musste, um dieses neue Kapitel meines Lebens zu akzeptieren und mich damit anzufreunden. Um dieses Ziel zu erreichen, musste ich Dankbarkeit, Freude und Spaß in mein Leben bringen – so oft und so viel wie möglich. Die Chemotherapie war eine große Herausforderung für mich. Ich konnte spüren, wie Angst und Widerstand sich in mir breitmachten, als ich mich auf meine erste Behandlung vorbereitete. Irgendwie hatte ich während dieser Zeit plötzlich das Gefühl, dass ein Paar neue Schuhe den Unterschied machen und mir guttun würden. Also kaufte ich mir lilafarbene Chuck Taylor von Converse. Als ich den Behandlungsraum betrat, konnte ich lächeln. Freude, Spaß, Freundlichkeit und Dankbarkeit würden also meine wahre Medizin werden.

Efrat ist seit nunmehr zwölf Jahren krebsfrei und achtet noch immer darauf, dass Freude, Liebe und Glück Teil ihrer täglichen Kur sind. Viele der Alternativheilpraktiker, mit denen ich gesprochen habe, bestätigen ebenso wie Efrat, dass positive Emotionen den Körper bei der Heilung unterstützen. Einer dieser Heilpraktiker ist ein Meditationslehrer und Akupunkteur aus China namens Li Xin. Er gibt seinen Patienten folgenden Rat:

Krebspatienten sollten ihr Augenmerk nicht primär auf die Behandlung, sondern auf eine Verbesserung ihres alltäglichen Lebens richten. Sobald sie da etwas verändern, wird sich alles verändern. Selbst wenn sie sich nach einer Chemotherapie oder Bestrahlung sehr schlecht fühlen, sollten sie möglichst noch Meditation oder Qigong machen – das macht wieder „lebendig".

Menschen wie Efrat Livny und Li Xin betrachten die Steigerung von Glück und Freude, die man im täglichen Leben erfährt, als einen enorm wichtigen Teil des physischen Heilungsprozesses.

WAS LÖSEN POSITIVE EMOTIONEN IM KÖRPER AUS?

Wissenschaftler können inzwischen belegen, dass es eine unmittelbare und starke Verbindung zwischen Körper und Geist gibt. Tief sitzende Überzeugungen veranlassen uns, Emotionen wie Angst, Stress oder Freude zu empfinden. Diese Emotionen schütten Hormone im Hirn aus, die dem Körper signalisieren, was er zu tun hat. Verspüren wir Angst oder Stress, signalisieren sie dem Körper, dass er fliehen oder kämpfen soll. Verspüren wir Freude oder Liebe, signalisieren sie ihm, dass er die Zeit nutzen und beschädigte Zellen reparieren, Nahrung verdauen oder Infektionen bekämpfen soll. Wie Sie schon in Kapitel 5 erfahren haben, schließen sich diese beiden Zustände gegenseitig aus: Entweder unser Körper kämpft beziehungsweise flieht, oder aber er heilt – beides zusammen geht nicht. Um den Heilungsmodus einzuschalten, müssen wir also zuerst den Flucht-oder-Kampf-Modus ausschalten. Ein wirksamer Weg, um dies zu erreichen, ist, sich von unterdrückten Emotionen der Vergangenheit zu lösen.

Sobald wir den Flucht-oder-Kampf-Modus aufgegeben haben, stellt sich unser Körper automatisch um und beginnt damit, Zellen zu reparieren und sich selbst zu heilen. Diesen nun eintretenden Heilungsprozess können wir noch verstärken, indem wir bewusst versuchen, positive Emotionen wie Liebe, Freude und Glück zu empfinden. Positive Emotionen sind für das Immunsystem Treibstoff. Immer wenn wir Liebe, Freude und Glück empfinden, wandert eine vermehrte Menge von Heilungshormonen in unseren Blutkreislauf. Zu ihnen gehören Serotonin, Relaxin, Oxytocin, Dopamin und Endorphine.[75] Diese Hormone nehmen umgehend die Kommunikation mit allen Zellen des Körpers auf und signalisieren ihnen, welche Aufgaben durchzuführen sind:

- den Blutdruck, die Herzfrequenz und das Cortisollevel (das Stresshormon) senken,
- die Blutzirkulation verbessern,
- die Atmung vertiefen, um die Zellen besser mit Sauerstoff zu versorgen,

- die Nahrung langsamer verdauen, damit der Körper mehr Nährstoffe aus der Nahrung ziehen kann,
- die Aktivität von weißen und roten Blutkörperchen steigern, um das Immunsystem zu stärken,
- die Aktivität der natürlichen Killerzellen steigern, um dem Immunsystem bei der Krebsbekämpfung zu helfen,
- Infektionen behandeln,
- den Körper nach Krebs absuchen und möglicherweise vorhandene Krebszellen beseitigen.

Alle diese physischen Veränderungen konnten in klinischen Studien dokumentiert werden. Dafür haben Wissenschaftler beispielsweise die Anzahl der Immunzellen einer Person vor und nach dem Anschauen einer Komödie gezählt.[76] Alle aufgelisteten Faktoren sind für Krebspatienten deshalb so wichtig, weil alle Veränderungen erwiesenermaßen das Immunsystem dabei unterstützen, Krebszellen zu entfernen.[77] Es konnte sogar nachgewiesen werden, dass Lachen die Anzahl der Immunzellen bei Chemotherapie-Patienten[78] steigert. Andere Studien belegen, dass Menschen, die sich trotz ihrer Krankheit eine positive Einstellung bewahren können, eine signifikant höhere Lebenserwartung haben als Menschen, die im Kampf gegen ihre Krankheit pessimistisch sind.[79] Mit anderen Worten: Studie um Studie belegt, dass der Volksmund recht hat, wenn er sagt: „Glückliche Menschen leben länger."

Murali, eine spirituelle Heilpraktikerin aus Hawaii, ist so fest von der Kraft positiver Emotionen überzeugt, dass sie allen ihren Krebspatienten empfiehlt, den Krebszellen Liebe zukommen zu lassen:

> *Sobald die Patienten sich mit dem Gedanken angefreundet haben, ihrem Krebs keinen Widerstand entgegenzubringen, sollen sie versuchen, ihm auf visueller Ebene mehr und mehr ein Gefühl von Liebe zu übermitteln. Der Körper kennt den Unterschied zwischen einem aufrichtigem und einem aufgesetzten Lachen nicht. Raten Sie, was passiert, wenn Sie lachen? Endorphine! Große, schöne, beste Endorphine werden dabei ausge-*

schüttet, und diese senden die Botschaft der Heilung an Ihre Zellen. Könnte dieser Vorgang visuell sichtbar gemacht werden, würden Sie in der Tat Flüsse von Endorphinen und Wohlfühl-Hormonen sehen, die allesamt dazu beitragen, eine liebevollere Energie zu schaffen.

Ich gab zu bedenken, dass viele Krebspatienten Angst davor hätten, ihrem Krebs Liebe entgegenzubringen. Sie befürchteten, Liebe würde ihn schneller wachsen lassen. Murali erklärte, dass die Art von Liebe, die sie meint, die Krebszellen reparieren und in ihren natürlichen, gesunden Zustand zurückversetzen würde. Ihre Hypothese könnte durchaus stimmen, da bereits nachgewiesen wurde, dass Endorphine beschädigte Zellen reparieren können, indem sie Entzündungen abbauen und die Immunzellenaktivität[80] steigern.

Viele der Heilpraktiker, die ich weltweit interviewen konnte, würden Murali zustimmen. Auch sie glauben, dass Krebszellen im Prinzip nur beschädigte gesunde Zellen sind, die repariert werden müssen. Sogar die Schulmedizin glaubt, dass Krebszellen beschädigt wurden, zum Beispiel durch Gifte, Viren, Bakterien oder genetische Mutation. Allerdings glaubt sie nicht, dass diese Zellen repariert werden können, sondern sieht die einzig mögliche Lösung in deren Zerstörung. Aus diesem Grund hat sich fast die komplette Krebsforschung der letzten 100 Jahre darauf konzentriert, wie Krebszellen zu töten sind – ob mit Chemotherapie, Bestrahlung oder Operation.

Dagegen wurde kaum wissenschaftlich erforscht, ob und wie man beschädigte Zellen in gesunde Zellen rehabilitieren kann. Nun könnte eine kürzlich veröffentlichte bahnbrechende Studie den Heilpraktikern recht geben. In dieser Studie[81] wurden die Teilnehmer, die sich im frühen Stadium einer Prostatakrebserkrankung befanden und für sich beschlossen hatten, sich nicht umgehend medizinisch behandeln zu lassen, nach Zufallsprinzip in zwei Gruppen aufgeteilt. Die erste Gruppe sollte „aufmerksam abwarten", was bedeutet, dass sie keinerlei Behandlung bekam, sondern nur überwacht und permanent untersucht wurde. Die zweite Gruppe versuchte sich in einer alternativen Kur, die eine auf Obst basierende Ernährung, körperliche Bewegung und emotionale Übungen zur Stressbewältigung und Steigerung des Glücksempfindens beinhaltete. Auch diese Gruppe wurde selbstverständlich aufmerksam beobachtet und permanent untersucht. Man hätte die Studie also sofort abbrechen und eine Chemotherapie starten können, falls sich der Gesundheitszustand eines Teilnehmers aus den beiden Gruppen drastisch verschlechtert hätte.

In der Gruppe, in der aufmerksam abgewartet wurde, mussten sechs Männer abbrechen und sich einer Chemotherapie unterziehen, da ihr Zustand sich verschlechtert hatte. In der Gruppe der alternativen Behandlung verschlechterte sich bei keinem der Probanden der Zustand; ihre Tumormarker zeigten sogar ein Schrumpfen um durchschnittlich vier Prozent. Die Tumormarker der ersten Gruppe wuchsen dagegen um durchschnittlich sechs Prozent. Am erstaunlichsten war jedoch eine Folgestudie. Sie konnte belegen, dass bei Männern der Gruppe mit Alternativbehandlung, die vorher ein aktives Prostatakrebs-Gen hatten, dieses nach nur drei Monaten nicht mehr nachzuweisen war.[82] Die Studienergebnisse zeigen also, dass die Krebspatienten aus der Gruppe der alternativen Behandlung – wozu die Verstärkung von positiven Emotionen gehörte – ihr Prostatakrebs-Gen passiv schalten und die Größe des Krebses in ihrem Körper verringern konnten.

Obwohl ungewiss bleibt, ob die Alternativbehandlungsmethode das Immunsystem dabei unterstützte, die Krebszellen zu töten oder sie wieder in gesunde Zellen zu rehabilitieren, kann man einen wichtigen Schluss aus dieser und anderen Studien ziehen: Ein starkes Immunsystem, begünstigt durch positive Emotionen, kann beim Kampf gegen Krebs helfen.

GLÜCK MUSS TÄGLICH GEÜBT WERDEN

Wenn Krebspatienten mit mir über ihre Bemühungen sprechen, mehr Liebe, Freude und Glück in ihr Leben zu bringen, um ihren Körper bei der Heilung zu unterstützen, hört es sich mitunter so an, als würden sie über eine Tätigkeit wie Zahnseide benutzen oder

Sport treiben sprechen: Sie betrachten Glück als so etwas wie eine Tätigkeit, die der täglichen Übung bedarf, um den erwünschten Nutzen daraus ziehen zu können. Zu wissen, dass man dem Glück nachhelfen kann, ist sehr wichtig. Die meisten Menschen in unserem Kulturkreis gehen davon aus, dass Glück einem in die Wiege gelegt wird oder eben nicht. Sie glauben, dass man quasi per Geburt entweder zu den Menschen gehört, für die das Glas entweder halb voll oder halb leer ist. Die Krebspatienten und die Heilpraktiker, die ich interviewen konnte, würden dem widersprechen. Sie sind davon überzeugt, dass jeder Mensch durch tägliches Üben Glück in sein Leben bringen kann.

Den meisten Menschen mit Radikalremission erschien es schier unmöglich, im Anschluss an ihre Diagnose ein Gefühl des Glücks zu empfinden. Sie haben jedoch schnell erkannt, dass ein anhaltendes Verharren in Angst weder ihrer Psyche noch ihrem Immunsystem auf irgendeine Weise guttun würde. Sie mussten sich zuallererst also dazu zwingen, ihre Angst zu überwinden und etwas mehr Freude in ihren Alltag zu bringen, was den meisten von ihnen anfangs nur für wenige Minuten gelang. Manche versuchten es, indem sie beispielsweise ein lustiges YouTube-Video anschauten, andere besuchten eine Yogastunde oder telefonierten mit jemandem, der ihnen sehr nahestand. Schritt für Schritt vermehrten sie diese Art von Aktivitäten, bis das Gefühl des Glücks immer mehr Raum einnahm. Bald erkannten sie, dass sich bewusst Zeit nehmen für etwas, das Freude brachte, schließlich dazu führte, dass die Freude schneller empfunden wurde und deren positive Effekte sich irgendwann auf den ganzen Tag ausbreiteten. Aktivitäten, die ihnen also ein Glücksgefühl vermittelten, hatten allmählich den gleichen Effekt wie Schmerzmittel: Sie fühlten sich deutlich besser.

Ein Krebspatient mit Radikalremission, der sich regelmäßig darauf konzentrierte, seine positiven Emotionen zu steigern, ist Allen. Allen war gerade mal 40 Jahre alt, als bei ihm ein Kopf-Hals-Karzinom im Stadium II diagnostiziert wurde. Er stimmte einer Operation zu, die den Haupttumor an seinem Nacken entfernen sollte. Die anschließend geplante Behandlung, Chemotherapie und Bestrahlung, widerstrebte ihm jedoch sehr. Er hörte auf seine Intuition.

Obwohl seine Ärzte sehr bestürzt waren, entschied er sich für ein intensives Selbstheilungsprogramm. Dieses beinhaltete unter anderem, den Fokus auf seine Emotionen zu richten:

> *Ich konnte eine ziemliche Wesensveränderung feststellen. Meine Gedanken und Emotionen und mein Bewusstsein veränderten sich radikal, als ich diesen totalen Paradigmenwechsel meiner Existenz erlebte. Ich ging in mich und konnte die Perspektive wechseln. Plötzlich verehrte ich meine Kinder, mich selbst und den gegenwärtigen Moment wie noch nie zuvor. Das setzte einen enormen Dominoeffekt in Gang – nichts war mehr wie zuvor.*

Indem Allen sich jeden Tag die Zeit nahm, den gegenwärtigen Moment wertzuschätzen, wurde er von Emotionen wie Liebe und Dankbarkeit erfüllt. Diese wurden mit der Zeit so stark, dass sein ganzes Leben sich zum Guten hin veränderte. Dadurch und mithilfe weiterer Veränderungen (zum Beispiel einer Ernährungsumstellung) ist Allen seit nunmehr fünf Jahren krebsfrei.

Ebenfalls diesem Prinzip folgend beschreibt Carlos Sauer, ein Schamane aus Brasilien, wie wichtig es ist, Glück empfinden zu einer täglichen Übung zu machen:

> *Schauen Sie sich den Sonnenaufgang oder den neuen Tag an und sagen Sie: „Danke Gott, danke Schöpfer, für diesen wundervollen Tag. Ich habe ihn nie zuvor erlebt. Es ist ein brandneuer Tag. Heute wird ein großartiger Tag werden. Es ist bereits jetzt ein großartiger Tag.“ Das Einzige, was wir wirklich haben, ist der heutige Tag – hier und jetzt. Deshalb tue ich alles, was ich kann, um jede Minute dieses Tages zu genießen. Gesund sein hat sehr viel mit Glück zu tun. Die Gesundheit steht in direkter Verbindung zum Glück.*

Wie so viele andere von mir interviewte Heilpraktiker glaubt auch Carlos, dass eine tägliche Dosis Glück eines der wichtigsten Medikamente ist, die es gibt.

MAN MUSS JEDOCH NICHT PERMANENT GLÜCKLICH SEIN

Zwar sollten Sie sich bemühen, sich täglich mindestens fünf Minuten glücklich zu fühlen. Das bedeutet aber nicht, dass Sie zwingend jeden Tag durchgehend glücklich sein müssen, um Ihre Gesundheit zu verbessern. Ein falscher Rückschluss, der aus der Geist-Körper-Medizin resultiert. Krebspatienten, die diese Theorie verinnerlicht haben, fühlen sich häufig schuldig, wenn sie gestresst oder ängstlich sind, weil solche Gefühle das Immunsystem schwächen können. Es ist nicht schwierig, sich die Belastung vorzustellen, wenn man sich die ganze Zeit glücklich fühlen soll, besonders dann, wenn man mit einer lebensbedrohlichen Krankheit zu kämpfen hat. Natürlich stimmt es, dass Stress, Angst, Trauer und Wut einen schwächenden Effekt auf das Immunsystem haben, jedoch ergibt es meiner Meinung nach keinen Sinn, authentische Gefühle der Angst mit falschen positiven Gefühlen zu überdecken.

Umso freudiger war meine Überraschung, als ich feststellte, dass die meisten geheilten Krebspatienten und alternativen Heilpraktiker überzeugt sind, dass es am gesündesten ist, mit kompletter Intensität zu fühlen und sich dann auch wieder komplett von Gefühlen zu lösen – egal, ob sie positiv oder negativ sind. Zum einen können wir so die volle Bandbreite menschlicher Emotionen spüren und zum anderen mehr Zeit des wahren Glücks genießen. Kleinkinder sind ein großartiges Beispiel für dieses Prinzip: Sie geraten außer sich, geben ihrer Wut freien Lauf und lösen sich damit von ihr. Fünf Minuten später sind sie wieder fröhlich.

Alle Menschen mit Radikalremission, die ich kennengelernt habe, haben Tage oder vielleicht sogar Monate erlebt, die voller Schmerz, Angst und Traurigkeit waren. Wenn man den Tod vor Augen hat, sind solche Gefühle fast unumgänglich. Jedoch haben diese Menschen sich selbst in den schwierigsten Tagen dazu durchgerungen, zumindest einige Momente des Glücks zu empfinden. Eine Patientin hat einen sehr ausgeklügelten Weg dafür gefunden. Janet Jacobsen erhielt im Alter von 60 die Diagnose Gebärmutterkrebs. Sie war sehr schockiert über diese Nachricht, zumal sie zu diesem Zeitpunkt ihres Lebens sehr glücklich war, gesund aß und oft Sport trieb. Nach einigen Jahren der Behandlung (sowohl konventionelle wie Operationen, Chemo- und Bestrahlungstherapie als auch alternative Heilpraktiken) kehrte ihr Krebs wieder zurück. Das war der Moment, in dem sie sich völlig der Selbstheilung verschrieb und ausschließlich alternative Wege beschritt. Nach nunmehr drei Jahren hat Janet die Wichtigkeit von Humor und Verspieltheit für ihre Heilung erkannt, besonders dann, wenn negative Emotionen aufkommen:

> *Das Spielerische ist ein sehr kraftvolles Instrument, besonders dann, wenn ich in negativen Gedanken verhaftet bin. Sobald ich merke, dass mein Zynismus die Oberhand gewinnt, fange ich an, mit ihm zu spielen. Ich gebe ihm einen Namen – Zynni heißt er – und ich imitiere sein Gemecker. Dann lasse ich ihn loslegen. Das lockt ihn aus dem Schatten ins Licht. Und ich dringe in diesen spielerischen, andächtigen Zustand der Gnade ein. Zusätzlich macht das Ganze auch noch sehr viel Spaß.*

Janet hat wie viele andere Krebspatienten erkannt: Zwischen Zynismus und Optimismus gibt es nur einen sehr feinen Unterschied. Und es bedarf lediglich einer kleinen Anstrengung, um zwischen den beiden hin und her zu wechseln.

Nachdem Sie gerade erfahren haben, was positive Emotionen sind und weshalb sie so kraftvolle Stimulatoren für unser Immunsystem sein können (besonders wenn man sie zur täglichen Übung macht), möchte ich Sie über die Heilungsgeschichte von Saranne Rothberg informieren. Saranne hat eine fortgeschrittene Brustkrebserkrankung überlebt und sich zur Pflicht gemacht, sich mindestens zweimal pro Tag glücklich zu fühlen, egal wie schwer die Zeit ihrer Heilung war. Saranne hat auch die anderen acht Schlüsselfaktoren genutzt, die in diesem Buch besprochen werden. Die treibende Kraft jedoch, die hinter ihrer Radikalremission stand, war für sie die Steigerung der positiven Emotionen – davon war sie fest überzeugt.

Sarannes Geschichte

1993 war Saranne Rothberg gerade 29 Jahre alt und bis über beide Ohren in ihr gerade geborenes Töchterchen Lauriel verliebt. Trotz dieser immensen Freude hatte Saranne auch mit etlichen Stressfaktoren zu kämpfen. Die Beziehung zwischen ihr und ihrem Mann war angespannt, sie musste sich um ihre blinde Mutter kümmern und ihr Vater und ihre Großmutter waren kürzlich erkrankt und brauchten ebenfalls Pflege. Zudem arbeitete Saranne noch als Beraterin bei einem Fernsehsender. Auch sie selbst war gesundheitlich angeschlagen und litt unter einer wiederkehrenden Brustinfektion. Ihre Ärzte meinten, dies sei durch das Stillen ausgelöst worden. Im Laufe der nächsten Jahre hatte Saranne den Tod ihrer Mutter und ihrer Großmutter zu verarbeiten und sie durchlitt eine sehr schmerzvolle Scheidung. Aus diesen Gründen fand sie nie richtig Zeit, sich um die „Brustinfektion" zu kümmern, die von Tag zu Tag schlimmer wurde.

1999, nachdem sie inzwischen elf verschiedene Ärzte konsultiert hatte, bekam Saranne endlich die richtige Diagnose: Die sogenannte Brustinfektion war ein bösartiger Brusttumor. Anfangs gingen die Ärzte davon aus, dass es höchstwahrscheinlich Brustkrebs im Stadium II sei, ohne erkennbare Auswirkungen auf die Lymphknoten. Weitere Tests ergaben allerdings das schlimmstmögliche Szenario: Es handelte sich um Brustkrebs im Stadium IV. Er war nicht nur auf ihre Lymphknoten gestreut, sondern hatte auch kleine Metastasen unter ihrer Aorta und möglicherweise auch im Nacken und in der Wirbelsäule gebildet.

Saranne war entsetzt. Die Diagnose wurde an einem Freitagnachmittag gestellt, ihren neuen Onkologen konnte sie erst am folgenden Montag aufsuchen. Saranne fühlte sich mit der schwerwiegenden Diagnose und der Vorstellung von dem, was auf sie zukommen würde, komplett überfordert. An ihrer Seite wusste sie nur ihre fünfjährige Tochter. Plötzlich fiel ihr jedoch etwas ein:

Ich hatte früher einmal etwas über Norman Cousins und die Macht des therapeutischen Humors (lachen und einen humorvoll-komischen Blickwinkel einnehmen) gehört. Natürlich war ich nach wie vor schockiert über meine Diagnose und sah mich allein gelassen, ohne jegliche Unterstützung. Und doch erinnerte ich mich in dieser Situation an ein Buch von ihm (siehe weiterführende Literatur Seite 306), das ich an der Universität gelesen hatte. Ich lief sofort in die nächstgelegene Videothek und lieh alle vorhandenen Komödien aus.

Mit den Tränen kämpfend und einem Stapel Videokassetten in den Händen ging Saranne nach Hause, um sich endlich ihrer kleinen Tochter zu stellen. Sie schickte den Babysitter weg, aß mit Lauriel, badete sie und brachte sie danach sofort ins Bett. Sie wusste, dass sie ihre Tränen nicht lange würde zurückhalten können. Sobald sie die Tür des Kinderzimmers geschlossen hatte, brach sie in ihrem eigenen Zimmer zusammen. Wie würde sie zu den Behandlungen kommen? Wer würde ihr helfen? Wie sollte sie den Lebensunterhalt für sich und ihre Tochter bestreiten? Wer würde Lauriel an Behandlungstagen zur Schule bringen? Diese Fragen kreisten immer wieder in ihrem Kopf. Nach einer Weile schaute sie auf den Stapel Videokassetten, und Eddie Murphy schaute zurück.

Ich dachte mir, was bei Norman Cousins funktioniert hat, könnte vielleicht auch bei mir funktionieren. Also legte ich die erste Eddie-Murphy-Kassette ein. Am Anfang musste ich fast hysterisch weinen. Ich konnte die Witze, die Pointen und das Lachen nicht richtig hören. Aber ich sagte mir immer wieder, dass es bei Norman Cousins funktioniert habe und vielleicht auch bei mir funktionieren könnte. Irgendwann musste ich tatsächlich über die Witze lachen. Mein Lachen wurde immer hysterischer. Ich erkannte, dass der Grat zwischen Komödie und Trauma sehr schmal ist, unglaublich schmal. Tränen der Trauer und Tränen der Freude haben zwei verschiedene Quellen, dennoch sind beide kathartisch.

Diese Erfahrung zeigte Saranne, dass es möglich war, vom Trauma in Komik zu wechseln – und vielleicht hatte Norman Cousins ja tatsächlich recht. Während sie die Videos mit Komödien anschaute, bemerkte sie, dass das intensive Lachen ihr ganzes Trauma und ihre Angst lahmlegte. In dieser Nacht blieb sie wach und schaute sich alle Videos an, die sie zu Hause hatte. Als ihre Tochter am nächsten Morgen aufwachte, wusste Saranne, was zu tun war. Sie musste mit Lauriel zusammen bewusst eine Atmosphäre der Freude und des Lachens schaffen, um alle Angstgefühle und Bedenken wegen ihrer Krankheit und der Nebenwirkungen der Behandlung auszuschalten:

> *Ich sagte zu meiner Tochter: „Ab heute nehmen wir uns jeden Tag Zeit zum Lachen." Lauriel fragte, ob das wie eine Verabredung zum Spielen sei. Genau das war es, und so wurden wir zu Spielgefährten. Wir wollten uns gegenseitig jeden Tag zum Lachen bringen. Und dann fiel es mir plötzlich wie Schuppen von den Augen: Was war mit mir passiert? Wie hatte ich alle meine „Spielgefährten" verloren? Warum hatte ich keine Verabredungen mehr? Nach meiner Scheidung, dem Umzug, einem Hausbrand, dem anstrengenden Beruf, der Betreuung kranker Familienmitglieder – ich hatte verlernt zu spielen. All diese Stressfaktoren hatten mir die Freude und den Spaß am Leben verdorben. Kein Wunder, dass ich Krebs hatte.*

Saranne bat ihre Tochter, mit ihr eine Liste zu erstellen, was sie beide zum Lachen brachte. Ihre Tochter schlug vor, lustige Geräusche und Gesichter zu machen, sich zu verkleiden, zu tanzen und Witze zu erzählen. Saranne war erstaunt, so einfache Weisheiten aus dem Mund ihrer Tochter zu hören. Als Erwachsene hatte sie viele dieser einfachen Lebensfreuden eingebüßt. Konfrontiert mit Brustkrebs beschloss sie, diese Freuden nicht nur zurückzugewinnen, sondern sie auch nie wieder gehen zu lassen:

> *Wir hielten uns jeden Tag an das, was wir uns vorgenommen hatten – einmal morgens, einmal abends. Wir nahmen uns die Zeit, wirklich Spaß zu haben. Mir fiel auf, dass es mit einem Besuch im Fitnessstudio zu vergleichen war: Je mehr wir übten zu lachen, Spaß, Freude und Verspieltheit wiederzuerlangen, desto besser wurden wir darin und desto mehr Platz nahm es*

in unserem Leben ein. Die Menschen in unserem Umfeld waren erstaunt, dass Lauriel und ich so glücklich aussahen. Sie wunderten sich, dass wir zusammen durch das Leben tanzten, obwohl die Behandlung meinen Körper sehr strapazierte. Sie wollten wissen, was unser Geheimnis sei.

Nachdem Saranne sich von ihrer ersten Operation erholt hatte und vor ihrer ersten Chemotherapie stand, beschloss sie, eine Chemotherapie-Comedy-Party für sich zu organisieren. Sie besorgte Apfelwein, kleine Häppchen und Partygeschenke, die sie ins Krankenhaus mitnahm. Es sollte so festlich werden wie eine Geburtstagsfeier, eine Feier des Lebens. Anfänglich waren einige Menschen sehr skeptisch, fühlten sich zum Teil auch angegriffen oder beleidigt. Was so lustig sei an Krebs, wollten sie wissen. Am Ende der sechsstündigen Chemotherapie-Sitzung hatten sich jedoch fast alle Anwesenden entschlossen mitzufeiern – Ärzte, Krankenschwestern, Familienmitglieder, Patienten und sogar Pharmavertreter. Als sie sich in ihrem Chemotherapie-Sessel sitzend umschaute, erkannte sie, dass diese Party genauso freudig war wie jede Feier, die sie zu Hause hätte veranstalten können. In diesem Moment hatte sie einen Geistesblitz:

Mitten in dieser Chemotherapie-Sitzung verstand ich plötzlich, was meine Aufgabe im Leben sein sollte. Es war wie ein Geistesblitz: Ich sollte eine Stiftung gründen, die sich die ComedyCures Foundation nennt. [Die Stiftung „Comedy heilt" ist in den USA äußerst populär.] Die Telefonnummer würde 1-888-HA-HA-HA-HA sein. Wir würden die schwierigen Behandlungen mit Freude, Humor, Hoffnung und aus einer Perspektive der Komik betrachten. Und wir würden den Patienten, ihren Angehörigen und dem medizinischen Pflegepersonal helfen zu realisieren, dass die Situation, in der sie stecken, verändert werden kann. Wir würden ihnen vermitteln, dass man sein Leben umgestalten kann, auch wenn man mitten in einer Krise steckt. Man kann sich ein erfüllteres Leben aufbauen, wenn Hoffnung, Freude, Lachen, Spaß und Spiel darin Platz finden.

Trotz schlimmer Übelkeit schrieb Saranne noch am selben Tag Details zu ihrer Vision einer Stiftung auf. Das Blatt Papier, auf dem sie alles notierte, sollte in den nächsten zweieinhalb Jahren der Behandlung zu ihrem Leitfaden werden. Es erlaubte ihr, sich auf etwas anderes als die Behandlung zu konzentrieren.

Während der intensiven schulmedizinischen Behandlung, die zwei weitere Operationen, 44 Bestrahlungen und fast durchgehend Chemotherapie-Sitzungen umfasste, nutze Saranne eine Vielzahl mentaler, emotionaler und spiritueller Techniken, um die Anstrengungen besser zu überstehen. Eine dieser Techniken war, ihrer Intuition zu folgen und alle Quellen von Hass und Wut aus ihrem Leben zu eliminieren und sich von unterdrückten Emotionen ihrer Vergangenheit zu lösen. Saranne verbrachte immer weniger Zeit mit Menschen, die ihrer Ansicht nach negativ oder – wie sie es nennt – „parasitisch" waren. Stattdessen umgab sie sich mehr und mehr mit Menschen, die positiv waren. Bald fühlte sie sich am Ende des Tages energiegeladen und nicht ausgelaugt, so wie früher. Mithilfe der neuen Energiequelle konnte sie ihr Leben umgestalten und positive Aspekte wie Gesundheit, Fairness und Glück herausstellen.

Als ich von Saranne hörte, wie sehr sie ihr Leben verändert hatte, dachte ich an ihre anfängliche Aussage: „Kein Wunder, dass ich Krebs hatte." Ich fragte sie deshalb, was Krebs auslösen könne.

> *Natürlich glaube ich, dass es physische Faktoren gibt, die einer Erkrankung vorbeugen können. Weniger Zucker, weniger tierische Lebensmittel, ein Wohnort, der nicht direkt neben einem Kernkraftwerk liegt, kein Nikotin und so weiter.. In meinem Fall aber hatte es sehr viel mit unverarbeitetem Schmerz, mit Trauma und Hass zu tun. Sobald ich mich den Enttäuschungen und Ängsten gestellt und „giftige" Menschen aus meinem Leben verbannt hatte, verlor mein Krebs die Kontrolle über mich.*

Nachdem Saranne die negativen Beziehungen aus ihrem Leben verbannt hatte, richtete sie ihre Aufmerksamkeit auf ihre Beziehung zu Gott. Sie war zwar schon immer gläubig. Doch einen Dialog mit Gott führte sie erst, als der Krebs in ihr Leben getreten war:

> *Ich verstand, dass ich den Krebs bekommen hatte, um etwas zu verstehen oder eine Aufgabe in diesem Leben zu erfüllen, die ich sonst nicht hätte erfüllen können. Deswegen habe ich auch nicht ständig gefragt: „Warum ich?". Ich habe überlegt, was ich aus dieser Sache lernen und anderen Menschen vermitteln sollte. Wie meine Krebsreise die Welt zu einem besseren Ort für andre Krebskranke machen könnte. Was ich von diesem Chemotherapie-Sessel aus bewegen könnte, was sonst nie möglich gewesen wäre.*

Auf diese Weise fühlte sich Saranne nicht als Opfer ihres Krebses, sondern durch ihn bestärkt. Anstatt wütend auf Gott zu sein, suchte sie lieber nach Zeichen und Hinweisen darauf, welche Veränderungen für sie vorgesehen waren. Sie betrachtete Gott als ihren Oberarzt und versuchte, auf ihn zu hören – ihm gut zuzuhören –, um von seiner göttlichen Führung zu lernen. Wenn sie konzentriert zuhörte, erhielt sie in der Regel relativ schnell eine Antwort:

> *Ich erkannte, dass meine Krebserkrankung ein Weckruf war, dass mein Krebs und der damit verbundene Schmerz Teil einer für mich vorgesehenen Reise waren. Wenn man mir sagte, dass ich Krebs habe, dass ich weniger als fünf Jahre zu leben habe, dass mein Krebs nicht auf die Behandlung anspreche, konnte ich mich aufrecht hinstellen und fragen: „Wer sagt das? Das kaufe ich Ihnen nicht ab. Ich werde das nicht einfach hinnehmen und darunter leiden. Ich habe genug Kraft, genug Disziplin und ausreichend Gründe, um zu leben. Mit Gottes Hilfe finde ich einen Weg. Ich betrachte das alles als Weckruf. Ein Weckruf, der meine Aufmerksamkeit auf etwas Neues richten soll. Ich muss nicht sterben. Ich muss einfach nur dem Ruf folgen."*

Sarannes wichtigster Grund, am Leben zu bleiben, war ihre Tochter Lauriel. Nachdem ihre Mutter und ihre Großmutter gestorben waren, wünschte sie sich nichts mehr, als ihre Tochter großziehen zu können. Deshalb wollte sie alles, wirklich alles versuchen, gesund zu werden. Es war ihr egal, wie verrückt es klingen mochte. Ihre positive und offene Einstellung ermöglichte es ihr, jeden neuen Vorschlag mit Begeisterung und Hoffnung aufzunehmen, anstatt von der Masse der Behandlungsmöglichkeiten nur überwältigt zu sein. Egal, ob der Bruder eines Freundes von einem Heilpraktiker wusste, der Onkel von jemandem Akupunkteur war oder ein Nachbar ein besonderes Kräutergebräu herstellte, Saranne stand allen Vorschlägen enthusiastisch gegenüber und probierte sie aus. Sie wollte ihr Immunsystem aktivieren. Sie wechselte zu einer makrobiotischen Ernährung, die ihren Krebs allerdings nicht so recht zu beeinflussen schien. Also versuchte sie, viel frisches Gemüse und gesunde Proteine zu essen. Sie reduzierte Zucker, Weißmehl, rotes Fleisch, Kaffee und Alkohol. Sie war fest überzeugt, dass eine dieser Umstellungen früher oder später greifen würde:

> *Ich denke, der Glaube daran, dass der Krebs jeden Moment verschwinden könnte, ist mit entscheidend. Bei meinen Recherchen wurde mir klar, dass Menschen, die eine Radikalremission oder ein Wunder erlebt hatten, gar nicht so selten sind. Warum passierte das manchen und manchen nicht? Warum erfuhren wir den Segen einer Radikalremission? Ich habe nach dem Segen Ausschau gehalten. Ich konnte hören: „Geh zu diesem Arzt" und „Mach diese Behandlung". Ich hörte darauf, Freude und Dankbarkeit in jeden einzelnen Moment einfließen zu lassen. Ich glaube, genau darum geht es. Wir hören nicht mehr zu. Wir werden von Reizen überflutet und nehmen uns nicht mehr die Zeit, auf unseren Körper zu hören. Ich habe gelernt zuzuhören.*

Saranne war an einem Punkt angekommen, an dem die meisten Menschen enttäuscht gewesen wären, weil noch keine Besserung eingetreten war. Seit nunmehr zweieinhalb Jahren hatte sie Operationen, Chemotherapie und Bestrahlungen sowie alternative Behandlungen über sich ergehen lassen. Ihr Krebs wuchs dennoch immer weiter. Dank ihrer Entscheidung, zumindest ein wenig Freude in jeden Tag einfließen zu lassen, konnte sie positiv bleiben und an der Hoffnung festhalten, dass die Dinge sich jeden Moment verändern könnten. Und eines Tages taten sie es dann auch.

Saranne bereitete sich gerade auf ihre vierte, potenziell lebensbedrohliche Operation vor. Es war im dritten Jahr ihrer Behandlungen, als plötzlich das Telefon klingelte. Ein Bekannter erzählte ihr, dass der Arzt des Dalai Lama – ein Mann namens Yeshi Dhonden – in einer Fernsehsendung aufgetreten sei und über eine tibetanische Kräuterbehandlung für Patienten mit fortgeschrittenem Krebs gesprochen habe. Viele ihrer Freunde hatten die Sendung ebenfalls gesehen, riefen an und empfahlen ihr, diesen Arzt unbedingt aufzusuchen.

Allerdings wollte fast jeder, der diesen Bericht gesehen hatte, einen Termin bei Dr. Dhonden. Saranne war eine von sehr vielen anderen Krebspatienten, die auf seine Warteliste gesetzt wurden. Geleitet von ihrem unerschütterlichen Optimismus, fragte sie absolut jeden Menschen, den sie traf, ob er ihr dabei helfen könne, einen Termin beim Arzt des Dalai Lama zu bekommen, ob er vielleicht eine Verbindung zu Dr. Dhonden hätte. Als sie sich einige Monate später mit einem Patienten, der kurz zuvor die Diagnose Krebs bekam, über ComedyCures und Strategien für ein Leben mit Krebs unterhielt, zahlte sich ihre Beharrlichkeit endlich aus. Diese Person hatte eine Verbindung zu Bekannten von Dr. Dhonden und bot ihr an, einen Termin für sie auszuhandeln. Dies geschah nur wenige Tage vor ihrer vierten Operation:

> *Mir wurde gesagt, ich solle fasten, eine Urinprobe einpacken und nach New York City fahren, um den Arzt des Dalai Lama zu treffen. Dr. Dhonden hatte keine Krankenakte von mir. Er setzte sich neben mich und fühlte meinen Puls. Er verzog das Gesicht und sah sehr nachdenklich aus. Und dann lachte er. Auch ich musste unwillkürlich lachen. Dann verzog er wieder das Gesicht, schaute mich an und sagte (durch seinen Übersetzer), es gehe mir sehr gut. Ich hatte Krebs im Stadium IV, niemand bekam ihn in den Griff, und dieser Mann sagte mir, es gehe mir sehr gut (sie lacht). Ich schaute ihn aufmerksam an und entgegnete, dass ich das wüsste. Er erwiderte, es ginge mir sehr, sehr gut, worauf ich erneut antwortete, dass ich das wüsste (sie lacht).*

Saranne ermutigte die Aussage des Heilers sehr. Sie war glücklicher als je zuvor, da sie Glück und Freude zu ihrer alltäglichen Priorität gemacht hatte. Nach diesem kurzen Gespräch begann Dr. Dhonden, vollkommen ruhig verschiedene Punkte an ihrem Körper zu berühren. Ihre Ehrfurcht wuchs immer mehr, je genauer sie ihm zusah. Mit einer unglaublichen Präzision berührte er jeden Punkt, an dem sie in der Vergangenheit Krebs hatte oder gegenwärtig Krebs hat. Laut Saranne konnte er sehen, was die Scans nicht ergeben hatten. Deshalb war sie voller Hoffnung, dass er ihr helfen könne:

> *Er verzog sein Gesicht erneut und sagte an einem Punkt: „Dieser hier ist alt“, was ich bestätigen konnte. Dr. Dhonden fragte mich, ob ich geduldig sein könne. Die Frage erheiterte mich sehr und ich antwortete, dass ich – wäre ich ein geduldiger Mensch – jetzt wahrscheinlich keinen Krebs hätte. Dann erklärte er, dass tibetanische Kräuter nicht so funktionieren würden wie die westliche Schulmedizin. Ich müsse geduldig sein, bis die Kräuter von meinem System aufgenommen würden. Die Schulmedizin gehe sehr schnell an die Sache und zerstöre die Zellen. Die fernöstliche Heilmedizin niste sich in das System des Patienten ein und erschaffe eine Energiequelle im Immunsystem. Damit könne das Immunsystem die Störung im Körper bekämpfen.*

Interessanterweise nannte Yeshi Dhonden Sarannes Krankheit niemals Krebs. Er sprach immer nur von einer Störung in ihrem Körper. Nach dem Gespräch war Saranne begierig darauf, mit der Kräuterbehandlung zu beginnen. Also fragte sie ihn, ob er eine ungefähre Zeit angeben könne, wann mit einer Besserung zu rechnen sei. Seiner Meinung nach würden ihre Symptome nach ungefähr einem Monat weniger werden. Die Scans würden allerdings vorerst unverändert bleiben und erst nach etwa drei Monaten eine Besserung zeigen. Begeistert von der Aussicht, dass ihr Krebs bald der Vergangenheit angehören könnte, stellte sich für Saranne nur noch die Kostenfrage. Zu ihrer freudigen Überraschung würde die Kräuterbehandlung nur einen Dollar pro Tag kosten. Die Chemotherapie hatte ungefähr 1200 Dollar pro Tag gekostet:

Er fragte mich schließlich, ob ich seine Kräuter nehmen wolle. Ich antwortete, ich würde alles tun. Sogar mich nackt auf die Freiheitsstatue stellen und „God Bless America“ singen. Es würde schon reichen, seine Kräuter einzunehmen, meinte er lachend. Also fing ich gleich damit an, und innerhalb von 36 Stunden waren die meisten meiner Hauptsymptome bereits am Abklingen. Dabei meinte er doch, es würde ungefähr einen Monat dauern.

Im Laufe der Jahre hatte Saranne ihre eigene kleine Liste mit 26 unterschwelligen Symptomen zusammengestellt, die ihr Körper jedes Mal, wenn der Krebs sich verschlechterte, zeigte. Obgleich ihre Ärzte diese Liste nicht recht ernst nahmen, vertraute Saranne auf die Bedeutung der Symptome für ihren Körper. Erstaunlicherweise waren nach nur eineinhalb Tagen Kräutereinnahme drei dieser Symptome verschwunden: die extreme Müdigkeit, ein brennendes Gefühl auf ihren Lippen und ein inneres Gefühl des Juckens und Brennens an der Stelle, wo ihr Krebs wuchs.

Diese unerwartet schnelle Verbesserung gab ihr den erforderlichen Mut, die vierte Operation zu verschieben und ihre Ärzte darüber zu informieren, dass sie fortan nur noch die Kräuterbehandlung machen, sich aber weiterhin genau beobachten lassen wollte. Mit großem Missbehagen stimmten sie der Entscheidung zu und untersuchten sie drei Wochen später erneut. Der Scan ergab, dass der Krebs zwar langsamer gewachsen, aber nach wie vor vorhanden war. Für Saranne war das Wichtigste, dass das Wachstum sich verlangsamt hatte. Sie bestand deshalb darauf, mit der Kräuterbehandlung fortzufahren. Weitere sechs Wochen später zeigte ein erneuter Scan, dass der Krebs nicht weiter gewachsen war – er war nach wie vor da, aber er stagnierte. Saranne hatte mittlerweile ihre eigene Theorie entwickelt, warum die Kräuter anschlugen:

Die Kräuter haben mein Immunsystem gestärkt, und somit konnte mein Körper den Krebs bekämpfen. Die schulmedizinische Behandlung dagegen hatte den Krebs erschüttert und überwältigt. Als mein Körper sich von diesen Maßnahmen erholt hatte, kam der Krebs mit einer noch größeren Aggressivität zurück. Er wurde nicht geheilt. Welche Chemotherapie ich auch ausprobierte, ich war resistent dagegen. Meine Ärzte hatten mir kurz zuvor bildhaft erklärt, dass der Krebs am Ansteigen war, mein Immunsystem jedoch an Höhe verlor. Mein Immunsystem konnte also nicht funktionieren, weil der Krebs die Oberhand gewonnen hatte. Als mein Immunsystem durch die vielen verschiedenen Chemotherapien unterdrückt wurde, konnte der Krebs sich frei ausbreiten. Durch die Einnahme der Kräuter hat sich mein Immunsystem immer mehr stabilisiert und war schließlich voll aufgeladen. Man konnte das Bild der Ärzte nun umdrehen: Mein Immunsystem befand sich im Anstieg, der Krebs verlor an Höhe.

Nach der von Dr. Dhonden angekündigten Zeit von drei Monaten zeigten die Scans, dass Sarannes Tumoren geschrumpft waren. Sie war überwältigt vor Freude – der Moment, an den sie immer geglaubt hatte, war endlich gekommen. Im Verlauf der nächsten 15 Monate entwickelte sich die ComedyCure Stiftung immer weiter und auch Sarannes Gesundheit verbesserte sich stetig. 2001, 18 Monate nachdem sie die Kräuterbehandlung begonnen hatte, zeigten ihre Scans dann endlich das, worauf sie gewartet hatte: keine weiteren Anzeichen einer Erkrankung. Saranne hat immer noch einen Anflug von Ehrfurcht in der Stimme, wenn sie sich an die schicksalhaften Worte ihres Onkologen erinnert: „Hören Sie nicht auf mit dem, was Sie tun.“

Saranne hat auch nicht aufgehört Sie kam schon immer mit wenig Schlaf aus und kann ihre grenzenlose Energie nun ihrer Stiftung widmen, die sich immer mehr ausweitetet. Die Stiftung bringt unter anderem erstklassige Comedians in Krankenhäuser, um die dortigen Patienten bei unzähligen kostenfreien Lach-Essen zu unterhalten. Saranne berät auch andere Krebspatienten und unterstützt sie dabei, ihr Leben zu verändern und es aus einer freudigen, von Lachen erfüllten Perspektive sehen zu können. Auch wenn nicht alle Menschen die Art Radikalremission erleben, die sie erlebt hat, kann sie doch die emotionale und spirituelle Qualität des Lebens dieser Kranken verbessern. Und das gibt ihr ein gutes Gefühl. Auch sie selbst nimmt nach wie vor ihre tägliche Dosis Lachen und ihre Kräuter ein:

> *Wenn ich das Gefühl habe, dass irgendeines meiner Krebssymptome wiederkehrt, treffe ich mich mit dem Team von Yeshi Dhonden oder schreibe ihm. Dann wird die Zusammensetzung der Kräuter verändert. Wir warten ab und beobachten, ob mein Körper darauf anspricht. In der Regel tut er das. Im Verlauf der letzten Jahre kam es ein- oder zweimal vor, dass die neue Rezeptur die Symptome nicht beheben konnte. Dann gab es noch einmal eine neue Zusammensetzung. So sind wir dem Krebs immer einen Schritt voraus. Wir sorgen dafür, dass mein Immunsystem auf sehr hohem Level sehr gut funktioniert.*

Manche Menschen, die Sarannes Geschichte lesen, könnten vermuten, dass sie ihre Remission allein den tibetanischen Kräutern zu verdanken hat, aber sie widerspricht dem. Ihrer Meinung nach waren es die vielseitigen Heilungsbemühungen, die sie bereits vor ihrem Termin bei Dr. Dhonden unternommen hatte. Sie führten dazu, dass er ihr sagen konnte, es gehe ihr gut, sehr gut.

> *Ich werde oft gefragt, ob ich wirklich glauben würde, dass Comedy heilen könne. Ich antworte darauf immer das Gleiche: Comedy und Lachen haben meinen Geist geheilt und mir die Stärke gegeben, die physische Schlacht zu gewinnen. Ich wusste Bescheid über das Leben und die Lehre und Forschung von Norman Cousins. Ich hatte gleich an diesem ersten Wochenende etwas Positives, an das ich mich klammern konnte. Ich recherchierte immer weiter über die Macht des Geistes über den Körper und im Besonderen über die Macht der Freude und der Hoffnung über den Körper. Ich glaube also keineswegs, dass es eine einzige Sache war, auf die ich meine Radikalremission zurückführen kann. Mein Geist und meine Seele waren sehr stark, ich habe mir ein Umfeld geschaffen, das emotional, spirituell, medizinisch und gesellschaftlich erfüllt war, gesund und*

freudig. Als dann schließlich mein Immunsystem aufgrund der Kräuter rundum stabil war, konnte der Rest meines Körpers ihm einfach folgen.

Es sind über 13 Jahre vergangen, seitdem Saranne die Diagnose Brustkrebs im Stadium IV erhalten hat. Sie ist nach wie vor krebsfrei, mittlerweile wieder verheiratet und Mutter von drei Kindern. Sie freut sich über alle Maßen, am Leben zu sein und ihre singende Tochter Lauriel bei der Zusammenstellung ihres ersten Musikalbums begleiten zu können.

Saranne ist ein wunderbares Beispiel für jemanden, der sowohl Schuldmedizin als auch alternative Heilmethoden eingesetzt hat, um Körper, Geist und Seele zu stärken. Durch diesen vielseitigen Heilungsansatz hat sie nicht nur die vielen beschwerlichen Jahre der medizinischen Behandlung überstanden. Er hat ihr Optionen geboten – die tägliche Lachtherapie und tibetanische Kräuter –, als Chemotherapie, Bestrahlung und Operationen nicht mehr geholfen haben. Egal wie krank oder verängstigt sie sich an manchen Tagen auch fühlte, sie hat es sich zur Pflicht gemacht, erst dann ins Bett zu gehen, wenn sie zuvor mindestens fünf Minuten gelacht hatte oder glücklich gewesen war. Ihrer Meinung nach war es dieses tägliche Ritual, das ihrem Körper, ihrem Geist und ihrer Seele half, die Jahre der anstrengenden medizinischen Behandlung zu überstehen.

Empfehlungen

Viele Krebspatienten – oder auch Menschen, die Krebs vorbeugen möchten – werden bezweifeln, dass sie selbst in der Lage wären, so viel Glück wie Saranne in ihren Alltag zu bringen, vor allem dann nicht, wenn sie es mit einer lebensbedrohlichen Erkrankung zu tun haben. Die hässliche Wahrheit ist, dass viele Menschen nicht glücklich sind – 20 Millionen Amerikaner leiden an Depressionen.[83] [Das Bundesgesundheitsministerium schätzt, dass in Deutschland rund vier Millionen Menschen akut an einer Depression erkrankt sind. Frauen erkranken häufiger als Männer.] Noch schlimmer ist, dass viele zwar nicht klinisch depressiv, aber doch sehr gelangweilt oder unzufrieden sind mit ihrem Leben. Solche emotionalen Zustände schwächen das Immunsystem, das Krankheiten bekämpfen sollte.

Die gute Nachricht ist jedoch, dass es nicht viel bedarf, etwas Glück in das Leben zu bringen, selbst wenn man inmitten einer traumatischen Krebsreise steckt. Was man aber tatsächlich braucht, ist Beharrlichkeit und Konsequenz – so wie Saranne, die sich jeden Tag mit ihrer Tochter fest zum Lachen verabredet hatte. Ebenso wie Sie es nicht schaffen, körperlich fit zu werden, wenn Sie den ganzen Tag auf der Couch sitzen, werden Sie es auch nicht schaffen, Ihre Fröhlichkeit zu steigern, indem Sie einfach nichts tun. Deshalb müssen Sie jeden Tag bewusst Glück und Freude einplanen. Am Anfang mag es sich erzwungen anfühlen, aber im Laufe der Zeit wird Ihre tägliche Verpflichtung zum Glück Ihr Serotoninlevel erhöhen.

Nachfolgend finden Sie einige Vorschläge zur Steigerung positiver Emotionen, die von Menschen, die eine Radikalremission erfahren haben, bereits erprobt wurden:

Auf der Suche nach positiven Emotionen

- *Beginnen Sie jeden Tag mit einem Lächeln oder einem Gefühl der Dankbarkeit.* Um Lachen zu können, schauen Sie sich ein lustiges YouTube-Video an, lesen Sie einen Witz (Sie können den „Witz des Tages“ per E-Mail abonnieren) oder blättern Sie ein altes Fotoalbum durch, das Sie zum Lachen bringt. Um Dankbarkeit zu empfinden, legen Sie sich ein Dankbarkeitstagebuch ans Bett und notieren Sie darin vor dem Aufstehen fünf Dinge, für die Sie dankbar sind.
- *Kontrollieren Sie Ihre Medien.* Heutzutage werden wir mit einer Flut an Informationen überhäuft. Die meisten sind negativ und schüren Ängste. Stellen Sie sicher, dass Sie lachen oder sich dankbar fühlen, bevor Sie neue Nachrichten anschauen oder lesen. Versuchen Sie, negative Nachrichten – sowohl aus TV als auch aus Radio und Presse – einzuschränken. Sie werden bald beobachten, wie Ihre Emotionen positiver werden.
- *Prüfen Sie Ihr Unterhaltungsprogramm.* Abgesehen von den Nachrichten sollten Sie auch Fernsehsendungen und Filme überdenken, bevor Sie sie anschauen. Detektivfilme wie auch

Krimis können spannend sein, aber sie werden Ihr Immunsystem nicht in gleicher Weise stärken, wie dies eine Komödie kann. Zudem lösen aufregende Sendungen oft eine Stressreaktion im Körper aus. Versuchen Sie, Ihrem wöchentlichen Unterhaltungsprogramm mehr Komödien hinzuzufügen.

- *Suchen Sie sich lustige Freunde.* Genauso wie beunruhigende Nachrichten und dramatische Unterhaltungsfilme eine Stressreaktion auslösen können, können das auch Freunde und Familienmitglieder. Machen Sie es wie Saranne und überdenken Sie Ihre Beziehungen zu anderen Menschen genau. Überlegen Sie sich, ob Ihnen ein Mensch Energie gibt oder Energie entzieht. Schränken Sie die Zeit ein mit Menschen, die Ihnen Energie entziehen, und steigern Sie die Zeit mit Menschen, die Ihnen Energie geben.
- *Werden Sie aktiv.* Finden Sie Aktivitäten, die Ihnen Freude bereiten und die Sie in Ihren Alltag einbauen können. Beispiele hierfür sind Sport, lange Spaziergänge, Gartenarbeit, Meditation, Tanzen, Fotografieren, Kochen, mit alten Freunden telefonieren, Mitmenschen Geschenke machen, einem Chor beitreten, Musikunterricht nehmen oder Freiwilligenarbeit leisten. Verpflichten Sie sich, eine Aktivität zu finden, die Ihnen Freude bereitet, und üben Sie diese mindesten dreimal pro Woche aus.
- *Falls Sie vergessen haben, was Ihnen Freude bereitet, nehmen Sie ein Stück Papier und notieren* Sie alle Ereignisse und Erlebnisse, die Sie einmal glücklich gemacht haben – auch wenn diese schon lange zurückliegen. Schauen Sie sich die Liste an und fragen Sie sich, was davon Sie gerne wieder tun würden. Falls es tatsächlich nicht möglich ist, etwas zu wiederholen (beispielsweise wenn Sie zu krank sind, um zu verreisen), suchen Sie sich etwas Ähnliches aus, was Sie auch glücklich machen könnte. Anstatt zu verreisen, könnten Sie ein neues Restaurant testen oder an einer Veranstaltung teilnehmen.
- *Machen Sie jeden Abend ein Check-in.* Fragen Sie sich jeden Abend vor dem Zubettgehen, ob Sie tagsüber zumindest einen Moment des Glücks erlebt haben. Falls ja, haken Sie den Tag ab und seien Sie dankbar dafür. Falls nicht, schauen Sie sich erneut

den ersten Vorschlag an und versuchen Sie zu lachen oder sich dankbar zu fühlen, bevor Sie sich schlafen legen.

Die lebensbejahende Botschaft dieses Kapitels ist eigentlich sehr simpel: Stehen Sie chronisch unter Stress, kann Ihr Körper sich nicht heilen. Verpflichten Sie sich stattdessen nur fünf Minuten täglich dem Glück und der Freude, wird Ihr Immunsystem gestärkt. Ich versuche selbst, täglich Momente der Liebe, der Freude und des Glücks zu finden, und kann Ihnen nur dringend raten, dies auch zu tun. Sich jeden Tag glücklich zu fühlen – auch wenn es nur diese fünf Minuten sind – ist für Ihre Gesundheit genauso wichtig wie eine Medizin, die Sie einnehmen.

KAPITEL 7

SOZIALE UNTERSTÜTZUNG ZULASSEN

In Armut und im Unglück sind Freunde die einzige Zuflucht.
ARISTOTELES

Menschen sind von Natur aus soziale Wesen. Damit meine ich nicht nur, dass wir uns gerne treffen, um uns zu unterhalten oder Dampf abzulassen. Menschen brauchen einander ganz einfach, um überleben zu können. Das fängt schon bei den Babys an. Ein menschliches Baby ist eines der hilflosesten Säugetiere auf dem Planeten. Sein Überleben hängt voll und ganz von seiner Mutter ab, und das nicht nur in den ersten Monaten, sondern über Jahre hinweg. Ein Fohlen lernt beispielsweise bereits in den ersten fünf Minuten seines Lebens zu laufen. Menschen sind ihr ganzes Leben lang auf andere Menschen angewiesen. Dass sie Gemeinschaften bilden, hat historisch betrachtet sowohl ihre persönliche Sicherheit als auch ihre Nahrungsversorgung verbessert.

Eine Unterstützung ist besonders dann überlebenswichtig, wenn wir krank sind. Im Idealfall sind nahestehende Menschen für uns da: Sie kochen uns eine Suppe, decken uns zu und rufen beim Arbeitgeber an, um uns krankzumelden. Das ist der praktische Aspekt, wie Familie und Freunde uns unterstützen können. Wissenschaftler konnten jedoch kürzlich belegen, dass diese Menschen auch auf einer anderen Ebene helfen können. Durch das Gefühl, von geliebten Wesen – selbst das Haustier gehört dazu – umsorgt zu sein, werden

Hormone in den Blutkreislauf ausgeschüttet,[84] wodurch es uns nicht nur psychisch besser geht, sondern auch unser Immunsystem erheblich gestärkt wird.[85] Empfängt ein kranker Mensch fürsorgliche Liebe, fördert das seinen Heilungsprozess.

Deshalb ist es nicht überraschend, dass die soziale Unterstützung zu den neun Schlüsselfaktoren meiner Forschung über Radikalremission gehört. In diesem Kapitel wird die soziale Unterstützung anhand von drei wesentlichen Aspekten erläutert. Obgleich diese wichtigen Merkmale instinktiv nachzuvollziehen sind, stelle ich wissenschaftliche Studien vor, die das belegen. Anschließend lesen Sie die Heilungsgeschichte von Kathryn, die es wohl nie geschafft hätte, ohne Liebe und Unterstützung von anderen Menschen ihren fortgeschrittenen Leberkrebs zu besiegen. Zum Schluss finden Sie auch in diesem Kapitel einige Empfehlungen, wie Sie mehr Liebe und Unterstützung in Ihr Leben bringen können.

LIEBE ERFAHREN

Nahezu alle Menschen, die eine Radikalremission erfahren haben und mit denen ich gesprochen habe, glauben daran, dass die Liebe, die ihnen entgegengebracht wurde, ihre Heilung unterstützte. Für manche kam dies sehr überraschend, denn sie rechneten nicht damit, dass Liebe einen spürbaren Effekt auf den Körper haben könnte. Für andere wiederum waren die vielen Zuwendungen, die sie durch Freunde, Familie und oft auch nur weitläufig Bekannte erfuhren, eine große Überraschung.

Nancy McKay ist eine davon, eine hingebungsvolle Ehefrau, Mutter und Pastorin. Sie war gerade 54 Jahre alt, als man bei ihr ein metastasiertes Melanom an den Lymphknoten entdeckte. Ihre Ärzte sagten, sie habe nur noch ein bis zwei Jahre zu leben. Nancy weigerte sich, diese Prognose zu akzeptieren, und entwickelte stattdessen einen integrativen Plan, der Operationen, experimentelle Krebsimpfungen, chinesische Kräuterbehandlungen und Gebete beinhaltete. Womit sie allerdings nicht gerechnet hatte, war die Flut an Liebe, die ihr entgegengebracht wurde:

Ein alter Freund fragte mich erst kürzlich, welcher Behandlung ich meine Heilung zusprechen würde. Das seien Liebe, Gebet und gute experimentelle Medizin gewesen. Er lächelte, als er sich meine Antwort durch den Kopf gehen ließ. Dann fragte er nach, ob auch die Reihenfolge stimmen würde. Jetzt musste ich selbst kurz innehalten und nachdenken. Dann aber nickte ich: ja, in dieser Reihenfolge. Die Liebe kam aus vielen unterschiedlichen Richtungen – mein Ehemann war mir eine große Stütze, meine Tochter wollte sofort schwanger werden, damit ich mein Enkelkind noch sehen könnte, bevor ich sterben würde. Jedes einzelne Mitglied der Kirchengemeinde, der ich seit zehn Jahren als Pastorin vorstand, schrieb mir oder rief mich an. Ich bekam ein Paket mit einem weichen Schal darin und der Notiz, er solle die weiche Berührung ersetzen, die ich nicht direkt empfangen könne. Und natürlich wechselten sich unsere beiden Katzen ab, mir auf der Couch Gesellschaft zu leisten und sich an mich zu schmiegen. Ich fühlte mich nie alleingelassen. Selbst in den schlimmsten Momenten empfing ich noch ein Gefühl der Wärme und des Umsorgtseins. Nie wieder würde ich sagen dürfen: „Ich werde nicht geliebt." Durch die Krankheit wurde mir klar: Ich werde geliebt – sogar von mir selbst.

Seit Nancys Ärzte ihr eine Überlebensprognose von ein bis zwei Jahren gestellt haben, sind über 20 Jahre vergangen. Sie genießt auch heute noch ihr von Liebe erfülltes, krebsfreies Leben. Dass Liebe den physischen Zustand eines Patienten erheblich verbessern kann, glauben auch viele der alternativen Heilpraktiker, die ich interviewt habe. Einer von ihnen ist Dane Silva, ein Kahuna-Heiler aus Hawaii. Er schildert, was es bewirken kann, wenn man einem Erkrankten Liebe sendet:

Ich betrat den Raum gerade rechtzeitig, um den Arzt zu meiner Patientin sagen zu hören: „Sie werden noch heute Nacht sterben, wenn Sie mir nicht erlauben, Sie an diese Maschinen anzuschließen." Die Maschinen sollten ihr Herz und ihre Lunge am Laufen halten. Trotzdem gab sie ihm nicht die Erlaubnis dazu. Als der Arzt das Zimmer verlassen wollte, hielt ich ihn an und fragte, ob es noch andere Möglichkeiten geben würde. Er verneinte. Ich erwiderte: „Wissen Sie, wir haben für heute Abend eine Menge Freunde zu uns eingeladen und wir glauben daran, dass es noch eine Alternative gibt." Zwei Stunden später verließ ich die Praxis und ging nach Hause. Alle Freunde waren da, singend, scherzend, sie machten Musik und hatten Spaß. Tags darauf ging sie einige Zeit auf Kur – und sie kehrte auch wieder nach Hause zurück. Es hatte eine Alternative gegeben. Sie brauchte diese Maschinen nicht. Ich besuchte sie. Sie atmete normal, ihre Herzfrequenz war gut und ihre Sauerstoffsättigung fast perfekt. Die Familienmitglieder und die engen Freunde hatten ihr die Energie für diese psychosoziale Heilung gegeben.

Aus Danes Sicht als Kahuna-Heiler ist Liebe eine hochfrequente, Gesundheit einflößende Form von Energie. Demnach hilft das Übermitteln von Liebe – oder hochfrequenter Energie – dem Kranken, jegliche Art von energetischen Blockaden zu lösen und die Balance im Körper wiederherzustellen.

Auch die Wissenschaft hat Belege dafür, dass es für den physischen Zustand eines kranken Menschen förderlich ist, emotionale Liebe zu empfangen. Studien haben immer wieder bewiesen, dass Menschen mit mehr sozialen Bindungen eine erheblich höhere Lebenserwartung haben als Menschen mit weniger sozialen Bindungen.[86] Zudem haben Erstere ein geringeres Risiko, an Krebs zu erkranken.[87] Das Erstaunlichste an der gesundheitsfördernden Kraft der sozialen Bindungen ist, dass diese sogar nutzbringender als Sport und Ernährungsumstellungen sein können.[88] Anders ausgedrückt: Eng miteinander verbundene Gemeinschaften, die regelmäßig zusammen essen und sich gemeinsam entspannen, haben eine höhere Lebenserwartung als der Durchschnitt, sogar dann, wenn sie ungesunde Nahrung zu sich nehmen, Alkohol trinken, rauchen oder wenig Sport treiben. (Ganz bestimmt ist es für die Gesundheit am allerbesten, die soziale Unterstützung zu erhöhen und gleichzeitig auch gesund zu leben.) Falls Sie mit einer Krebsdiagnose zu kämpfen haben, könnte Sie der wissenschaftliche Befund beruhigen, dass starke soziale Bindungen erwiesenermaßen die Überlebenszeit verlängern – durchschnittlich um 25 Prozent.[89]

In einer aktuellen Studie konnte nachgewiesen werden, dass Brustkrebspatientinnen, die in der Lage waren, die soziale Unterstützung während ihrer Erkrankung zu erhöhen, eine um 70 Prozent höhere Überlebensrate hatten.[90] Machen Sie sich keine Sorgen, wenn Sie alleine mit Ihrem Krebs zu kämpfen haben. Sie müssen keinen Partner oder Kinder haben, um den Effekt der sozialen Unterstützung nutzen zu können. Studien konnten vielmehr belegen, dass es zwar wichtig ist, einen starken sozialen Rückhalt zu haben, dass es aber nicht weiter von Bedeutung ist, ob dieser Rückhalt von beispielsweise zwei engen Freunden, 30 guten Bekannten oder einem Ehepartner kommt.[91]

Zusätzlich zu breiter angelegten Studien, die die Überlebensraten von größeren Gruppen untersuchen, hat die Wissenschaft sich auch auf individuelle Krankheitsfälle konzentriert, um herauszufinden, was passiert, wenn der Patient Liebe und Unterstützung von Freunden und Familie erfährt. Das Ergebnis – ermittelt durch Kernspintomogramme (MRT) des Gehirns, durch Bluttests und Speichelanalysen – erbrachte, dass Liebe und soziale Unterstützung zu einer signifikanten Erhöhung der Hormone Dopamin, Oxytocin, Serotonin und Endorphin führen.[92] Diese Hormone stärken das Immunsystem und senden Befehle aus, die Entzündungen abflachen lassen, die Blut- und Sauerstoffzirkulation anregen und die Anzahl von roten und weißen Blutzellen sowie T-Helfer-, und natürlichen T-Killerzellen erhöhen.[93] Diese Veränderungen tragen alle dazu bei, dem Körper die Bekämpfung der Krebserkrankung zu erleichtern. Heilpraktiker und Erkrankte, die eine Radikalremission erfahren haben, sind schon lange von dem überzeugt, was inzwischen auch wissenschaftliche Studien belegen: Entgegengebrachte Liebe unterstützt den Körper bei seiner Heilung.

SICH NICHT ALLEIN FÜHLEN

Das zweite Merkmal von empfangener Unterstützung ist das Gefühl, nicht alleine zu sein. Wie man dieses Ziel erreicht, kann sich von Person zu Person erheblich unterscheiden. Manche Krebspatienten fühlen sich nicht alleine, wenn sie von der Familie und engen Freunden umgeben sind. Andere fühlen sich trotz Trost von Familienangehörigen und Freunden alleine. Diese Menschen ziehen oft einen größeren Nutzen aus Selbsthilfegruppen oder Gruppenübungen für Krebspatienten, weil sie dort Menschen antreffen, die Ähnliches erleben wie sie selbst.

Viele Menschen, mit denen ich sprach und die eine Radikalremission erfahren haben, umgaben sich vorzugsweise mit Krebspatienten, die gleiche Entscheidungen getroffen hatten wie sie selbst. Sie lasen so viele Fälle und versuchten so viele Menschen wie möglich zu treffen, die eine Radikalremission erfahren hatten. Ich traf auch Patienten, die sich gerade dann nicht alleine fühlten, wenn sie für sich waren, etwa in ein tiefes Gebet oder eine Meditation versunken. Auf welchem Weg auch immer man sein Ziel erreichen möchte: Das Verbindende ist, sich nicht alleine zu fühlen.

Rita, eine Bibliothekarin, deren Diagnose Non-Hodgkin-Lymphom MALT (Magenschleimhaut) im Stadium IV lautete, fand mehrere Wege, sich nicht alleine zu fühlen. Unter anderem nahm sie sofort nach ihrer Diagnose an Selbsthilfegruppen teil:

Ich ging zu Selbsthilfegruppen, weil ich gelesen hatte, dass es sich auf die Lebensdauer auswirkt, Unterstützung zu haben – und natürlich auch, weil man dort die Möglichkeit hat, eine Menge Dinge loszuwerden, über die man mit gesunden Menschen eher nicht spricht. Deshalb wollte ich auch weiterhin als Bibliothekarin arbeiten. Von anderen Menschen und deren Heilungsgeschichten wusste ich, dass es äußerst hilfreich sein kann, nachlesen und verstehen zu können, was genau physisch und psychisch passiert, wenn man Krebs hat.

Die drei Monate, in denen eine zweite und eine dritte Meinung eingeholt werden sollte, arbeitete Rita intensiv daran, ihre soziale Unterstützung zu steigern und ihren Stress zu reduzieren. Ihr Lymphom verschwand während dieser Zeit fast vollkommen. Sowohl Rita als auch ihr Arzt waren von dieser unerwarteten Wendung überrascht. Seither versucht sie, ein gesundes Maß an sozialer Unterstützung aufrechtzuerhalten. Ihr Krebs ist seit nunmehr acht Jahren in Remission.

Viele der von mir befragten Heilpraktiker betonen ebenfalls die Gefahren, die Einsamkeit für die Gesundheit mit sich bringen kann. Atarangi Muru, ein traditioneller Maori-Heiler aus Neuseeland, betrachtet die liebevolle Unterstützung durch die Gemeinschaft als entscheidendes Element, wieder gesund zu werden:

> *Für die meisten Maori wird Gesundheit dadurch definiert, wie es ihren Whănau (Familien) geht, wie es um die Balance in ihrem Leben steht, wie sie sich in ihrer lokalen Gemeinschaft einsetzen, welchen Wert die Älteren in der Gemeinschaft haben, und auch dadurch, wie glücklich die Kinder der nächsten Generation sind. Die Aufrechterhaltung der modernen Maori-Gesundheit drückt sich zum Großteil an Stammeszusammenkünften wie Kapa Haka (eine Aufführung von Liedern und Tänzen), Waka Ama (ein Auslegerkanu-Rennen) und anderen lokalen Sportereignissen aus. Sehr wenige Maori treiben individuellen Sport, die allermeisten tendieren eher zu Gruppenspielen.*

Die Maori glauben daran, dass die Zugehörigkeit zu einer starken Gemeinschaft den Körper heilt. Als ich in Neuseeland geforscht habe, konnte ich sehen, wie sehr sie tatsächlich miteinander verbunden sind und wie nah beieinander sie in ihrer eng verbundenen Gemeinschaft leben. Diese Lebensweise der Maori unterscheidet sich sehr von jener der typisch amerikanischen Gesellschaft, in der man sich hinter Zäunen versteckt und seine Nachbarn oft gar nicht kennt. Auf die Maori-Heiler, die ich kennengelernt habe, macht unsere Lebensweise einen sehr merkwürdigen, einsamen und auch ungesunden Eindruck. Im Vergleich zu ihnen kommt nur sehr wenig heilende Kraft von unseren Mitmenschen.

Vielleicht haben die Maori ja auch recht damit. Verschiedene Studien konnten erst kürzlich belegen, dass Einsamkeit und der Mangel an sozialen Kontakten zu einem früheren Tod führen können;[94] in manchen Fällen hat der Faktor Einsamkeit das Sterberisiko sogar um bis zu 50 Prozent erhöht.[95] In einer sehr breit angelegten Studie mit Brustkrebspatientinnen wurde nachgewiesen, dass die Frauen, die vor der Brustkrebserkrankung die wenigsten sozialen Kontakte hatten, eine doppelt so hohe Sterberate hatten wie Frauen, die bei der Erkrankung stabile und starke soziale Bindungen hatten. Erschreckender ist noch, dass die Frauen, die auch während ihrer Erkrankung nur wenig soziale Unterstützung erfuhren, in der Regel eine viermal höhere Sterberate hatten als Frauen, die von zehn oder mehr Menschen aus ihrem Umfeld unterstützt wurden.[96] Als Wissenschaftler dann Speichel- und Bluttests von einsamen Menschen machten, konnten sie feststellen, dass Einsamkeit mit einem erhöhten Cortisollevel (ein Stresshormon)[97] und einem unterdrückten Immunprofil (verminderte Fähigkeit, Krebszellen abzutöten)[98] einhergeht. Fasst man die Ergebnisse aller Studien zum Thema Einsamkeit zusammen, zeigt sich, dass eine gute soziale Unterstützung das Immunsystem stärken, ein erhöhter Grad an Einsamkeit dieses schwächen kann. Deshalb sollten Menschen, die sich einsam fühlen, Wege finden, um dieses Gefühl zu reduzieren. Für die Gesundheit ist das genauso wichtig wie eine gute Ernährung und ein regelmäßiges Sportprogramm.

PHYSISCHE BERÜHRUNGEN

Der dritte Aspekt der sozialen Unterstützung sind physische Berührungen, vor allem wenn es um Heilung geht. Ich spreche weniger von sexueller Intimität als von Umarmungen, den Arm um die Schulter legen, kuscheln oder eine schmerzlindernde Massage. Viele Krebspatienten mit Radikalremission, mit denen ich gearbeitet habe, betrachten diese regelmäßigen Berührungen als essenziellen Teil ihres Heilungsprozesses, besonders dann, wenn sie Schmerzen haben oder ans Bett gebunden sind.

Eine der Personen, die enorm von Körperkontakten profitiert hat, ist Diana. Sie war gerade 61 Jahre alt, als sie die Diagnose Gebärmutterhalskrebs im Stadium IV erhielt. Diana hat die Möglichkeiten der konventionellen Medizin voll und ganz ausgeschöpft, indem sie acht Zyklen mit verschiedenen Chemotherapien durchmachte, die allerdings keine Besserung brachten. Glücklicherweise konnten ihr die emotionale Unterstützung und die physischen Berührungen von ihrem Mann helfen, diese schwierige Zeit hinter sich zu bringen:

> *Ich verbrachte 115 Tage im Krankenhaus, bevor ich nach Hause geschickt wurde, um zu sterben. Mein Mann war während dieser Zeit immer an meiner Seite. Er schlief jede Nacht bei mir im Krankenzimmer. Er war durchgehend für mich da, jeden Tag. Als es mir am schlechtesten ging, legte er sich zu mir ins Bett und hielt mich fest. Ich hatte noch von keiner anderen Person gehört, die so viel Unterstützung bekam wie ich. Es war über alle Maßen beruhigend zu wissen, dass er da ist. Ich habe heute noch Tränen der Dankbarkeit in den Augen, wenn ich daran denke, wie er mich umsorgt hat.*

Diana wurde letzten Endes nach Hause entlassen und der Hospizpflege überstellt. An diesem Punkt angekommen, bat sie Familie und Freunde, für sie zu beten, während sie sich voll und ganz dem Willen Gottes hingab. Zum Erstaunen aller besserte sich ihr Zustand zusehends. Heute, mehr als fünf Jahre nach ihrer Diagnose, gibt es keine Anzeichen mehr für eine Erkrankung. Diana ist besonders dankbar für die physischen Kontakte, die emotionale Unterstützung und die Gebete, die Freunde und Familie ihr zukommen ließen.

Pamela Miles, eine bereits seit 1986 praktizierende Reiki-Meisterin, setzt bei ihrer Arbeit ebenfalls physische Berührung ein. Reiki ist eine spirituelle Heilmethode, die ursprünglich aus Japan kommt. Während der sanften Berührungen bleibt der Patient komplett angezogen. Die Reiki-Meisterin legt ihre Hände auf Kopf, Brust und Rücken oder dorthin, wo der Patient besondere Beschwerden hat. Damit wird im Körper eine natürliche Heilungsreaktion hervorgerufen. Pamela beschreibt die Kraft der Reiki-Berührung folgendermaßen:

> *Obgleich wir noch nicht genau wissen, wie oder warum es geschieht, verstärkt die Reiki-Berührung eine spirituelle Verbundenheit mit dem Patienten. Sie gibt ihm ein Bewusstsein darüber, dass wir alle Teil von etwas Größerem sind, auch wenn wir als Individuen leben. Das Empfinden der spirituellen Verbindung erlaubt es unserem System, aus den gewohnten Warteschleifen auszubrechen und in einen tiefen Entspannungszustand einzutauchen. In diesem Zustand werden die Selbstheilungsmechanismen reaktiviert. Dadurch kann der Körper viel effektiver problematische Bereiche angehen, die beispielsweise durch Stress aus der Balance geraten sind.*

Betrachtet man die wissenschaftlichen Arbeiten auf dem Gebiet der menschlichen Berührung, lässt sich feststellen, dass zwischenmenschlicher Kontakt viele Heilungshormone (Serotonin, Dopamin, Endorphine) ausschüttet, wie es in Situationen geschieht, in denen wir Liebe und Unterstützung erfahren. Das Hormon Oxytocin, auch bekannt als Kuschelhormon, wird durch körperliche Berührung sogar noch vermehrt ausgeschüttet.[99] Oxytocin ist ein sehr kraftvolles Hormon, das auf verschiedene Weise auf den Körper wirkt: Es lindert Entzündungen und Schmerzen, senkt den Blutdruck und den Cortisolspiegel, verbessert die Verdauung (und somit die Aufnahme von Nährstoffen) und – dies ist für Krebspatienten wohl am relevantesten – es verbessert die Funktion des Immunsystems.[100] Diese beachtliche Auflistung der gesundheitlichen Vorteile von Oxytocin erklärt, warum so viele der von mir befragten Menschen die Wichtigkeit des physischen Kontakts für die Heilung betonen.

Machen Sie sich keine Sorgen, falls Sie momentan nicht in einer liebevollen Beziehung sind – die Berührungen eines Haustieres helfen auch. Es konnte wissenschaftlich nachgewiesen werden, dass wir dieselbe Ausschüttung von Heilungshormonen erfahren, wenn wir uns mit Tieren umgeben. Außerdem haben Tierbesitzer eine signifikant höhere Lebenserwartung als Menschen, die keine Tiere haben.[101] Eine Tierstudie untersuchte beispielsweise zwei verschiedene Gruppen von Kaninchen, die beide mit cholesterinhaltiger Nahrung gefüttert wurden. Die eine Gruppe wurde zudem täglich gestreichelt. Am Ende der Studie konnte nachgewiesen werden, dass die Kaninchen, die täglich gestreichelt wurden, 60 Prozent weniger Arterienblockaden aufwiesen als die Kaninchen, die in Isolation blieben.[102] Die physische Berührung hatte also zur Folge, dass die Tiere das überschüssige Cholesterin besser abbauten. An Menschen durchgeführte Studien haben bewiesen, dass schon eine zehn Sekunden dauernde Umarmung pro Tag den Blutdruck und den Cortisolspiegel senken und das Oxytocinlevel erhöhen kann.[103] Sie sollten also in Betracht ziehen, ein bis zwei Umarmungen auf den Tagesplan zu setzen.

Nachdem wir nun die Hauptaspekte der sozialen Unterstützung ergründet haben, möchte ich Ihnen die Heilungsgeschichte von Kathryn Alexander erzählen. Kathryn hatte eine Menge verschiedener Dinge ausprobiert, um ihren Krebs zu bekämpfen. Sie ist sich jedoch absolut sicher, dass es ohne die enorme Liebe und Unterstützung, die sie von ihrer Familie und ihrer Kirchengemeinde erhalten hat, nie zu einer Heilung gekommen wäre. Ihre Geschichte ist ein wunderbares Beispiel für die heilende Kraft des Gebens und des Nehmens.

Kathryns Geschichte

Als Kathryn Alexander 63 Jahre alt war, fiel sie eines Morgens auf dem Weg ins Bad in Ohnmacht. Kathryn lebte allein (sie war geschieden) und arbeitete von zuhause aus. Es war niemand da, der ihr hätte helfen können. Sie kam glücklicherweise einige Minuten später wieder zu sich, war jedoch orientierungslos und hatte sich den Kopf aufgeschlagen. Da sie noch nie zuvor in Ohnmacht gefallen war, fragte sie im örtlichen Krankenhaus telefonisch um Rat. Man sagte ihr, sie solle auf Nummer sicher gehen und sich in der Notaufnahme einer Kontrolle unterziehen.

Kathryn widerstrebte der Gedanke, gleich in die Notaufnahme zu gehen, da sie zu dieser Zeit nicht versichert war und jede Untersuchung kostspielig sein würde. Nachdem man eine Ohnmacht jedoch nicht auf die leichte Schulter nehmen sollte, bat sie einen Freund, sie in die nächste Notaufnahme zu bringen. Ein enger Freundeskreis und ihre starke Kirchengemeinde waren zu dieser Zeit die Hauptquelle ihrer Unterstützung. Zu ihrem Exmann hatte sie keinen Kontakt mehr, und ihre einzige Tochter lebte über 1.600 Kilometer entfernt.

Der kleine Ohnmachtsanfall stellte sich unglücklicherweise als die größte Herausforderung für Kathryns Gesundheit heraus, die sie jemals erleben sollte. Es wurde ein CT-Scan durchgeführt, der einen großen Tumor an ihrer Leber zeigte. Sie verbrachte eine kostspielige Woche im Krankenhaus, bis sich die Ärzte aufgrund des CT-Scans und ihrer Blutwerte entschieden, den möglicherweise bösartigen Tumor sofort zu entfernen. Bei dieser Operation würden 50 bis 75 Prozent der Leber entfernt werden müssen. (Ein solcher Eingriff ist nicht so gefährlich, wie es scheint, da die Leber das einzige menschliche Organ ist, das nachwachsen kann.)

Kathryn hatte intuitiv das Gefühl, dass die Entscheidung für eine Operation zu schnell und zu radikal sei. Sie wollte sichergehen, dass es sich um Krebs handelte, bevor sie zwei Drittel ihrer Leber entfernen ließ. Deshalb bestand sie zunächst auf einer Biopsie. Der Arzt, der die Biopsie durchführen sollte, war zu diesem Zeitpunkt nicht in der Stadt. Also wurde Kathryn aus dem Krankenhaus entlassen und sollte in der folgenden Woche wiederkommen. Sie wollte nach wie vor die Operation vom Biopsie-Ergebnis abhängig machen.

> *Ich sagte dem Chirurgen, dass ich eine Biopsie möchte, und er stimmte zu. Wir vereinbarten einen Termin. Es sollte ein ambulanter Eingriff sein. Einen Tag vorher rief ich im Krankenhaus an, um mich zu erkundigen, wie lange ich nach dem Eingriff dort bleiben müsse, da ich meine Heimfahrt organisieren wollte. Die Krankenschwester meinte, zwei Wochen müsse ich bleiben. Ich war schockiert und fragte nach, ob es wirklich um die Biopsie gehe. Sie überprüfte die Unterlagen noch einmal. Der Arzt hatte eine Operation angesetzt, ohne vorher mit mir gesprochen zu haben. Für einen Chirurgen ist eine Biopsie wohl nur ein vorbereitender Schritt für die eigentliche Operation. Ich*

blies die Sache sofort ab. Die Biopsie ließ ich dann doch noch machen – bei einem anderen Arzt.

Das Resultat der Biopsie war nicht gut: Kathryn hatte ein hepatozelluläres Karzinom im Stadium III B (die häufigste Form von Leberkrebs), und ihr Tumor hatte die Größe einer Grapefruit. Sie konnte förmlich die schwere Last spüren, die sich sofort auf ihre Schultern legte. Der schlimmste Fall war eingetreten, und dass sie früh sterben würde, war ziemlich wahrscheinlich geworden:

Ich kann mich daran erinnern, dass ich am Fenster des Krankenzimmers stand und jemand mich fragte, ob ich leben oder sterben wolle. Ich wollte natürlich leben. Es war mir vollkommen klar, dass ich noch nicht fertig war mit diesem Leben. Und plötzlich wusste ich definitiv, dass ich nicht sterben würde. So ein Gefühl lässt sich nicht verbalisieren oder analysieren. Es kommt aus dem tiefsten Inneren. Man weiß ganz genau, dass etwas so kommen wird und nicht anders.

Nachdem Kathryn beschlossen hatte zu leben, musste sie sich um ein ganz elementares Problem des Lebens kümmern: um Geld. Als Aushilfslehrerin an einem College lebte sie von Monat zu Monat von einem sehr geringen Gehalt und ohne Zusatzleistungen. Es fehlten ihr nur noch zwei Jahre für Medicare (staatliche Krankenversicherung), aber eine private Krankenversicherung konnte sie sich vorübergehend nicht leisten. Obgleich sie beschlossen hatte zu leben, sorgte sie sich doch sehr, wie sie die nötige Behandlung bezahlen sollte:

Ich hatte keine Versicherung und ich wusste auch nicht, wie ich die Mittel aufbringen sollte. Wenn ich also überleben wollte, würde es aufgrund der Fürsorge anderer Menschen sein. Und diese Menschen tauchten auf. Ich konnte nicht arbeiten, hatte keine Ersparnisse und keine Krankenversicherung. Aber irgendwie ging es dann doch. Es lief umso besser, je mehr ich meine Erfahrungen mit anderen teilte. Die Menschen um mich herum konnten teilhaben an meinem Schicksal, und sie halfen mir mit allem, was ich brauchte.

Sobald Kathryns Freunde und ihre Kirchengemeinde von ihrer Leberkrebserkrankung erfuhren, wurde sie mit einer Welle der Unterstützung überflutet, sowohl finanziell als auch emotional. Eine Frau, die Kathryn bisher kaum kannte, wollte ihre Mietkosten so lange wie nötig übernehmen. Mit Tränen in den Augen und voller Dankbarkeit nahm Kathryn diese Hilfe an, denn sie wusste, dass sie ihren Job als Lehrerin vorübergehend aufgeben musste, um sich voll und ganz auf ihre Gesundheit zu konzentrieren. In der Vergangenheit hatte sie viele Spendenaktionen in ihrer Gemeinde organisiert. Jetzt wollte man sich revanchieren und eine Spendenaktion zugunsten von Kathryn durchführen. Mit den Einnahmen sollten die horrenden Behandlungskosten beglichen werden. Die finanzielle Unterstützung ließ Kathryn erstaunt und demütig zurück:

Ein Freund erzählte seinen Bekannten meine Geschichte. Einer dieser Bekannten schickte mir 1000 Dollar. Ich kannte diesen Mann nicht, wusste nichts über ihn, war ihm noch nie begegnet. Daraus zog ich die Lehre, dass wir nicht aufgrund unserer Person geliebt werden, sondern aufgrund unseres Seins. Der Mann übergab mir das Geld nicht persönlich, da er mich ja auch nicht persönlich kannte. Er gab mir etwas, weil er sich einfach um einen anderen Menschen kümmern wollte.

Diese Art der anonymen Großzügigkeit erfüllte Kathryn mit sehr großer Dankbarkeit und Verbundenheit. Auch das Gefühl, dass sie geliebt wurde, steigerte sich. Weil ihre Freunde darum gebeten hatten, verschickte sie regelmäßig E-Mails mit Informationen, was gerade in ihrem Leben geschah. Damit konnte sie alle auf dem Laufenden halten. Sie war immer wieder über die unerwarteten liebevollen und unterstützenden Reaktionen erstaunt. Besonders die E-Mails, die sie psychisch stärkten, gingen ihr nahe. Sie speicherte alle Antworten ab, um sie immer wieder lesen zu können, wenn sie eine Aufmunterung brauchte.

Zusätzlich zu dem Gefühl, dass sie geliebt und umsorgt wird, erlaubte ihr die emotionale und finanzielle Unterstützung, jenen Weg der Heilung einzuschlagen, der ihrer Meinung nach der richtige war. Obwohl sie sich der Ernsthaftigkeit ihrer Krebserkrankung bewusst war, wusste sie dank ihrer langjährigen Erfahrung auf dem Gebiet der komplementären Medizin auch, dass eine Operation sowie Chemotherapie und Bestrahlung das Problem nicht dauerhaft lösen würden. Der bloße Gedanke, gerade das Organ zu vergiften, das für die Entgiftung des Körpers zuständig ist, entsetzte sie. Deshalb sagte Kathryn ihren Ärzten, dass sie andere Ansätze ausprobieren würde.

Selbst auf dem Gebiet der Alternativmedizin blieb soziale Unterstützung weiterhin ein Schlüsselfaktor für Kathryn. Jeder ihrer Freunde hatte einen Vorschlag zu einem bestimmten Nahrungsergänzungsmittel, einer Kräutermischung oder einer bestimmten Behandlung, die sie ausprobieren sollte. Aufgrund dieser Empfehlungen und ihrer eigenen Recherchen probierte Kathryn eine Vielzahl an Ergänzungsmitteln aus und hielt an jenen fest, die einen erkennbaren Effekt gezeigt hatten. Eines davon war ein Nahrungsergänzungsmittel mit Aloe vera. Ihre Ernährung wollte sie nicht umstellen, da sie schon immer sehr gesund gelebt hatte:

> *Der Gedanke, meine Ernährung umzustellen, missfiel mir sehr. Ich hatte mich nie ungesund ernährt. Ich esse kein Weißmehl, verwende keinen weißen Zucker, lebe überwiegend vegetarisch und wenn Fleisch, dann nur Hähnchen. Die meisten Produkte, die ich kaufe, sind biologisch angebaut. Ich wollte meine Ernährung einfach nicht umstellen. Makrobiotik wäre allenfalls noch eine Option gewesen. Eine Freundin hatte es geschafft, ihren Brustkrebs dank makrobiotischer Ernährung zu besiegen. Aber auch diese Ernährung lag mir letztlich nicht, denn sie ist viel zu streng und erfordert mehr Disziplin, als ich aufbringen kann.*

Ebenso wie Kathryns Intuition ihr sagte, dass sie ihre Ernährung nicht umstellen sollte, sagte ihr ihre Intuition auch, dass sie energetische Heilverfahren wie etwa BodyTalk ausprobieren müsse. Sie empfand BodyTalk als ausgesprochen hilfreich. Eine ihrer Freundinnen schlug vor, auch die kostenlosen Akupunkturen, die von Studenten der ortsansässigen Akupunkturschule angeboten wurden, zu nutzen. Also ging sie fortan auch einmal pro Woche zur Akupunktur. Es war eine Fügung, dass sie von einer energetischen Behandlung erfuhr, die für sie die wichtigste und hilfreichste werden sollte: eine Frequenzheilungsmethode, genannt Life Vessel, die im Bundesstaat Arizona angeboten wurde:

> *Life Vessel beruht auf dem Einsatz von Frequenzen. Der Urheber hat eine Box gestaltet, in die der Patient sich legt. Musik wird angestellt, und die Box beginnt zu vibrieren. Man befindet sich also in einem sehr vollkommenen Raum. Körper und Musik vibrieren auf gleicher Ebene. Dahinter steht die Theorie, dass gesunde Zellen auf einer bestimmten Ebene vibrieren und ungesunde Zellen auf einer anderen. Verändert man also die Vibration der ungesunden Zellen (hin zu gesunden Zellen), verschwinden sie.*

Die Life-Vessel-Behandlungen stimmen theoretisch mit dem überein, was wir in vorhergehenden Kapiteln über Schwingungen und Vibrationen (auf atomarem Level) gehört haben. Viele alternative Heilpraktiker nutzen diese Gegebenheit für ihre Krebsbehandlungen, indem sie Hände auflegen, Musiktherapie anbieten oder elektronische Maschinen einsetzen, um die Vibration der Zellen ihrer Patienten in eine gesündere Frequenz zu bringen. Diese Frequenzbehandlungen sind mit den heute gängigen wissenschaftlichen Diagnoseinstrumenten kaum zu untersuchen. Vereinfacht ausgedrückt: Es wurde bisher noch nicht das richtige Gerät erfunden, um herauszufinden, was während der Behandlung vor sich geht. Ich hoffe jedoch, dass die Wissenschaft in einiger Zeit so weit sein wird, diese neue und faszinierende Methode erklären zu können.

Obwohl die Life-Vessel-Behandlung kostspielig war, entschied sich Kathryn dafür, denn sie schien ihr das Beste für ihre Heilung zu sein. Sie war erstaunt darüber, wie gut es ihr bereits nach der ersten Sitzung ging. Auch ihre Freunde bemerkten die Besserung. Doch nicht nur die Behandlungen an sich waren sehr teuer. Sie musste auch jeden Monat nach Arizona reisen und dort eine Woche verbringen. Die verbleibenden drei Wochen des Monats waren für Kathryn sehr erholsam. Anfangs dachte sie, sie könnte diese Reisen nicht finanzieren. Aber sobald ihre Freunde herausfanden, dass ihr die Behandlungen sehr guttaten, halfen sie mit einer neuen Spendenaktion und großzügiger finanzieller Unterstützung. Kathryn war äußerst dankbar für die Möglichkeit, sich voll und ganz auf ihre Heilung konzentrieren zu können. Ein Geschenk, das sie jedem Krebspatienten wünscht.

Vor ihrer Diagnose fiel es Kathryn nach eigener Aussage nicht leicht, Hilfe anzunehmen. Schon immer hatte sie versucht, alles allein zu bewältigen. Nach der Diagnose merkte sie schnell, dass sie die ihr bevorstehende „Reise" ohne Hilfe nicht überleben würde – weder finanziell noch emotional. Am Anfang war es schwierig, so viel Hilfe und Unterstützung anzunehmen, doch bald betrachtete sie die Situation in einem neuen Licht:

> *Eine der wichtigsten Lehren, die ich aus meiner Krankheit ziehen konnte, ist die Kraft der Gegenseitigkeit. Gegenseitigkeit ermöglicht wechselseitiges Geben und Nehmen. Es geht darum zu geben, nicht etwa zu manipulieren, zu erpressen oder jemanden zu nötigen. Und es geht darum zu empfangen, nicht zu nehmen oder raffgierig zu sein. Wir sind so sehr daran gewöhnt, aus berechnenden Gründen zu geben – es gibt uns ein gutes Gefühl, man steht besser da. Allerdings kann man nicht geben, wenn das Gegenüber nicht annehmen möchte. Das war die große Lektion, die ich lernte: Ich muss die Wechselseitigkeit zulassen. Ich erkannte, dass es für andere ein Privileg ist, geben zu können, und dass es für mich ein Privileg ist, empfangen zu können.*

Deshalb nahm Kathryn die Life-Vessel-Behandlungen von ihren Freunden und ihrer Kirchengemeinde dankbar an. Sie flog also jeden Monat für eine einwöchige Behandlung nach Arizona. Parallel dazu suchte sie regelmäßig ihren Onkologen auf, der ihre Blutwerte untersuchte. Obwohl sich diese wie ihr äußeres Erscheinungsbild konstant verbesserten, zeigte der Onkologe kein Interesse an der Behandlung, für die Kathryn sich entschieden hatte:

> *Wer mich traf, konnte sofort sehen, dass ich nach jeder Life-Vessel-Behandlung viel besser aussah. Ich bekam durchgehend positives Feedback. Sogar der Onkologe sagte: „Sie sehen zu gut aus, um krank zu sein." Gleichzeitig versuchte er, mich zu einer Chemoembolisation zu überreden, die ich allerdings ablehnte. Er schien irgendwie irritiert zu sein, dass ich keinen seiner Ratschläge annahm. Er fragte mich nie, was genau ich tat. Und wenn ich selbst die vielen Dinge ansprach, die ich unternahm, sagte er nur: „Ach, was machen Sie schon?"*

Auch wenn ihr Onkologe nicht daran glaubte, dass Kathryns Maßnahmen irgendeinen Effekt haben würden, fühlte sie sich zweifelsohne gesünder und wusste, dass das ein Resultat ihrer vielen Veränderungen war. Da sie schon lange an die Verbindung von Geist und Körper glaubte, nutzte Kathryn die Zeit im Life Vessel, um in eine tiefe Meditation zu versinken. Sie dachte über ihre früheren Entscheidungen und emotionalen Gewohnheiten nach und überlegte, warum sie wohl an Krebs erkrankt sei:

> *Ich bin mir sehr sicher, dass es eine Geist-Körper-Verbindung gibt. Die letzten 15 Jahre meiner Ehe sah ich mich immer wieder in einer bestimmten Situation, die mich sehr wütend machte und die ich nicht wirklich nachvollziehen konnte. Ich wusste nicht, wie ich meine Wut ausdrücken konnte. Ich war wütend, weil ich mich nicht genügend geschätzt fühlte. Und diese Wut setzte sich in meiner Leber fest. Im Life Vessel konnte ich die Muster erkennen und auf das, was passiert war, übertragen. Ich verstehe inzwischen, wie meine Gedanken und Gefühle zu meiner Krankheit beigetragen haben. Dass ich das Verhaltensmuster verstehe, bedeutet allerdings noch lange nicht, dass es nie wieder auftreten wird. Aber jetzt weiß ich ganz genau, was passiert, und kann deshalb auch anders damit umgehen. Das konnte ich vorher nicht.*

In der traditionellen chinesischen Medizin ist die Leber das Organ, welchem das Gefühl Wut zugeordnet wird. Sobald Kathryn die Verbindung zwischen ihrem Geist und ihrem Körper verinnerlicht hatte, beschloss sie, sich in den drei behandlungsfreien Wochen zwischen zwei Life-Vessel-Sitzungen darauf zu konzentrieren, ihre unterdrückte Wut loszulassen. Dafür meldete sie sich zu einem Kurs für emotionalen Ausdruck an, der mit einer kreativen Aufführung enden sollte. Während all dieser Zeit standen ihre Freunde ihr stets zur Seite, selbst wenn sie nur auf einen kurzen Besuch vorbeischauten. Diese Unterstützung erinnerte sie fortwährend daran, dass sie nicht allein war und dass anderen Menschen viel daran lag, dass sie überlebte. Für Kathryn war dies eine der tiefsten Erkenntnisse ihrer Heilungsreise:

> *Was ich in all dieser Zeit wirklich gelernt und verinnerlicht habe, ist, dass die Menschen mich wertschätzen. Mir erschien das wie eine Wertschätzung vom gesamten Universum, das jede Form des Lebens unterstützt. Ich wurde nicht deshalb wertgeschätzt, weil ich diese bestimmte Person war, sondern weil mein Leben an sich einen Wert hat. Alles Leben ist wertvoll, und das schließt mein Leben mit ein. Ich konnte nicht länger behaupten, dass sich niemand um mich kümmert.*

Die Erfahrung, dass nicht nur Freunde, sondern auch Fremde ihr Liebe und Unterstützung zuteilwerden ließen, ermutigte Kathryn dazu, Liebe in sich selbst, auf einem spirituelleren Level, zu finden. Als ich Kathryn fragte, ob ihre Spiritualität sich im Laufe ihrer Heilungsreise verändert habe, antwortete sie Folgendes:

> *Nach meiner Philosophie ist der einzige Zweck, den eine Krebserkrankung erfüllen kann, dass Menschen sich selbst erkennen. Alle Menschen, die ich kenne und die ebenfalls eine Krebserkrankung durchstehen mussten, haben die Kontrolle über ihr Leben selbst in die Hand genommen und sich dafür entschieden, authentisch und echt im Umgang mit sich selbst zu sein. Keiner hat gedacht, der Arzt würde ihn schon heilen. Menschen, die*

so denken, überleben nicht. Ich glaube, dass es weniger an den Behandlungsmethoden liegt, die man wählt, sondern vielmehr an der Tatsache, dass man mit sich selbst im Reinen ist. Und das geschieht auf einer sehr spirituellen Ebene.

Nach 18 Monaten der mannigfaltigen Behandlungsansätze, die physische, emotionale, energetische und spirituelle Methoden beinhalteten, deutete eine Sitzung im Life Vessel an, dass Kathryns Immunsystem endlich wieder normal funktionierte. Kathryn entschied, dass es an der Zeit sei, einen weiteren CT-Scan durchführen zu lassen. Zu ihrer Bestürzung zeigte dieser allerdings, dass der Tumor in der Größe einer Grapefruit nur ein kleines bisschen geschrumpft war. Darüber war sie sehr enttäuscht, wusste aber trotzdem, dass sie sich für den richtigen Weg entschieden hatte. Kathryn war jetzt so weit, der Operation zur Entfernung des Tumors zuzustimmen. Was während der Operation allerdings entdeckt wurde, erstaunte alle Beteiligten gleichermaßen:

Als der Chirurg den Eingriff vornahm, konnte er keinen Krebs in meiner Leber entdecken – der Tumor hing seitlich von der Leber ab. Er musste einfach nur „abgeschnitten" werden. Es war ein sehr einfacher und kurzer Eingriff. Nach drei Tagen wurde ich aus dem Krankenhaus entlassen. Der Chirurg war der einzige Arzt, der zu mir sagte: „Ich habe zwar keine Ahnung, was genau Sie da tun, aber Sie sollten auf jeden Fall damit weitermachen." Und wieder einmal wurde ich nicht gefragt, was genau ich tat.

Als Kathryn aus der Narkose erwachte, standen erstaunte Ärzte um das Krankenbett. Sie hatten so etwas offenbar noch nie zuvor gesehen. Kathryn wusste jedoch mit absoluter Sicherheit, dass die Kombination aus Liebe und Unterstützung, Life-Vessel-Behandlungen sowie der emotionalen Loslösung von einem lang zurückliegenden Gefühl es ihrem Immunsystem ermöglicht hatte, den Krebs unter Kontrolle zu bringen. Seit ihrer Diagnose sind nun mehr als sieben Jahre vergangen. Kathryn ist nach wie vor gesund und glücklich, und vor allem dankbar für die Liebe und die Unterstützung, die sie in diesen 18 Monaten der Behandlung erhalten hat. Die Life-Vessel-Behandlungen gehören der Vergangenheit an, aber ihre neu gewonnene Fähigkeit, Liebe von anderen annehmen zu können, möchte sie sich für immer bewahren:

> *Krebs war eine der wichtigsten Erfahrungen in meinem Leben. Ich habe so viel gelernt, beispielsweise dass ich lange Zeit Nein zum Leben gesagt hatte. Ich habe gelernt, dass Menschen lieben. Sie lieben es zu lieben. Es ist in unserer DNS verankert. Menschen suchen immer nach Möglichkeiten, etwas zu geben. Aber dazu muss es auch jemanden geben, der annehmen kann. Erst dann kann die Liebe fließen. Ich habe gelernt, Liebe anzunehmen.*

Kathryn hatte keine Familie in der Nähe, die ihr zur Seite stehen konnte, und war deshalb gewissermaßen noch viel einsamer, als es Menschen ohnehin schon sind, wenn sie die Diagnose Krebs bekommen. Aber gerade das machte den Kreis aus Freunden und Mitgliedern der Kirchengemeinde um sie herum noch viel wichtiger. Es war diese Unterstützung – emotional, praktisch und finanziell –, die den Grundstein dafür legte, dass sie alternative Heilmethoden wählen konnte. Keine dieser Behandlungen wäre ohne die Unterstützung ihrer Freunde und ihrer Kirchengemeinde möglich gewesen.

Empfehlungen

Wenn ich Krebspatienten berate, frage ich zunächst immer nach der Unterstützung, die sie bekommen, oder versuche, mir mit ihnen zusammen Möglichkeiten auszudenken, wie man die Unterstützung verstärken könnte. Vielen Menschen ist es unangenehm, um Hilfe zu bitten, da wir niemandem eine Last sein wollen. Was uns Kathryns Geschichte allerdings wunderbar lehrt, ist, dass Menschen uns helfen *wollen.* Es ist ein Teil dessen, was menschlich macht. Menschen wollen besonders dann helfen und unterstützen, wenn jemand, der ihnen lieb ist, krank geworden ist. Ich kann die Zahl der Familienmitglieder und Freunde von Patienten gar nicht nennen, die mir gesagt haben, dass sie unbedingt helfen möchten, aber einfach nicht wissen, was sie tun sollen. Deshalb finden Sie nachstehend einige einfache Vorschläge, die hilfreich sein können.

Falls Sie Krebspatient sind

- *Nehmen Sie Kontakt zu einem geliebten Menschen auf.* Rufen Sie ihn noch heute an. Sagen Sie ihm einfach nur, dass Sie gerade an ihn denken mussten und dass Sie sich fragen, wie es ihm gehe. Falls dieser Mensch nicht weiß, dass Sie an Krebs erkrankt sind, müssen Sie es auch nicht erzählen. Falls Sie mit jemandem sprechen, der von Ihrer Krankheit weiß, können Sie den Fokus trotzdem auf Ihren Gesprächspartner richten. Jeder wird verstehen, dass Sie nicht ununterbrochen über Ihre Krankheit sprechen und es ab und zu einfach nur genießen möchten, abgelenkt zu sein. Rufen Sie morgen einen anderen Bekannten an und machen Sie täglich so weiter.
- *Melden Sie sich für eine leichte Gruppenübung* in Ihrer Gegend an. Falls es Gruppenstunden speziell für Krebspatienten gibt, nehmen Sie auch an diesen teil.
- *Besuchen Sie eine Selbsthilfegruppe* für Krebspatienten, wenn Sie das anspricht. Krankenhäuser können oft Informationen zu solchen Treffen geben oder Sie können sich an die American Cancer Society wenden oder selbst online nach Ähnlichem recherchieren. [Die größte wissenschaftlich-onkologische Fachgesellschaft in Deutschland ist die Deutsche Krebsgesellschaft, www.krebsgesellschaft.de.] Falls die Gespräche mit anderen Krebspatienten Sie zu sehr deprimieren, melden Sie sich für eine andere Gruppenaktivität an, um aus dem Haus zu gehen und neue Menschen kennenzulernen. Sie könnten beispielsweise einen Kurs für Fotografie belegen, in Gemeinschaft wandern oder an einem wöchentlichen Bridge-Spiel teilnehmen.
- *Scheuen Sie nicht davor zurück, um Hilfe zu bitten,* wenn Sie diese brauchen. Ihre Freunde, Familienmitglieder und Bekannten wollen Sie wirklich auf jede erdenkliche Weise unterstützen. Aber dazu müssen sie wissen, dass Sie Hilfe brauchen. Wenn es Ihnen unangenehm ist, jemanden direkt um Hilfe zu bitten, sa-

gen Sie es einem engen Vertrauten. Dieser könnte mit anderen Bekannten und Freunden eine Art Hilfsnetz organisieren (etwa für Einkäufe oder sonstige Besorgungen, zum Kochen und so weiter).

Falls Sie ein Freund oder Familienangehöriger sind

- *Rufen Sie die an Krebs erkrankte Person an* und sagen Sie ihr, dass Sie gerade an sie denken. Das reicht schon vollkommen aus. Falls Sie nicht direkt mit dem Patienten sprechen können, weil es ihm nicht gut geht, hinterlassen Sie eine Nachricht. Sagen Sie, dass der Kranke sich nicht gezwungen fühlen muss zu antworten. Allein diese kleine und simple Aufmerksamkeit wird einen Fluss von Heilungshormonen im Körper der erkrankten Person in Gang setzen. Am besten wiederholen Sie das mindestens einmal pro Woche.
- *Bringen Sie ein gesundes Essen vorbei.* Erkundigen Sie sich, was die erkrankte Person derzeit essen kann (vielleicht hält sie sich gerade an eine strikte Diät). Bereiten Sie anhand der Informationen das Essen zu und bringen Sie es ihr nach Hause.
- *Bieten Sie Ihre Unterstützung für den Haushalt an.* Menschen, die sich gerade voll und ganz auf ihre Heilung konzentrieren, fehlt oft die Zeit und Energie, um einzukaufen, aufzuräumen oder Wäsche zu waschen.
- *Planen Sie einen Tag, an dem Sie die erkrankte Person verwöhnen* und ablenken. Sie könnten zum Beispiel einen Nachmittag in einem Wellness-Resort verbringen oder zu einer Sportveranstaltung gehen.
- *Lassen Sie sich nicht von dem Gedanken erdrücken, dass Sie immer etwas tun müssen.* Die Absicht ist, Ihre Liebe zu vermitteln. Dafür reicht oft schon ein Anruf oder eine E-Mail, um dem Patienten zu zeigen, dass Sie an ihn denken. Schon das kann seine Lebensgeister ankurbeln – und somit auch sein Immunsystem.

Ich hoffe sehr, dass dieses Kapitel Sie überzeugen konnte, dass es essenziell für die Gesundheit ist, Liebe und Unterstützung von anderen annehmen zu können. Es ist so wichtig wie eine gesunde Ernährung und entgiftende Nahrungsergänzungen. Denn Emotionen werden umgehend in chemische Stoffe und Hormone umgewandelt. Diese wiederum können unser Immunsystem entweder stärken oder schwächen. Wenn wir uns geliebt und umsorgt fühlen, beeinflusst der Strom an Heilungshormonen, die aus den Hirndrüsen ausgeschüttet werden, unser Immunsystem dahingehend, dass es Zellen repariert, Gifte entsorgt und vor allem Krebszellen vernichtet. Sie sollten sich also, zusätzlich zu allen anderen Bemühungen, täglich diese zwei Fragen stellen: Wem habe ich heute Liebe *gegeben*? Von wem habe ich heute Liebe *empfangen*?

KAPITEL 8

DIE SPIRITUELLE VERBINDUNG VERTIEFEN

Das ist der größte Fehler bei der Behandlung von Krankheiten: dass es Ärzte für den Körper und Ärzte für die Seele gibt, wo beides doch nicht voneinander getrennt werden kann.
PLATON

Spiritualität ist ein heikles Thema, vor allem wenn man überlegt, dass Religionen im Laufe der Jahrtausende zu so vielen Kriegen und Grausamkeiten geführt haben. Deshalb werde ich Spiritualität und seine potenzielle Bedeutung für die physische Heilung nachfolgend mit größtem Feingefühl behandeln. Die bloße Erwähnung von „spiritueller Heilung" kann einen Raum teilen: Menschen, die ein starkes spirituelles Bewusstsein haben, werden sofort die Ohren spitzen, wohingegen diejenigen, die überhaupt kein derartiges Empfinden besitzen, umgehend dichtmachen werden. Meine Hoffnung ist, dass Sie dieses Kapitel aus einer zumindest neutralen Perspektive lesen und unvoreingenommen die Erfahrungen anderer Menschen akzeptieren, auch wenn Ihnen einiges oder sogar alles widerstreben sollte.

In diesem Kapitel geht es um die Vorstellung, dass die Verbindung zu einer tieferen (oder höheren) Energie zu physischer Heilung führen kann. Manche Menschen personalisieren diese Energie und nennen sie „Gott", andere nennen sie „Seele" und wieder andere fassen sie als allgegenwärtige Lebenskraft zusammen und nennen sie „Chi", „Prana" oder schlicht „Energie". Ich werde sie „spirituelle Energie" nennen. Falls Sie bei dem Wort „spirituell" zusammenzucken, können Sie es durch „tiefe, friedvolle Energie" ersetzen.

Spirituelle Energie hat fünf Aspekte, die von Patienten mit Radikalremission und alternativen Heilpraktikern immer wieder angesprochen werden. Wir werden sie ausführlich besprechen, bevor wir uns der Heilungsgeschichte eines jungen Mannes zuwenden, der an einem Hirntumor erkrankt war und spirituelle Energie für seine Heilung genutzt hat. Abschließend finden Sie wieder einige Empfehlungen, um Ihre spirituelle Verbindung auszubauen.

SPIRITUALITÄT ERFAHREN

Patienten mit Radikalremission und alternative Heilpraktiker beschreiben spirituelle Energie als etwas simultan Erlebtes. Es ist ein körperliches Ereignis und eine intensive Emotion gleichzeitig. In der Regel wird es als Gefühl der Wärme beschrieben, als eine Energie, die durch den ganzen Körper fließt und sowohl den physischen als auch den emotionalen Körper in tiefen Frieden und bedingungslose Liebe hüllt. Viele Menschen gehen davon aus, dass man einen spirituellen oder religiösen Glauben haben muss, um spirituelle Energie spüren zu können. Dem ist nicht so. Das Gefühl glückseliger, spiritueller Energie ist nicht das Resultat des Glaubens, sondern vielmehr eine mentale und/oder körperliche Übung.

So kann beispielsweise jemand nach einer guten Yogastunde, nach einem langen Spaziergang, einer entspannenden Massage oder einem Nachmittagsschlaf spirituelle Energie erfahren. Es gibt natürlich auch spirituelle Übungen, die gezielt darauf hinarbeiten, dieses Gefühl hervorzurufen. Zu ihnen gehören unter anderem Meditation, intensive Gebete oder das Chanten (ein heilsames, meditatives, spirituelles Singen). Wie so oft im Leben sind die Reaktionen unterschiedlich. Manche werden zwar nie nach ihrem Yoga einen spirituellen Rausch empfinden, dafür aber bei ihrem wöchentlichen Gebetszirkel. Anderen fällt es vielleicht schwer, spirituelle Energie bei einer Meditation wahrzunehmen, dafür umso leichter, wenn sie einen Spaziergang in der freien Natur machen. Die von mir interviewten Menschen stimmen alle darin überein, dass es ohne Bedeutung ist, auf welche Weise man sich mit spiritueller Energie verbindet. Es geht darum, überhaupt eine spirituelle Verbindung herzustellen, und das möglichst täglich. Nur dann kann man von ihrer heilenden Kraft profitieren.

Schwester Jayanti führt als Expertin Neulinge in das spirituelle Verbindungsbrauchtum der Meditation ein. Sie ist die Vorsitzende der Brahma Kumaris, eine hauptsächlich von Frauen organisierte spirituelle Gruppe, die sich den Lehren der nicht konfessionsgebundenen Spiritualität und Meditation widmet. Nachfolgend beschreibt sie, wie man durch Meditation spirituelle Energie erfahren kann:

> *Meditation ist, wenn Sie in tiefer Einkehr, tiefer Konversation oder auch in tiefer Stille mit sich selbst sind; wenn lediglich das Göttliche anwesend ist. In diesem Zustand der Einheit ziehen Sie das Licht und die Energie nicht nur in Ihre Seele, sondern auch aus Ihrer Seele. Die Strahlen dieses Lichtes breiten sich in Ihrem gesamten Körper aus, ähnlich wie die Wärme der Sonne. Sie können diese Energie spüren, und das nicht nur auf der Hautoberfläche. Sie werden spüren, wie Ihr Körper die Wärme und die darin enthaltene Energie absorbiert. Das ist ein Prozess, der dem Körper hilft, sich selbst zu heilen. Genau aus diesem Grund ist mein erster und wichtigster Rat für Menschen mit einer körperlichen Erkrankung, dass sie meditieren und sich all ihrer Handlungen und Gedanken bewusst sein sollen. Diese Übungen helfen, sich wieder mit der göttlichen Energiequelle zu verbinden. Das ist der wichtigste Aspekt ihres Seins.*

Auch Bridget Dinsmore, die eine Radikalremission erfuhr, beschreibt die Verbindung zur spirituellen Energie als ausschlaggebend für ihre Heilung. Ihre Diagnose war Gebärmutterkrebs. Die Ärzte haben ihr eine Lebensdauer von fünf Jahren eingeräumt, vorausgesetzt, sie würde sich einer sofortigen Hysterektomie (operative Entfernung der Gebärmutter) und danach einer Chemo- und Bestrahlungstherapie unterziehen. Bridget hatte gerade Louise Hays

Buch *Heile deinen Körper* gelesen und war durch die darin beschriebenen Fähigkeiten des Körpers, sich selbst zu heilen, sehr inspiriert worden. Deshalb entschied sie, alle medizinischen Behandlungen für einige Monate aufzuschieben und stattdessen – wie sie es nennt – „spirituelle Heilung“ auszuprobieren. Diese beinhaltete unter anderem geführte Visualisierungen und Reiki, die ermöglichen sollten, in sich zu gehen. Bridget beschreibt ihre „Reise“ folgendermaßen:

> *Anfangs hatte ich keine Ahnung, worum es bei der spirituellen Heilung geht. Ich war zwar in einer streng religiösen katholischen Familie aufgewachsen, aber ich praktizierte meine Religion schon lange nicht mehr. Ich ahnte nicht, dass ich selbst mein spiritueller Heiler war. Das fand ich erst heraus, nachdem ich im folgenden Jahr die Diagnose krebsfrei bekam. Der Großteil meiner Heilung bestand darin, in mich zu gehen und eine Verbundenheit zu meinen inneren Ich aufzubauen.*

Obgleich Bridget gläubig erzogen wurde, waren ihre religiösen Überzeugungen nicht so sehr von Bedeutung wie die spirituellen Übungen, die sie gelernt hatte, um diese friedvolle, spirituelle Energie täglich erleben zu können. Ich glaube, dass heutzutage viele Menschen von den gängigen Religionspraktiken desillusioniert werden. Sie empfinden sie als überholte Routine, fühlen sich aber irgendwie verpflichtet, daran teilzunehmen. Andererseits werden auch Aktivitäten wie Yoga und Laufen immer beliebter. Vielleicht nährt ein körperliches Erleben spiritueller Energie unseren Geist eher als ein nur in unseren Köpfen vorhandenes Glaubenssystem.

EINE DRITTE ART DER LIEBE

In anderen Kapiteln haben wir bereits die Wichtigkeit von positiven Emotionen wie etwa Freude und Liebe (Kapitel 6) und Liebe empfangen im Zusammenhang mit sozialer Unterstützung (Kapitel 7) besprochen. Diese beiden Arten von Liebe betreffen ausschließlich eine individuelle Ebene. Geht es um positive Emotionen, können wir uns auf Aktivitäten und Gedanken konzentrieren, die unser individuelles Selbst begehrenswerter erscheinen lassen. Geht es um soziale Unterstützung, können wir lernen, Liebe von unseren Mitmenschen zu empfangen.

Dieses Kapitel betrachtet eine dritte Art von Liebe, die ich spirituelle Energie nenne. Viele Menschen, mit denen ich sprach, nannten sie „bedingungslose, universelle Liebe". Diese Menschen fühlen sich nicht als Individuen, sondern als Teil des großen Ganzen, also in Verbindung mit allem und jedem. Die absolute Verbundenheit durchströmt ihren ganzen Körper, sobald sie sich auf eine spirituelle Übung einlassen. Sie hat keinen Ursprung, ist aber auf die komplette Umgebung ausgerichtet. Dieses Gefühl der tiefen, universellen Liebe ist in jeder bewusst erlebten Situation erfahrbar. Man könnte es mit einer stetig fließenden heilenden Quelle vergleichen: Sie war schon immer da. Aber um ihre heilende Kraft nutzen zu können, muss man sich die Zeit nehmen innezuhalten, ein Loch zu graben und das Wasser zu trinken.

Henry ist ein Krebspatient mit Radikalremission, der ebenfalls diese dritte Art von Liebe für sich entdeckt hat. Als er 70 Jahre alt war, wurde die Diagnose Prostata- und Brustkrebs gestellt. Er entschied sich gegen eine Operation und gegen Chemotherapie und wollte stattdessen andere Formen der Heilung ausprobieren. Bei seiner Suche stieß er auf Tong Ren, eine spirituelle Praxis, die die Wissenschaft der westlichen Medizin mit der Weisheit der östlichen Erkenntnisse verbindet. Henrys Lehrer, ein anerkannter Akupunkteur namens Tom Tam, überzeugte ihn davon, dass jeder Mensch sich mit einer universellen spirituellen Energie verbinden kann, um physische Beschwerden wie beispielsweise Krebs zu heilen. Henry beschreibt sein Erlebnis folgendermaßen:

> *Tom glaubt daran, dass wir alle ein größeres kulturelles Bewusstsein haben – er nennt es „kollektives Unterbewusstsein". Je tiefer wir uns damit verbinden können, je mehr unser „Heilpraktiker" (Tong Ren) zu einer Art Verbindungsstelle wird, umso mehr können wir die Kraft dieses kollektiven Unterbewusstseins dafür nutzen, geheilt zu werden.*

Henry nutzte die Praxis des Tong Ren, um eine Verbindung zu dieser dritten Art von Liebe – der universellen und bedingungslosen Liebe – herzustellen und damit seinen Krebs zu heilen. Er unterzog sich zu keinem Zeitpunkt irgendeiner konventionellen medizinischen Behandlung. Obwohl er mit 83 Jahren starb, waren seine Ärzte erstaunt darüber, dass er die zweifache Krebsdiagnose um 13 Jahre überlebt hatte.

Wir leben in einer Gesellschaft, die den Individualismus über alles stellt. Wir werden zu individuellen Bürgern erzogen, die ihr Leben getrennt vom Leben ihrer Nachbarn führen. Alle großen spirituellen Traditionen lehren allerdings das genaue Gegenteil: Wir sind alle eng miteinander verbunden, und tatsächlich bestehen wir auch alle aus der gleichen spirituellen Energie. Falls Sie noch nie ein Erlebnis universeller Liebe hatten, bei dem das Gefühl des individuellen Seins verschwindet und Sie eine Einigkeit und Friedlichkeit mit allem um Sie herum empfinden, hatten Sie höchstwahrscheinlich noch kein vollkommenes Erlebnis dieser dritten Art von Liebe. Viele Menschen mit Radikalremission beschreiben sie als „die innigste Liebe, die es gibt".

DIE BEZIEHUNG ZWISCHEN DEM PHYSISCHEN UND DEM SPIRITUELLEN

Während meiner Recherchearbeit hatte ich immer wieder die Vorstellung, dass Menschen in erster Linie spirituelle Wesen sind, Wesen, die für einen bestimmten Zeitraum die Erfahrung machen, in einem physischen Körper zu existieren. Für die Krebsheilung wird diese Vorstellung besonders wichtig, weil es den Behandlungsverlauf des Patienten beeinflusst. Glauben Sie daran, dass der Mensch ausschließlich ein physischer Organismus ist, werden Sie auch ausschließlich nach physischen Ursachen für Krebs und physischen Behandlungsmöglichkeiten suchen. Glauben Sie jedoch, dass die spirituelle Energie im physischen Körper genauso viel Fürsorge braucht wie der eigentliche Körper, werden Sie bei Ihrer Suche nach Heilung über das Physische hinaussehen können.

Mir sind viele Menschen begegnet, die glauben, dass die Seele beziehungsweise der spirituelle Aspekt des Seins den wichtigsten Teil unseres Lebens darstellt. Vergessen wir, uns regelmäßig mit dem Spirituellen zu verbinden, wird der Körper immer kraftloser und irgendwann ist er krank. Swami Brahmdev, alternativer Heilpraktiker und Gründer eines Yoga- und Meditationsashrams im Norden Indiens, ist ebenfalls davon überzeugt. Brahmdev glaubt daran, dass eine Vertiefung der Verbindung zur spirituellen Energie in uns den ersten Schritt jedes physischen Heilungsprozesses darstellt:

> *Diese Hülle (er deutet auf seinen Körper) ist für das Göttliche gemacht. Also lebt das Göttliche in jedem von uns. Wenn Sie jetzt gerade an einer Krankheit leiden, dann wird es Zeit, sich diesem Göttlichen bewusst zu werden und es zu erwecken. Lassen Sie es teilhaben und lassen Sie sich von ihm helfen, beschützen, retten und heilen. Vertrauen haben in das Göttliche. Das hier (er deutet auf seinen Körper) ist nicht Ihre Hülle. Diese Hülle gehört dem Göttlichen. Wenn sie in Gefahr ist (bei Krankheit), sollten Sie dem Besitzer der Hülle sagen: „Bitte lehre mich. Ich bin nicht in der Lage, es ohne dich zu schaffen, also komm heraus und hilf mir.“*

Swami Brahmdev versteht den menschlichen Körper also als eine Art Aufbewahrungsort für göttliche Energie, so wie viele Religionen den Körper als Hülle der Seele betrachten. Der Aufbau und die Stärkung der Verbindung zu dieser göttlichen Energie in uns ist seiner Meinung nach die beste Möglichkeit, sich um die Hülle zu kümmern, besonders wenn der Körper krank ist. Nicht alle Menschen, die ich interviewt habe, sind wie Brahmdev von der Macht des Geistes über den Körper überzeugt. Jedoch fast alle glauben daran, dass spirituelle Energie ein wichtiger Aspekt des menschlichen Daseins ist und dass die regelmäßige spirituelle Verbindung mit dieser Energie den Körper bei der Heilung enorm unterstützen kann.

ES IST WICHTIG, REGELMÄSSIG ZU ÜBEN

Zu Berichten, in denen ein Mensch von spiritueller Energie durchströmt wird, sich mit der Einheit verbindet und kurz darauf geheilt ist, sagen viele: „Mag sein, dass das passiert ist, aber mir wird so etwas bestimmt nicht widerfahren." Das dachte ich mir auch. Ich wusste nämlich nicht, wie ich die spirituelle Energie, die durch meinen Körper fließt, erspüren konnte. In vielen spirituellen Heilungsgeschichten werden Menschen sofort auf unerklärliche Weise von dieser spirituellen Energie durchströmt, ohne vorher viel dafür getan zu haben.

Allerdings habe ich bei meinen Recherchen erfahren, dass nur wenige Krebspatienten das Glück hatten, diese sofortige Woge der spirituellen Energie zu erleben. Die meisten Menschen müssen sich durch regelmäßige Übungen langsam heranarbeiten. Ich benutze gerne den Vergleich mit dem Gewichtheben. Man kann nicht einfach in ein Fitnessstudio laufen, seit fünf oder mehr Jahren nicht trainiert haben und erwarten, dass man beim Bankdrücken (einer Grundübung im Krafttraining) 100 Kilogramm stemmen kann. Ebenso kann man nicht erwarten, gleich bei der ersten Meditation von spiritueller Energie durchdrungen zu werden. Genau wie der Gewichtheber muss man langsam anfangen und sich stetig – am besten täglich – steigern. Hinzu kommt, dass man nach einer längeren Pause nicht dort weitermachen kann, wo man aufgehört hat. Meistens muss man von vorn beginnen.

Auch Schwester Jayanti denkt, dass die meisten Menschen heutzutage keine regelmäßige spirituelle Übung kennen, weil es in unserer Kultur nicht als notwendige Erfahrung angesehen wird:

> *Im Verlauf der letzten Jahrzehnte haben wir uns von menschlichen Wesen in menschliche Macher verwandelt; Wir sind permanent am Machen, Erledigen und Handeln. Der Prozess der Spiritualität sieht vor, dass wir in uns hineinschauen, dass wir erkennen, was in der Seele passiert, und dann zu einem Zustand des Seins zurückkehren, in dem wir in Frieden mit uns selbst leben. Bin ich mir also über meinen ursprünglichen Da-*

seinszustand bewusst, dann bin ich im Einklang mit mir selbst. Vergesse ich allerdings, wer ich bin, verliere ich die Verbindung zu mir selbst.

Jayanti glaubt also daran, dass ein gesunder Mensch eine regelmäßige Verbindung zwischen seinem handlungsorientiertem Körper und seiner Einheit liebenden Seele aufbauen kann. Ich habe selbst erlebt, dass regelmäßige Meditation eine friedvolle, spirituelle Energie durch meinen Körper fließen lässt, die mir für den Großteil des Tages erhalten bleibt. Wenn ich allerdings nur sporadisch meditiere – in der Regel geschieht dies, wenn ich „zu beschäftigt" bin –, ist diese Verbindung nur schwer herzustellen, und ich empfinde auch nur einen kleinen Teil dieser umfassenden, friedlichen Energie in meinem Körper. Jayanti und vielen anderen Heilpraktikern zufolge sollten die Konsequenzen dieser unregelmäßigen spirituellen Verbindung nicht auf die leichte Schulter genommen werden: Zuerst fühlt man vielleicht nur einen generellen Mangel an Frieden im alltäglichen Leben. Über kurz oder lang wird sich allerdings eine physische Krankheit entwickeln, da der Körper durch die mangelnde Verbindung zur spirituellen Energie seine „Batterien nicht aufladen kann". Deshalb gilt auch hier die altbekannte Botschaft: Übung macht den Meister.

ES IST WICHTIG, DEN GEIST ZU BERUHIGEN

Der fünfte Aspekt, um sich mit der spirituellen Energie verbinden zu können, ist die Beruhigung des eigenen Geistes. Ganz egal, ob man sich für ein Gebet, Meditation, Laufen, Yoga oder andere spirituelle Übungen entscheidet: Die Beruhigung des eigenen Geistes ist immer der erste Schritt. Denn spirituelle Energie kann nicht durch Ihren Körper fließen, solange Ihr Geist nicht ruht. Das ist eine der größten Herausforderungen bei spirituellen Übungen, denn viele Menschen haben Probleme damit, ihre Gedanken zu ordnen, besonders dann, wenn sie täglich mit neuen Informationen bombardiert werden. Allein die Tatsache, dass 48 Prozent der US-Bevölkerung mit Schlaflosigkeit zu kämpfen hat und 40 Millionen zudem an Angstzuständen leiden, beweist, dass wir in der Tat Schwierigkeiten damit haben, unseren Geist zu beruhigen.[104] [Laut Gesundheitsberichterstattung des Bundes (Robert Koch-Institut) leiden etwa 25 Prozent der deutschen Bevölkerung unter Schlafstörungen und zusätzlich 11 Prozent unter mangelnder Schlafqualität. Etwa 14 Prozent der deutschen Bevölkerung zwischen 18 und 65 Jahren (etwa 6,9 Millionen) leiden in einem Zeitraum von einem Jahr unter klinisch relevanten Angstzuständen.]

Jede spirituelle Übung hat ihre eigenen Methoden, wie sie den Geist zur Ruhe bringt. So soll man beispielsweise bei den meisten Meditationsübungen eher einen Schritt zurücktreten und all die rasenden Gedanken in Stille beobachten. Damit distanziert man sich von seinen eigenen Gedanken, die langsam ruhiger werden und schließlich verstummen. Eine andere Möglichkeit, die Gedanken zum Stillstand zu bringen, ist, sich auf etwas komplett anderes zu konzentrieren, zum Beispiel auf ein Gebet, ein Mantra, ein Bild oder auf den eigenen Atem. Viele Menschen treiben sehr gerne Sport, um den Kopf freizubekommen, und lassen sich danach auf eine spirituelle Übung wie Beten oder Meditieren ein. Die Methode ist hier weniger wichtig, als einen Weg zu finden, die rasenden Gedanken zum Verstummen zu bringen, um die spirituelle Energie zu erfahren.

Rita ist beruflich durchgehend mit Recherche beschäftigt und demnach ständig mit ihren rasenden Gedanken konfrontiert. Als sie die Diagnose Brustkrebs bekam, verließ sie sich zuerst auf konventionelle Behandlungsmethoden. Leider kehrte ihr Krebs einige Jahre später zurück. Anfangs war sie jedes Mal wütend auf Gott, wenn sie Gewissheit über die erneute Erkrankung hatte. Aber genau diese Wut half ihr letzten Endes, ihre Gedanken in den Griff zu bekommen und ihren Geist zu beruhigen:

Ich ging auf die Straße und sagte: „Gott, wenn du der bist, der du vorgibst zu sein, dann kümmere du dich darum." Ich war unglaublich sauer. Ich stellte Gott vor die Entscheidung, mich zu heilen oder zu töten. Es sollte auf jeden Fall schnell gehen. Ich bin von Natur aus Forscherin, aber in diesem Moment woll-

te ich nichts mehr tun, mit niemandem mehr reden. Ich wollte keine Bibliotheken mehr, keine Bücher – nichts. Gott sollte sich darum kümmern. Und nach anderthalb Wochen veränderten sich die Dinge.

Noch in derselben Woche führten ein paar merkwürdige Zufälle dazu, dass Rita eine neue Energieheilungsbehandlung ausprobierte und ihre Meditationen ernster nahm. Außerdem beschloss sie, nicht mit der konventionellen medizinischen Behandlung fortzufahren. Nach einem Monat Meditation und Energieheilungsbehandlung war ihr Brusttumor nicht mehr zu tasten. Ihre Heilungsreise ging weiter. Obgleich sie keine schulmedizinischen Ärzte mehr aufsuchte (und somit auch keinen sicheren Beweis dafür hatte, dass ihr Krebs in der Tat verschwunden war), geht es ihr bis heute – fast 24 Jahre später – sehr gut. Sie genießt ein von Liebe erfülltes, gesundes Leben. Rita musste zuerst ihren rasenden, stets denkenden Geist zur Ruhe bringen, damit sie sich voll und ganz auf ihre spirituelle Praxis konzentrieren konnte. Alle Menschen mit Radikalremission, die ich im Laufe meiner Forschungen kennengelernt habe, stimmen darin überein, dass zur Ruhe kommen absolut notwendig ist, um die uns innewohnende spirituelle Energie spüren zu können.

WISSENSCHAFTLICHE ERKENNTNISSE ZUM THEMA SPIRITUALITÄT

Am Ende dieses Kapitels werde ich einige Möglichkeiten beschreiben, wie Sie sich mit spiritueller Energie verbinden können. Zuerst möchte ich Sie allerdings über den derzeitigen Forschungsstand zu diesem Thema informieren. Dank relativ neuer Erfindungen – der funktionellen Magnetresonanztomografie (fMRT), der Elektroenzephalografie (EEG) und der Nahinfrarotspektroskopie (NIRS) – können Wissenschaftler mittlerweile den Effekt, den spirituelle Verbindungsübungen auf Gehirn und Körper haben, beobachten. Die bisherigen Resultate sind faszinierend. So haben Wissenschaftler beispielsweise herausgefunden, dass Meditation zu einer vermehrten Ausschüttung von Melatonin führt.[105] Melatonin ist ein schlafförderndes Hormon. Gesunder Schlaf ist essenziell für unsere Gesundheit, weil während des Schlafs das Immunsystem ungestört Zellen reparieren und den Körper entgiften kann.[106] Interessanterweise wurde beobachtet, dass die Melatoninwerte bei Krebspatienten mitunter gefährlich niedrig sind.[107] Diese Studie konnte also nachweisen, dass eine spirituelle Übung wie etwa Meditation den Körper im Kampf gegen den Krebs unterstützt.

Eine andere Studie konnte belegen, dass bereits eine tägliche 30-minütige Meditation über einen Zeitraum von mindestens acht Wochen die Dichtewerte jener Gehirnareale verringert, die mit Angstzuständen und Stress in Verbindung gebracht werden. Zugleich werden die Dichtewerte der Areale erhöht, die für Empathie und Erinnerungsvermögen verantwortlich sind.[108] Diese Studie ist für Krebspatienten insofern von Bedeutung, da unzählige andere Untersuchungen ergeben haben, dass eine Verringerung des Stresslevels das Immunsystem stärkt.[109] Da Meditation stressmindernd wirkt, stärkt sie wiederum das Immunsystem.

Einige Studien haben den direkten Effekt von Meditation auf das Immunsystem untersucht. Eine Untersuchung erbrachte, dass die Zahl der produzierten Virus-Antikörper ansteigt, je mehr man meditiert.[110] Diese Erkenntnis ist für Krebspatienten deshalb besonders wichtig, weil gerade in den letzten Jahren immer mehr Arten von Krebs mit Viren in Zusammenhang gebracht wurden (zum Beispiel soll der HP-Virus Gebärmutterhalskrebs auslösen). Eine andere Studie zum Immunsystem konnte nachweisen, dass Meditation die Telomeraseaktivität in bestimmten Arten von Immunzellen erheblich steigert.[111] Telomerase ist gemeinhin bekannt als das Anti-Aging-Enzym, da es den Zellen ein längeres Leben ermöglicht. Hier konnte Meditation also ein längeres Bestehen der Immunzellen begünstigen, was in Anbetracht der Bekämpfung einer Krebserkrankung äußerst förderlich ist.

Zu guter Letzt stellt die Epigenetik ein neues und sehr aufregendes Forschungsfeld über die Auswirkungen von menschlichem Verhalten auf genetische Strukturen dar. Im Kern konnte die Epigenetik beweisen, dass wir zwar nicht beeinflussen können, welche Gene uns von unseren Eltern vererbt werden, aber dass wir – durch unser Verhalten – beeinflussen können, ob diese aktiviert oder deaktiviert werden. Ein ererbtes fehlerhaftes Gen kann uns nur dann schädigen, wenn es aktiviert ist. Bezüglich spiritueller Übungen erbrachte eine Studie kürzlich, dass Menschen nach nur acht Wochen regelmäßiger Meditation ihre genetischen Strukturen erheblich verbessern konnten.[112] Anders ausgedrückt: Eine spirituelle Übung wie Meditation kann gesundheitsfördernde Gene aktivieren und gesundheitsschädigende Gene deaktivieren. Diese Erkenntnis ist für Krebspatienten deshalb ungeheuer wichtig, weil sie ihnen die Angst nehmen kann, potenzielle Träger von krebserzeugenden Genen (Onkogene oder die BRCA-Mutationen bei Brustkrebspatienten) zu sein. Krebspatienten, die Träger dieser Onkogene sind, können sich auf bestimmte Verhaltensweisen – Ernährungsumstellung, spirituelle Übungen, Sport und so weiter – konzentrieren, die das Pozential haben, diese Gene zu deaktivieren.

Die überzeugendsten wissenschaftlichen Arbeiten zum Thema spirituelle Praktiken wurden bislang mit Meditation, Yoga und Tai-Chi durchgeführt, jedoch nicht mit Gebeten. Es ist sehr schwierig, die Kraft und Qualität eines Gebetes zu messen. Meditationsstudien sind einfacher anzulegen, da man Menschen konkret leiten und in die Meditation einführen kann. Dies bedeutet allerdings nicht, dass Meditation die beste spirituelle Übung ist. Es bedeutet lediglich, dass sie besser zu beobachten ist. Ich hoffe sehr, dass die Wissenschaft in Laufe der nächsten Jahre Mittel und Wege finden wird, um den Effekt von Gebeten auf den physischen Körper zu messen. Bis dahin müssen die Erkenntnisse aus kompetent durchgeführten Studien zu Meditation, Yoga und Tai-Chi ausreichen. Sie zeigen die eindeutig positiven Auswirkungen der spirituellen Praktiken sowohl auf die körperliche Gesundheit (verbesserte Durchblutung, besserer Schlaf, gestärktes Immunsystem) als auch auf die Gesundheit des Geistes (geringer Stressfaktor, mehr Empathie).

Nun möchte ich Ihnen die Heilungsgeschichte von Matthew erzählen, der im Alter von 27 die Diagnose Hirnkrebs bekam. Er akzeptierte alles, was die Schulmedizin ihm anbot, und wurde dennoch nach Hause geschickt und der Hospizpflege überlassen. Weil er nichts mehr zu verlieren hatte, ließ sich Matthew auf eine ungewisse Reise spiritueller Praktiken ein. Sie führte ihn an Orte, von denen er nie zuvor zu träumen gewagt hätte.

Matthews Geschichte

2002 hatte Matthew gerade seinen Universitätsabschluss gemacht und seine wenigen Ersparnisse in ein kleines Stück Land in den Bergen Colorados investiert. Sein Bruder wohnte auch in dieser Gegend. Trotz des ruhigen und beschaulichen Umfelds war Matthew wegen der beiden Jobs, denen er gerecht werden musste, sehr gestresst: Zum einen hat er einige Camping-Hütten in den Rocky Mountains instand zu halten und zum anderen war er Basketballlehrer an der örtlichen Schule. Er erinnert sich an die täglichen Anforderungen, denen er damals gerecht werden musste:

> *Jeden Morgen um fünf stieg ich in mein Auto und fuhr ungefähr eine Stunde lang zur Arbeit. Ich arbeitete den ganzen Tag und fuhr abends eine Stunde zu der Schule, an der ich als Basketballtrainer arbeitete. Nach dem Training fuhr ich eine Stunde nach Hause. Ich verbrachte also sehr viel Zeit unterwegs. Ich habe mir selbst zu viel abverlangt, ich habe meine Grenzen nicht erkannt.*

Matthew schätzte seine Arbeit in der Natur und die Möglichkeit, dabei fit zu bleiben. Das war jedoch der physisch anstrengendste Job, den er je hatte. Jeden Tag musste er viele Meilen mit großen Steigungen zurücklegen und schwere Versorgungsgüter wie etwa Brennholz zu den Hütten tragen. Zudem ließ ihm die lange Zeit, die er täglich unterwegs war, nicht viel Raum für ein soziales Leben oder ausreichend Schlaf. Er lebte allein, erholte sich immer noch von einer Trennung und war alles in allem etwas depressiv. Zu dieser Zeit begannen Matthews Kopfschmerzen.

Eines Tages bekam er gegen zehn Uhr morgens relativ starke Kopfschmerzen, die sich allerdings nach einigen Stunden wieder gelegt hatten, weswegen er sich nichts weiter dachte. Am nächsten Tag geschah das Gleiche wieder – ungewöhnlich starke Kopfschmerzen gegen zehn Uhr morgens, die nach einigen Stunden vergingen. Die nächsten paar Tage sahen ähnlich aus, allerdings wurden die Schmerzen täglich schlimmer und hielten länger an. Er suchte einen Masseur und einen Chiropraktiker auf, beides half nur vorübergehend. Ein ortsansässiger Arzt diagnostizierte Migräne, aber selbst starke Schmerzmittel konnten nichts gegen den Schmerz ausrichten. Nach zwei weiteren Wochen hielten die Schmerzen den ganzen Tag über an und waren so stark, dass Matthew sich übergeben musste. Da er sein ganzes Geld in den Kauf des Grundstücks gesteckt hatte, konnte er sich zu diesem Zeitpunkt keine Krankenversicherung leisten. Sein Chef gab ihm allerdings einen guten Rat:

> *Mein Chef empfahl mir, in ein Krankenhaus zu gehen und eine Kernspintomografie machen zu lassen. Selbst wenn ich für den Rest meines Lebens monatlich zehn Dollar an Raten abbezahlen müsse, hätte ich wenigstens Gewissheit und könne das Schlimmste ausschließen.*

Matthew folgte diesem Rat und bekam im nächstgelegenen Krankenhaus den letzten Kernspintomografie-Termin dieses Tages. Er kann sich noch daran erinnern, wie er vor Schmerzen gekrümmt im Wartezimmer auf die Ergebnisse wartete:

> *Der Arzt sagte mir, dass irgendetwas in meinem Kopf sei. Man wisse zwar noch nicht genau was, aber auf jeden Fall sei Gefahr in Verzug. Um mein Leben nicht aufs Spiel zu setzen, müsse ich umgehend operiert werden. Das Krankenhaus hätte allerdings nicht die Mittel und Wege, um so eine Operation durchzuführen.*

Tränen schossen Matthew in die Augen, als er mir von diesem Moment erzählte. Dieser Augenblick, in dem er diese schockierende

Nachricht erfuhr, blieb ihm selbst Jahre danach noch in sehr intensiver Erinnerung. Nach der Kernspintomografie, immer noch unter starken Schmerzen leidend, erzählte er seinen Eltern (die an der Ostküste lebten), seinem besten Freund und seinem Bruder von dem Befund. Seine Mutter setzte sich sofort in ein Flugzeug. Sein Bruder, der nur eine Stunde entfernt wohnte, holte Matthew umgehend ab und fuhr ihn in das acht Stunden entfernte Denver, wo das nächste große Krankenhaus war.

Die Ärzte in Denver machten eine zweite Kernspintomografie, um den genauen Ort des Tumors zu bestätigen. Ihre schlimmsten Befürchtungen bestätigten sich: Der Tumor wuchs in der Mitte seines Gehirns und war deshalb inoperabel. Sie sagten ihm, dass seine Kopfschmerzen durch eine Ansammlung von Cerebrospinalflüssigkeit verursacht würden, die durch den Tumor nicht wie gewöhnlich abfließen könnte. Die Ärzte wollten eine Art Weiche in Matthews Kopf einsetzen, um die Flüssigkeit um den Tumor herumzuleiten und damit den Druck abzubauen. Ohne Operation würde der Druck sich so erhöhen, dass innerhalb weniger Tage die Blutgefäße in seinem Gehirn platzen und er daran sterben würde. Anders gesagt: Die Operation war ein Muss. Mithilfe der Sozialarbeiter des Krankenhauses meldete Matthew sich unverzüglich für den Notversicherungsplan seines Bundesstaates an, eine Initiative, die die Behandlungskosten für Menschen in lebensgefährlichen Situationen übernimmt.

Als er 24 Stunden später in den Operationssaal gebracht wurde, standen ihm bereits sein Bruder, seine Mutter und seine Freunde zur Seite. Matthew hatte Tränen der Dankbarkeit in den Augen, als er mir von diesem Moment berichtete:

> *Mein Bruder blieb die ganze Zeit bei mir in Denver, und auch ein sehr guter Freund reiste an und wich mir nicht mehr von der Seite. Meine Mutter flog einmal quer durchs Land. Zwei meiner Freunde – meinem Gefühl nach eher Brüder –, mit denen ich in der Uni-Zeit zusammengewohnt hatte, ließen alles stehen und liegen und kamen, um mir beizustehen. Das war überwältigend. Zum ersten Mal in meinem Leben habe ich wirklich erkannt, wie viele Menschen mich wirklich liebten.*

Letzten Endes – und daran glaube ich fest – hat mich die Kraft der Liebe gerettet. Und diese Kraft kam aus unterschiedlichen Richtungen. Eine davon waren Freunde und Familie.

Die Operation war sehr riskant. Die Ärzte gingen jedoch sehr professionell vor und schafften es, Matthew die Weiche ohne Komplikationen einzusetzen, sodass die Kopfschmerzen endlich aufhörten. Den sehr großen Tumor hatte er allerdings nach wie vor mitten in seinem Gehirn. Während der Operation gelang es den Ärzten, eine Biopsie zu machen, die bestätigte, dass es sich um ein inoperables Glioblastom im Stadium IV handelte, die aggressivste Form von Hirntumoren, die beim Menschen auftreten kann.

Einige Tage später wurde während einer zweiten Operation die eingesetzte temporäre Weiche durch eine permanente Weiche ausgewechselt. Bevor Matthew entlassen werden sollte, wollte sein Arzt den Behandlungsplan mit ihm durchgehen. Er erklärte ihm, dass die konventionelle Schulmedizin bisher wenige Kenntnisse über diese Form von Krebs habe und dass Chemotherapie und Bestrahlung den Tumor günstigstenfalls in seinem Wachstum bremsen könnten. Dadurch würde Matthew aber nur ein bisschen länger leben:

Der Arzt riet mir, die Nähe und Unterstützung meiner Familie zu suchen. Er gab mir nur eine ein- bis zweiprozentige Chance, dass mein Zustand in den nächsten sechs bis zwölf Wochen so bleiben oder sich gar verbessern würde. Er war komplett aufrichtig und ehrlich mir gegenüber, und dafür danke ich ihm sehr. Er rettete mir – durch die erfolgreich eingesetzte Weiche – das Leben, und auch dafür muss ich ihm dankbar sein. Ich erkannte im Lauf der nächsten Jahre, dass er tat, was in seiner Macht stand, aber keine Hoffnung sah, nachdem er seine Grenzen erreicht hatte. An diesem Punkt nahm sich eine größere Macht meiner an.

Erst spät an diesem Abend konnte Matthew die ernüchternden Nachrichten voll und ganz realisieren. Plötzlich machte sich ein neues Gefühl langsam, aber sicher in ihm breit: Widerstand.

> *Entschuldigen Sie meinen Ton, aber was ich meinem Arzt in diesem Moment wirklich sagen wollte war: „Wissen Sie was? Ich bin nicht bereit zu sterben. Wenn Sie mir nur eine ein- bis zweiprozentige Chance einräumen, dann komme ich damit schon klar. Dann ist es eben so. Aber ich werde das überstehen und es ist mir egal, ob das noch niemand zuvor geschafft hat. Sie könnten ja auch falsch liegen." Ich würde mir so sehr wünschen, dass mehr Menschen diese Haltung einnehmen würden und Vertrauen zu sich selbst hätten. Vertrauen und Hoffnung könnten zu den wichtigsten und bedeutendsten Heilmitteln der Welt werden.*

Matthew befolgte den Rat seines Arztes und zog zurück an die Ostküste, wo er Freunden und Familie näher war, während er sich einer Chemotherapie und Bestrahlung unterzog. Die tägliche Gamma-Knife-Strahlentherapie begann unmittelbar, nachdem er sich von der Operation erholt hatte:

> *Drei verschiedene Laser aus drei unterschiedlichen Winkeln wurden auf mein Gehirn ausgerichtet. Der Punkt, an dem sich alle drei trafen, brannte unglaublich stark. Man versuchte, den Tumor auszubrennen, ohne ihn direkt anzugreifen – nun ja, zumindest ohne ihn physisch zu berühren. Es war eine sehr starke Bestrahlung. Müsste ich das alles noch einmal über mich ergehen lassen, ich weiß nicht, ob ich es erneut durchstehen würde.*

Zeitgleich versorgten ihn Freunde und Familie mit Ratschlägen, was er zusätzlich für seine Gesundheit tun könne. Matthew war zu allem bereit. Also probierte er Akupunktur, Kraniosakraltherapie und Energieheilverfahren aus – alles Dinge, die ihm neu waren. Seine Ärzte wollten ihn zeitgleich zur Gamma-Knife-Strahlentherapie auch mit Chemotherapie behandeln, aber Matthew hatte Zweifel. Er hatte gehört, dass maximal 30 Prozent der Chemotherapie sein Gehirn (aufgrund der körpereigenen Blut-Hirn-Schranke) überhaupt erreichen würden. Die übrigen 70 Prozent würden sich auf den Rest seines Körpers verteilen und unnötige und schmerzhafte

Nebenwirkungen mit sich bringen. Zudem gab es auch nur eine 30-prozentige Chance, dass die in der Chemotherapie eingesetzten Mittel überhaupt irgendeine Auswirkung auf die Größe des Tumors haben würden. In der Tat waren die medizinischen Erkenntnisse so widersprüchlich, dass man Matthew selbst vor die Wahl stellte, welcher Art von Therapie er sich unterziehen wolle. Seine Ärzte ermutigten ihn allerdings zur Chemotherapie als letztes Mittel. Am Ende stimmte Matthew einer Chemotherapie zu, die er in Form von Tabletten einnehmen konnte:

> *Ich kann Ihnen sagen, nach zwei Wochen habe ich das Zeug (die Chemotherapie) in den Müll geworfen. Ich weiß nicht, ob die Nebenwirkungen von der Strahlentherapie oder von der Chemotherapie herrührten oder vielleicht die Kombination von beidem waren. Ich war an einem Punkt angekommen, an dem alles nach nasser Pappe schmeckte, was ich in den Mund nahm. Ich konnte einen Löffel Salz in den Mund nehmen, es schmeckte nach Pappe. Ich sagte mir: Wenn ich das schon nicht überstehen sollte, will ich doch wenigstens noch ich selbst sein. Ich will nicht dieser Mensch sein, der sein Essen nicht schmecken und der seine Freunde und seine Familie nicht mehr erkennen kann.*

Kurz darauf erreichte Matthew das Maximum der bei Menschen zugelassenen Bestrahlungsmenge. Unglücklicherweise wuchs sein Tumor nach wie vor weiter, wenn auch mit minimal reduzierter Geschwindigkeit. Seine Ärzte konnten nichts mehr für ihn tun. Er verließ das Krankenhaus in dem Glauben, dass die furchtbaren Nebenwirkungen der Strahlentherapie es wert waren, da er dadurch ja etwas Zeit gewonnen hatte. Alles Weitere lag nun an ihm selbst und den komplementären Heilmethoden, die er auszuprobieren bereit war.

Eine Freundin Matthews erzählte ihm von einem Schamanen in Peru, der mit kleinen Gruppen von Menschen auf sogenannte Heilungsreisen ging und offenbar sehr viel Erfolg damit hatte. Als sie vorschlug, ihn zu diesem Schamanen nach Peru zu begleiten, stimmte Matthew zu. Zu diesem Zeitpunkt hatte er durch die unzähligen medizinischen Behandlungen erhebliche Schulden und war deshalb nicht in der Lage, das Geld für die Reise aufzubringen. Als seine Familie und Freunde davon erfuhren, organisierten sie sofort eine Spendenaktion. Matthew war von diesem Akt der Nächstenliebe sehr berührt. Bei der Spendenaktion passierte zudem etwas sehr Außergewöhnliches:

> *Eine fremde Frau kam gerade, als wir die Spendenaktion hatten, die Straße entlang. Sie konnte durch das Fenster schauen und interessierte sich für das, was hier vor sich ging. Also kam sie herein und fragte. Meine Freunde erzählten es ihr. Sie sagte, sie habe nicht viel Geld, möchte aber alles geben, was sie bei sich habe. Sie wolle auch beten und hoffe, dass mir das helfen würde. Eine komplett fremde Frau kam einfach von der Straße herein und bot ihre Hilfe an – nicht nur durch Geld, sondern durch etwas, das so viel mächtiger ist als Geld: eine Gabe der Liebe. Verstehen Sie? Eine komplett bedingungslose Liebe. Diese Hilfe von einem fremden Menschen zu erfahren, war für mich unbeschreiblich wertvoll und kraftspendend.*

Dank der Spendenaktion konnte Matthew sich nun das Ticket nach Peru kaufen. Seine Reise sollte in wenigen Wochen starten. Die Freundin, die Matthew begleiten wollte, erhielt in dieser Zeit den Anruf einer Bekannten, die ebenfalls mitreisen wollte. Sie sagte ihr, sie habe das sehr starke intuitive Empfinden, dass Matthew nicht mit nach Peru kommen müsse. Er müsse eher nach Brasilien reisen und João de Deus sehen. Als Matthew von diesem Anruf erfuhr, war er sehr verwirrt. Wer war dieser João de Deus (auch John of God genannt)? Er machte sich im Internet kundig. Auf der Suche nach einer potenziellen Behandlungsmöglichkeit hatte er schon unzählige andere Heilpraktiker recherchiert und viele schienen seiner Meinung nach Scharlatane zu sein. In diesem Fall faszinierte ihn jedoch, dass das Heilmedium João Teixeira de Faria (von seinen Patienten João de Deus genannt) für seine Arbeit nichts verlangte:

> *Ich fand es erstaunlich, dass seine Behandlungen grundsätzlich kostenfrei waren. Er verlangte nichts dafür. Zum einen hatte*

ich ohnehin nicht viel Geld und konnte es mir nicht leisten, für Tausende von Dollar mit verschiedensten Behandlungen zu experimentieren. Allein die Vorstellung, dass jemand heilen wollte, ohne etwas dafür zu verlangen, überzeugte mich davon, dass dieser Mann einfach nur helfen wollte.

Obgleich der Aspekt der kostenlosen Behandlung Matthew sehr zusagte, erschien ihm Joãos Arbeit befremdlich. Augenscheinlich hatte dieser Mann die Fähigkeit, seinen Körper zu verlassen und sich in Trance zu begeben. In diesem Zustand der Trance ergriff der Geist eines höheren Wesens die Kontrolle über seinen Körper und vollbrachte energetische Heilungen. Auch wenn es verrückt klang, ließ sich Matthew durch die enorme Anzahl der Krebspatienten, die offenbar von ihm geheilt werden konnten, letztlich doch überzeugen. Er versuchte also, sein Flugticket von Peru nach Brasilien umzubuchen. Leider war es nicht möglich, und mit einer Rückerstattung konnte er auch nicht rechnen. Daraufhin entschied Matthew sich für die Reise nach Peru und dachte, João de Deus könne er vielleicht irgendwann später aufsuchen.

Zwei Wochen vor seiner Abreise nach Peru verbrachte Matthew viel Zeit mit seinen Freunden. Dies konnte das letzte Mal sein, dass er sie sah. So stark sein Überlebenswillen auch war, seine schlechte Prognose lastete zu diesem Zeitpunkt schwer auf seinen Schultern. Eines Morgens kam die Nachbarin der Freunde vorbei, bei denen er gerade untergekommen war, und erzählte, wie João de Deus ihren Brustkrebs geheilt hat. Er hatte die Frau noch nie zuvor gesehen, aber seine Freunde hatten ihr von Matthews Erkrankung erzählt. Das war bereits das zweite Mal, dass eine fremde Person Matthew etwas über João de Deus erzählte, und er erinnert sich noch genau daran, wie dieser Zufall ihn erstaunte. Die Nachbarin lud ihn zu sich ein und erzählte ihre Geschichte. Sie zeigte ihm auch ein Video von João, als er gerade seine heilende Energie auf jemanden übertrug.

Ihre Geschichte und das Video verstärkten seinen Wunsch nun doch, nach Brasilien zu reisen. Aber Matthew erzählte auch, dass er sich die Reise nicht leisten könne, da sein Flugticket nach Peru nicht umtauschbar wäre. Er bedankte sich bei ihr für die Zeit, die sie sich genommen hatte, und versicherte ihr, er würde João de Deus aufsuchen, sobald es ihm möglich wäre. Ihre Antwort darauf war folgende:

> *Es war ein wunderbares Beispiel von Nächstenliebe. Sie sagte, wenn ich zu ihm gehen wolle, würde sie mir jetzt sofort ein Ticket besorgen. Sie würde auch für meinen Aufenthalt in Brasilien aufkommen. Das Geld könne ich ihr zurückgeben, wenn ich dazu in der Lage sei. Wenn mein Gefühl mir sage, es sei das Richtige für meine Heilung, sollte so etwas Banales wie Geld mich nicht davon abhalten. Also ging ich mit einem Ticket in das Herz Brasiliens nach Hause und hatte nur drei Wochen Zeit, mich vorzubereiten. Es war verrückt, wie all das passiert war. Und natürlich habe ich ihr das Geld zurückgegeben, sie bekam es als Erste zurück. Diese vielen kleinen Dinge stehen mit der ungeheuren Kraft der Liebe in Verbindung, die meiner Meinung nach das stärkste Heilmittel ist, das es gibt.*

In den nächsten Wochen suchte Matthew weiterhin Kontakt zu Menschen, die João de Deus entweder selbst besucht hatten oder die jemanden kannten, der bei ihm gewesen war. Alle hatten nur Gutes zu berichten. Im Flugzeug nach Brasilien saß er neben einem Mann, der ebenfalls auf dem Weg zu João war. All diese Begebenheiten und Zufälle schienen Matthew sagen zu wollen: „Ja. Du bist auf dem richtigen Weg. Endlich hast du zugehört." So kam es, dass er im November 2003 mit einem Hirntumor im Stadium IV alleine in einem Hotelzimmer mitten in Brasilien in der Kleinstadt Abadiânia darauf wartete, den Geistheiler João de Deus kennenzulernen.

Gegen zwei Uhr Nachts wurde Matthew wach und ihm fiel auf, dass das Licht im Badezimmer noch brannte. Müde drehte er sich im Bett um, versuchte, das Licht zu ignorieren und weiterzuschlafen. Aber das gelang ihm nicht, also stand er irgendwann doch auf, um das Licht auszuschalten. Was als Nächstes geschah, beschreibt Matthew folgendermaßen:

Ich öffne meine Augen und schaue hinüber und sehe, dass es nicht das Licht ist. Irgendetwas da drinnen bewegt sich – da ist jemand. Und plötzlich kommt ein weibliches Geistwesen aus dem Badezimmer, das in Licht gehüllt ist. Ich kann sein Gesicht nicht erkennen. Alles, was ich sehe, ist dieses wunderschöne Licht. Ich kann die Farbe nicht wirklich beschreiben, es war einfach ein perfektes, vollkommenes Licht. Es lief langsam auf mich zu, ohne etwas zu sagen. Plötzlich stand es genau neben mir, streckte die Hand aus und berührte mich am Kopf.

Und in diesem Moment spürte ich, wie etwas von meinem Kopf über meinen ganzen Körper strömte, wie Farbe, die innen und außen herabrieselt. Jeder Nerv meines Körpers, jeder noch so kleine Teil konnte es spüren; es durchflutete mich. Ich schloss einfach die Augen und ließ mich von diesem Gefühl davontragen. Ich glaube, es war ein Gefühl der Perfektion. Ein Gefühl von reinster, purer Liebe. Von grenzenloser Nächstenliebe, von Glückseligkeit, von Ekstase, von Perfektion eben. Es durchströmte mich einige Sekunden lang, und ich gab mich dem voll und ganz hin. Dann öffnete ich die Augen und es war fort (das Gefühl und das Geistwesen). Ich realisierte, dass ich auf dem Bett saß und wach war und nicht geträumt hatte. Es ist wirklich passiert. Es war real. Ich konnte das Kribbeln in meinem Körper immer noch spüren. Das war die intensivste Erfahrung, die ich je erlebt hatte. Auch wenn ich es damals noch nicht wusste, war es Liebe. Das ist Liebe. Und das ist Gott.

Matthew hatte nie zuvor dergleichen erlebt. Er wurde nicht religiös erzogen und hatte auch selbst nicht den Drang, in die Kirche zu gehen. Er glaubte an keine bestimmte Religion. Was seiner Meinung nach einem Gefühl von Gott am nächsten kam, waren seine Ausflüge in die Natur, wenn er von Wäldern und Sonnenlicht umgeben war. Religion hatte eher einen abschreckenden Effekt auf ihn, schon wegen der vielen Kriege und Grausamkeiten, die über die Jahrhunderte hinweg im Namen einer Religion stattgefunden haben. Trotzdem hatte die Erfahrung mit dem Geistwesen sein Innerstes ergriffen und etwas in ihm mobilisiert, das er Glauben nennt:

Ich denke, dass der Glaube in jedem von uns steckt, dass wir ihn aber oftmals ein Leben lang nicht finden. Er wird einfach nicht erweckt. Wir ignorieren ihn. Das ist dann die eigene Schuld, nicht die eines anderen. Aber ich bin überzeugt davon, dass jeder Mensch einen Glauben hat. Mein Glaube erwachte in dieser ersten Nacht in Abadiânia und wurde umso stärker, je mehr Zeit ich dort verbrachte. Meine Entscheidung, den Kampf nicht zu verlieren, sondern zu leben, wurde mit meinem Glauben immer stärker.

Am nächsten Morgen reihte sich Matthew in der Casa de Dom Inácio in eine Schlange von ungefähr 500 Menschen ein, die alle darauf warteten, João de Deus für etwa zehn Sekunden gegenüberzustehen und eine Welle seiner starken Heilkraft zu empfangen. Wie aufgefordert, erschienen alle in weißer Kleidung (um es den Geistwesen zu erleichtern, ihr Energiefeld schneller zu erfassen) und bewegten sich Zentimeter für Zentimeter nach vorne, durch zwei Meditationsräume hindurch, bis sie endlich vor João de Deus standen. Als Matthew (mithilfe eines Übersetzers) João von seinem Hirntumor erzählte, schaute dieser ihn für einen Moment intensiv an, erkundete dabei sein Energiefeld und gab ihm von seiner kraftvollen Energie ab. Anschließend sagte João (mithilfe des Übersetzers), dass er zwei Dinge zu tun habe. Er müsse täglich Passionsblumenkraut zu sich nehmen, welches mit Energie versetzt werden sollte. Zudem müsse er täglich im Hauptmeditationssaal (der Raum, in dem João de Deus seine Patienten empfängt) meditieren.

An jenen drei Tagen pro Woche, an denen João de Deus Patienten empfängt, meditieren ungefähr 100 Menschen im selben Raum. Dieser Raum wird Strömungsraum genannt, weil in ihm eine sehr starke spirituelle Energie fließt. Manche Menschen, die wie Matthew Heilung brauchen, werden hierher eingeladen. Hier soll eine möglichst hohe Energieschwingung aufrechterhalten werden. Erfahrene Medien, die gesundheitlich wohlauf sind, unterstützen das kraftvolle Energiefeld. Matthew befolgte die Anweisungen, meditierte an den drei Behandlungstagen im Strömungsraum und nahm fortan das Passionsblumenkraut ein. Er wollte ungefähr einen Monat im spirituellen Heilzentrum von João de Deus bleiben. Schnell gewöhnte er sich daran, tagsüber mit João zu meditieren und sich abends in seinem kleinen Hotelzimmer auszuruhen. Die bescheidenen Hotels in Abadiânia, die Jugendherbergen ähneln, sind sehr kostengünstig und bieten drei warme Mahlzeiten pro Tag an. Doch es war ein Glück, dass Matthew von seiner Familie und seinen Freunde für den Aufenthalt finanziell unterstützt wurde. Die Behandlung selbst war kostenfrei.

Noch während der ersten paar Tage seines Aufenthaltes, als Matthew gerade im Strömungsraum meditierte und seine Augen (wie aufgetragen) geschlossen hatte, ergriff die Person neben ihm seine Hand, führte sie zu seinem Kopf und legte sie dort ab. Verwirrt hielt Matthew seine Augen geschlossen, ließ seine Hand für einige Sekunden auf dem Kopf ruhen und senkte sie dann wieder. Sofort nahm der Fremde Matthews Hand erneut, um sie wieder auf seinen Kopf zu legen. Matthew verstand nun die stille Botschaft: Er sollte seine Hand auf seinem Kopf ruhen lassen. Plötzlich geschah etwas Erstaunliches. Nach nur wenigen Momenten konnte er dieses glückselige Gefühl des auf ihn fallenden Lichts spüren, das er in der ersten Nacht im Hotel empfunden hatte. Nach ein paar Minuten der Glückseligkeit nahm der Fremde Matthews Hand wieder vorsichtig von seinem Kopf und legte sie ihm in den Schoß. Matthew war erstaunt über das, was gerade passiert war. Als nach einigen Stunden die Meditationssitzung beendet war, öffnete er seine Augen und schaute den Fremden an seiner Seite an und dankte ihm:

> *Ich schaute den Fremden an – er ist mir seither zu einem sehr engen Freund geworden – und bedankte mich. Als er fragte, wofür, legte ich meine Hand auf meinen Kopf und sagte: „Dafür". Ich überlegte, wie dieser Mann wissen konnte, dass ich einen Hirntumor habe. Wie in aller Welt kann er irgendetwas darüber wissen? Daraufhin sagte er, das sei nicht er gewesen. Das Geistwesen habe ihm gesagt, dass er das tun solle.*

Die meisten Menschen begeben sich nur für ein bis zwei Wochen in die Behandlung von João de Deus. Aber hin und wieder rät er, so lange in Abadiânia zu bleiben, bis man vollkommen geheilt ist. Matthew war einer davon. Aufgrund der verblüffenden Dinge, die er bereits in der ersten Woche erlebt hatte, verlängerte er seinen Aufenthalt gern. Im Übrigen warteten ja auch keine anderen Heilungsoptionen auf ihn. Hin und wieder vermisste er seine Familie und seine Freunde sehr. Sie unterstützten ihn weiterhin finanziell, auch wenn einige von ihnen der Behandlung in Brasilien skeptisch gegenüberstanden. Er aber spürte den Fortschritt, den er im Heilzentrum von João de Deus machte, und wusste, dass ihn Zuhause nur die Hospizpflege erwartete.

Nachdem Matthew einen Monat lang die Kräutermischung eingenommen und dreimal pro Woche je sechs Stunden lang im Meditationsraum verbracht hatte, nahm ihn João de Deus zur Seite und sagte ihm, es sei Zeit für seine erste energetische Operation. Dabei handelte es sich nicht um einen operativen Eingriff im ursprünglichen Sinn, sondern um eine 15- bis 30-minütige Meditation in einem Raum mit anderen Patienten, die gleichzeitig die energetische Operation bekommen sollten.

Matthew erklärt die Behandlung so, dass João de Deus die durch ihn zu dieser Zeit wirkende Wesenheit nutzen wolle, um das Energiefeld der anwesenden Personen neu auszurichten oder zu korrigieren. Der Vorgang wird Operation genannt, weil das jeweilige Geistwesen scheinbar am Körper der meditierenden Personen schneidet, Blockaden löst und Meridiane repariert. Die energetischen Operationen sind nicht-invasiv, schmerzlos und lassen den Patienten in der Regel sehr müde und schläfrig zurück. So ist es beispielsweise nicht ungewöhnlich, dass die Patienten nach den Operationen 16 bis 24 Stunden lang schlafen. Matthew genoss die beruhigende, schlaffördernde Nachwirkung seiner ersten energetischen Operation sehr. Dann kehrte er – wie angewiesen – zu seiner Meditationsroutine und der täglichen Einnahme des Passionsblumenkrauts zurück.

Während ihrer kurzen Zusammentreffen nannte João de Deus Matthews Erkrankung niemals Krebs. Er sprach (mithilfe des Übersetzers) immer nur von etwas sehr Kraftvollem in seinem Kopf. Einige Male, als Matthew mit geschlossenen Augen im Strömungsraum meditierte, spürte er, wie João de Deus sich ihm näherte.

Er legte ihm seine eigene Hand auf den Kopf, und sofort durchströmte Matthew das Gefühl des glückseligen Lichts wieder.

Nach drei Monaten in diesem Heilzentrum war Matthews Besuchervisum abgelaufen, und er musste es in den Vereinigten Staaten verlängern lassen. Das restliche Jahr kehrte er jeweils nach drei Monaten in Abadiânia für kurze Zeit nach Hause zurück, ließ sein Visum verlängern und reiste wieder nach Brasilien. Seine Familie war froh, ihn finanziell unterstützen zu können, besonders als sie sah, wie viel besser es ihm ging. Als ich Matthew fragte, warum er sich dazu entschlossen hatte, so lange bei João de Deus zu bleiben, antwortete er:

> *Ich sagte mir: Wenn ich das schon mache, dann aber richtig. Damals hatte ich noch keinen Namen dafür, aber heute weiß ich, dass es mein Glaube war, der mich durchhalten ließ. An irgendetwas muss man glauben. So etwas kann man nicht halbherzig durchziehen. Entscheidet man sich dafür, dann ohne Wenn und Aber. Man muss nicht umgehend alles ausprobieren, was es gibt. Jeder entscheidet sich für die Sache, an die er glaubt. Ich glaube mittlerweile an den heiligen Geist und an die Kraft Gottes, ein anderer glaubt vielleicht fest an Chemotherapie. Es steckt eine ungeheure Kraft im Glauben an die Behandlung, die man erfährt. Ich weiß nicht, an welchem Punkt Glaube und Behandlung eins werden, aber ich weiß, dass die Kraft des Glaubens und das, was wir für uns selbst tun können, viel mehr sind, als wir erfassen können.*

In der Zwischenzeit hatten Matthews Ärzte Kontakt zu ihm aufgenommen und ihn gebeten, für einen weiteren MRT-Scan in die Klinik zu kommen. Matthew verschob diesen Termin immer wieder. Nicht nur, weil er Angst hatte, dass der Tumor weitergewachsen sein könnte, er wollte auch seine Freunde und seine Familie nicht enttäuschen, indem er die Behandlung in Brasilien abbrach. Immerhin hatten sie Geld gesammelt, damit er alternative Behandlungen ausprobieren konnte. Auch wenn er das sehr starke Gefühl hatte, dass etwas überaus Kraftvolles im spirituellen Heilzentrum von

João de Deus mit ihm passiert war, wollte er seinen neu gefundenen Glauben nicht durch ein möglicherweise schlechtes Scan-Ergebnis erschüttern. Deshalb beschloss Matthew, in diesem ersten Jahr der Aufforderung seiner Ärzte nicht nachzukommen.

Nach etwa einem Jahr in Behandlung, als er gerade wieder seine Familie besuchte, war er für den MRT-Scan bereit. Er erzählte nur seiner Mutter von seiner Entscheidung, die ihn ins Krankenhaus begleitete. João de Deus hatte ihm zu diesem Zeitpunkt noch nicht gesagt, dass er bereits geheilt war. Matthew wollte sich mithilfe konventioneller Methoden untersuchen lassen, um zu sehen, ob auch die Ärzte eine Besserung feststellten. Nach dem MRT-Scan überbrachte ihm der Arzt das folgende Ergebnis:

> *Ein sehr freundlicher Radiologe kam zu uns und sagte, er habe großartige Nachrichten für uns. Zu jenem Zeitpunkt meiner Behandlung dachte ich bereits, dass der Tumor verschwunden sein könnte, wollte mir aber nicht zu große Hoffnungen machen. Er führte aus, dass es anhand der Bilder – aus verschiedenen Winkeln – so aussieht, als sei der Tumor zwar nach wie vor vorhanden, jedoch enorm geschrumpft.*

Nachdem er das gehört hatte, stieg Matthews Vertrauen in seinen Glauben um 100 Prozent. Auch seine Familie und seine Freunde waren von den Entwicklungen begeistert und zogen zu Matthews großer Freude selbst neuen Mut und Glauben daraus. Eine gute Freundin war in einer Arztfamilie aufgewachsen. In ihrer Welt ging man ohne Überlegung zum Arzt, wenn etwas mit dem Körper nicht in Ordnung war, und ließ ihn „reparieren". Sie hatte nie daran geglaubt, dass João de Deus Matthew wirklich helfen könne, unterstützte ihn dennoch auf seinem Weg. Nachdem sie die guten Neuigkeiten gehört hatte, rief sie Matthew an und riet ihm unter Tränen, so schnell wie möglich mit seiner Behandlung in Brasilien weiterzumachen. Die Reaktionen von Freunden und Familie an jenem Tag beschreibt er als verblüffend. Bestärkt durch diese Welle der Unterstützung, kehrte er so schnell es ging nach Abadiânia zurück und meditierte wieder im Strömungsraum. Er ist überzeugt, dass ein Großteil seiner Heilung während dieser Zeit der Meditation geschah:

> *Ich glaube, dass vieles von dem, was ich selbst für meine Heilung tun konnte, im Strömungsraum passiert ist. Mir schien diese Erfahrung so kraftvoll zu sein wie jede erdenkliche Operation. Einer der Organisatoren sagte mir eines Tages, ich solle allen Menschen, die ich kenne, sagen: „Ich vergebe dir." Und das solle ich nicht nur sagen, sondern auch meinen. Mir erschien es als sehr hilfreich, sich von jeglicher negativen Energie zu lösen, die man mit sich herumschleppt und die vielleicht zwischen einem selbst und seinen Mitmenschen steht. Besonders Menschen, gegen die man in der Vergangenheit einen Groll gehegt hat, sollte man sagen, es tue einem wirklich leid, man würde sie lieben, man wolle nur das Beste für sie. Dies bedeutet nicht, dass man danach täglich Zeit mit ihnen verbringen muss. Es bedeutet lediglich, dass es keinen Grund gibt, an dieser negativen Energie festzuhalten. Es ist reine Zeitverschwendung – für beide Parteien.*

Zu dieser Zeit lernte Matthew eine brasilianische Frau kennen, die ebenfalls bei João de Deus in Behandlung war. Sie brauchte nicht körperliche, sondern emotionale Heilung. Sie trauerte um ihren Bruder, der erst kürzlich an Krebs gestorben war, und um ihren Vater, der vor vielen Jahren an exakt dem gleichen Hirntumor erkrankt war wie auch Matthew. Er hatte den Kampf gegen den Krebs allerdings verloren. Es mag als sehr sonderbarer Zufall erscheinen, dass diese Frau sich in einen Mann verliebte, der genau die gleiche Erkrankung hatte, die ihrem Vater das Leben gekostet hatte. Da das Schicksal aber oftmals einen Sinn für Ironie hat, verliebten die beiden sich sofort ineinander. Matthew beschreibt es im Nachhinein so, als hätten ihre beiden Seelen sich augenblicklich zueinander hingezogen gefühlt.

Unterdessen vertraute Matthew weiterhin darauf, dass seine Heilung voranschritt. Als João de Deus ihm sagte, es sei an der Zeit für eine weitere energetische Operation, entschied sich Matthew für eine physische Operation. Dabei handelte es sich um eine dieser unerklärlichen Operationen ohne Betäubung und ohne Antibiotikum, die er schon auf dem Video der Nachbarin seiner Freunde gesehen hatte. Er wollte jetzt absolut alles erleben, was João de Deus zu bieten hatte. Deswegen meldete er seinen Wunsch an. João de Deus stellt seinen Patienten eine physische Operation dann anheim, wenn sie eine Art Beweis brauchen, dass mit ihrem Körper tatsächlich etwas passiert. Er hatte aber wiederholt betont, dass energetische Operationen ebenso effektiv seien wie physische. Von den etwa 50 Personen, die an diesem Tag eine energetische Operation bekommen sollten, meldeten sich außer Matthew nur noch zwei weitere Personen für eine physische Operation an:

> *Als ich an der Reihe war, stellte sich João de Deus vor mich und sagte, ich würde keinen physischen Eingriff, sondern spirituelle Arbeit brauchen. Er wolle, dass ich in den Meditationsraum zurückgehe, mich dort hinsetze und nicht mehr hierher zurückkomme. Ich verstand diese überaus deutliche Botschaft.*

Die Monate vergingen und Matthew verbrachte weiterhin jeweils drei Tage pro Woche im Meditationssaal, nahm täglich das Passionsblumenkraut und unterzog sich hin und wieder auf Anweisung von João de Deus den energetischen Operationen. Den Rest seiner Zeit verbrachte er mit der reizenden Brasilianerin, die sein Herz vom ersten Moment an erobert hatte. Er wollte sie näher kennenlernen. Nach einem Jahr entschieden sie, sich im Rahmen einer kleinen Zeremonie in Brasilien trauen zu lassen.

Eines Tages saß Matthew wie gewöhnlich im Strömungsraum und meditierte. Es waren fast auf den Tag genau zwei Jahre vergangen, seitdem er im Meditationszentrum von João de Deus angekommen war. Am Tag davor hatte er Geburtstag gehabt. Er fühlte sich wegen der voranschreitenden Heilung, der Hochzeit und seinem Leben in Brasilien glücklich und friedvoll. Am Ende des langen Meditationstages bereitete João de Deus sich gerade darauf vor, das Schlussgebet zu halten. Bevor er damit begann, näherte er sich allerdings Matthew und legte seine Hand auf dessen Kopf, so wie er es im Lauf der letzten zwei Jahre viele Male getan hatte. Erneut durchströmte Matthew das wundervolle und glückselige Gefühl des Lichts, das von João de Deus ausging. Dann geschah allerdings etwas Neues:

> *João de Deus ergriff meine Hand und zog mich hoch (er lacht). Er führte mich nach vorne und drehte mich um. Dann sagte er (dem Übersetzer): „Ich möchte, dass du dich jetzt umdrehst und in den Raum siehst. Und jetzt möchte ich, dass du allen Menschen in diesem Raum erzählst, warum du vor zwei Jahren hierhergekommen bist und wovon du geheilt wurdest." (Er fängt an zu weinen.) Das was der beste Tag meines Lebens. Ich wusste sofort, dass ich geheilt war. João de Deus wollte noch, dass ich so schnell wie möglich in einem Krankenhaus einen MRT-Scan machen lasse. Und er wollte, dass ich mit dem Beweis, dass der Tumor weg ist, wieder hierherkomme. Er meinte, dass viele Menschen daraus sehr viel Kraft schöpfen könnten. Ich tat, was er verlangte. Ich ließ den MRT-Scan machen – und es gab keinen Gehirntumor mehr. Das war für mich ein Wunder.*

Nachdem sie die guten Neuigkeiten verarbeitet hatten, wollten Matthew und seine Frau noch eine Weile in Abadiânia bleiben. Seine Frau wollte ihren guten Job noch nicht aufgeben, und Matthew war froh, dass er noch mehr Zeit im Heilzentrum von João de Deus verbringen konnte. Er arbeitete nun ehrenamtlich dort. Er half, die lange Schlange der Menschen, die täglich kamen, zu organisieren und an manchen Tagen im Strömungsraum zu meditieren und die kraftvolle Energie im Raum zu halten. Eines Tages, als er gerade meditierte, ging João de Deus an ihm vorbei und sagte, er sei das Geistwesen, das unter dem Namen José bekannt sei. Er habe mich geheilt. An einem anderen Tag schien es so, als würde João de Deus das Geistwesen des Heiligen Ignatius inkorporieren, der ebenfalls sagte, er habe ihn geheilt. [Anmerkung: Berichten zufolge kann João de Deus mit bis zu 30 verschiedenen Geistwesen, auch Entitäten genannt, verschmelzen, die je nach Bedürfnis der Patienten wechseln.] Auf meine Frage, warum zwei verschiedene Geistwesen ihn geheilt hätten, antwortete Matthew Folgendes:

> *Ich denke, dass sie mich alle geheilt haben. In dem Zentrum gibt es ein Geistwesen mit dem Namen José, sie nennen ihn „den Geist der Liebe". Das spricht für meine Überzeugung von der Kraft der Liebe. Ich glaube, dass ich in vielerlei Hinsicht durch Liebe geheilt wurde. Liebe und Gott, sie sind ein und dasselbe – genau so, wie wir alle Teil eines größeren Ganzen sind. Ich habe die Geistwesen immer als eine Art Helfer von Gott angesehen, die seine Arbeit verrichteten.*

Matthew verbrachte insgesamt vier Jahre bei João de Deus in Abadiânia. Während der ersten zwei Jahre konzentrierte er sich auf seine eigene Heilung, in den letzten zwei Jahren arbeitete er ehrenamtlich mit und unterstützte andere Menschen bei ihren Heilungsprozessen. Heute leben Matthew und seine Frau abwechselnd in den Vereinigten Staaten und in Brasilien und erwarten gerade ihr zweites Kind. Matthew genießt nach wie vor sein Leben in exzellenter Gesundheit. Seine amerikanischen Ärzte sind immer noch verblüfft über die MRT-Scans, die keine Hinweise mehr auf einen Hirntumor liefern.

Als ich Matthew zum ersten Mal traf und er von seiner unglaublichen Heilungsgeschichte erzählte, musste ich bei einem langen Spaziergang erst einmal alles verdauen. Ich hatte auf meiner Forschungsreise zwar vier Wochen im Heilzentrum von João de Deus verbracht und wusste über die dortige Heilungsarbeit Bescheid. Matthews Geschichte war für mich jedoch so ergreifend und bewegend, dass es mir im ersten Moment den Atem verschlug. Unabhängig davon, ob Sie Matthews Erzählungen nachempfinden können oder nicht: Fakt bleibt, dass ein junger Mann, der einst einen Hirntumor hatte, nun krebsfrei ist – und das ist wunderbar.

Viele Faktoren machen die Geschichte Matthews so bedeutend, nicht zuletzt das Heilmedium João de Deus selbst. Nachdem ich mich für mein Dissertationsthema entschieden hatte, forderten mich viele Menschen auf, unbedingt sein spirituelles Heilzentrum in Brasilien zu besuchen. Nach einigen Recherchen fand ich heraus, dass dort offenbar schon Hunderte von Menschen geheilt wurden. Ich beschloss also, dieses Ziel in meine Reiseplanung aufzunehmen.

Davor las ich noch so viele Bücher wie nur möglich, die sich mit der Geistheilung von João de Deus beschäftigten. Eines der besten war *João de Deus – Millionen Menschen haben Heilung durch ihn erfahren* von Heather Cumming und Karen Leffler. Meine Reiseroute sah vor, zunächst in Sambia und Simbabwe Alternativheiler zu treffen, die ebenfalls an das Inkorporieren von Geistern glauben, bevor ich nach Brasilien weiterreisen würde. In Brasilien war mir dann der Gedanke, sich in Trance zu begeben, um einen Kranken zu heilen, nicht mehr fremd.

Womit ich nicht gerechnet hatte, war das spürbare, beruhigende Energiefeld, das das spirituelle Heilzentrum von João de Deus zu umgeben schien. Ich finde keine andere Beschreibung für diesen Ort. Alle Menschen, die ich dort getroffen habe, konnten ebenso wie ich viel schneller und tiefer in Meditation sinken, als wir es von Zuhause gewöhnt waren. Natürlich könnte man sagen, dass es sich um einen Placeboeffekt handelt. Anders ausgedrückt: Der Glaube daran, dass in dem Heilzentrum etwas sehr Kraftvolles geschieht, könnte der Auslöser dafür sein, dass sich die Erfahrung der Meditation intensiviert. Vielleicht kommt es auch zu einer schnelleren und intensiveren Meditation, wenn Hunderte von Menschen zeitgleich an einem Ort meditieren. Ungeachtet der Ursache für dieses Empfinden konnten wir alle eindeutig das Energiefeld spüren. Es war unglaublich beruhigend, schlafördernd und heilend.

Ich hatte auch nicht mit der Welle von kraftvoller Energie gerechnet, die ich verspürte, nachdem ich João de Deus persönlich getroffen hatte. (In der Anthropologie ist es manchmal nötig, an den Ritualen teilzunehmen, die man gerade untersucht, um sie besser verstehen zu können. Im Falle von João de Deus und seinem Heilzentrum traf das in jedem Fall zu.) Während meines Aufenthalts bekam auch ich eine energetische Operation, um meine leichten Verdauungsbeschwerden zu lindern. Anschließend schlief ich 18 Stunden lang. So etwas war mir noch nie zuvor gelungen. Meine Verdauungsbeschwerden, die ich mein bisheriges Leben mit mir herumgetragen hatte, verschwanden während meines vierwöchigen Aufenthalts bei João de Deus nahezu vollständig und sind seitdem auch nicht wiedergekehrt.

Ich könnte noch viel mehr über meine Zeit im Heilzentrum in Brasilien berichten. Doch nur noch so viel: Der Mann, der João de Deus genannt wird, scheint tatsächlich mediale Fähigkeiten zu haben und in der Lage zu sein, sehr kraftvolle Wellen von Energie zu leiten, die von den meisten seiner Patienten (mich eingeschlossen) als unschädlich, tief entspannend und sowohl physisch als auch emotional heilend empfunden werden. Ob nun wirklich höhere Geister im Spiel sind oder nicht, kann ich nicht sagen. Doch mir scheint der genaue Mechanismus der Heilung nicht so wichtig zu sein wie das Ergebnis.

Empfehlungen

Falls Sie sich nun fragen, ob Sie für zwei Jahre nach Brasilien ziehen müssen, um gesund zu bleiben, habe ich eine gute Nachricht: Nein, das müssen Sie nicht. Matthews Geschichte ist faszinierend und einzigartig, weshalb ich sie für dieses Buch auch ausgesucht habe. Ich habe aber auch viele andere Beispiele von Menschen, die spirituelle Übungen Zuhause eingesetzt und ihren Zustand verbessert haben. Darin liegt der große Vorteil der spirituellen Verbindungsübungen: Sie verlangen Ihnen nichts ab, außer Zeit.

Behalten Sie im Gedächtnis, dass eine spirituelle Übung eine Praxis ist, die Sie in ein tiefes Gefühl der Ruhe und des Friedens versetzt – körperlich und emotional. Um dieses Gefühl erfahren zu können, müssen Sie zunächst Ihren Geist beruhigen. Viele Menschen können die spirituelle Energie zunächst nur sehr unterschwellig wahrnehmen, etwa wie eine leichte Welle der Ruhe, nachdem sie einen Sonnenuntergang beobachtet haben. Wenn Sie dieses Gefühl intensivieren möchten, müssen Sie sich tägliche Übung verordnen. Nachfolgend finden Sie ein paar spirituelle Übungen, die Sie gleich ausprobieren können:

- *Tiefenatmung:* Nehmen Sie sich jetzt sofort einen Moment Zeit, legen Sie alles zur Seite, womit Sie sich gerade beschäftigen. Schließen Sie Ihre Augen und atmen Sie zehnmal tief ein und wieder aus. Legen Sie Ihre Hände währenddessen auf ihren unteren Bauch, damit Sie Ihren Atem spüren können. Öffnen Sie wieder Ihre Augen. Fühlen Sie sich friedvoller als zuvor? Falls ja, führen Sie diese Übung zwei Wochen lang täglich durch.

- *Spaziergänge im Freien:* Unternehmen Sie heute noch einen zehnminütigen Spaziergang im Freien. Nehmen Sie nichts mit, außer vielleicht beruhigende Musik. Versuchen Sie, sich während des Spaziergangs nicht in Gedanken zu verlieren. Beobachten Sie einfach nur die Natur. Wird Ihr Geist unruhig, können Sie ein stilles Mantra ausprobieren: Sagen Sie beim nächsten Einatmen „*Ich bin dankbar für …*" und füllen Sie diese Lücke beim Ausatmen. Wenn Sie sich nach diesem Spaziergang friedvoller und ausgeglichener fühlen, sollten Sie ihn in den nächsten zwei Wochen täglich wiederholen.
- *Geführte Visualisierung:* Kaufen, laden oder borgen Sie sich eine geführte Visualisierung auf CD. Geführte geistige Bilder können den denkenden Verstand beruhigen, da die Anweisungen dazu zwingen, sich auf bestimmte Bilder zu konzentrieren, statt aufregende Gedankengänge zu verfolgen. Falls Sie sich nach dem Anhören der geführten Visualisierung friedvoller und ruhiger fühlen, sollten Sie die Übung zwei Wochen lang täglich durchführen.
- *Geführte Meditation:* Kaufen, laden oder borgen Sie sich eine geführte Meditation auf CD und befolgen Sie die Anleitungen. Zu meinen Lieblingssprechern gehören Jon Kabat-Zinn und Eckhart Tolle. [Von beiden Autoren sind CDs auch in deutscher Sprache erhältlich.] Falls Sie sich nach dem Anhören der geführten Meditation friedvoller und ruhiger fühlen, sollten Sie die Übung zwei Wochen lang täglich durchführen.
- *Tägliches Gebet:* Falls Ihnen Beten zusagt, nehmen Sie sich täglich fünf Minuten dafür Zeit. Atmen Sie während des Betens tief ein und aus und versuchen Sie sich vorzustellen, wie Sie sich mit einer friedvollen, göttlichen Energie verbinden.
- *Spirituelle Gruppen:* Schauen Sie sich in Ihrer Nachbarschaft nach einer spirituellen Gruppe um (beispielsweise nach einer Meditations- oder Gebetsgruppe, die sich wöchentlich trifft), die eine starke praxisorientierte Übungskomponente hat (im Gegensatz zu Übungen, bei denen man lediglich zuhört).

Vielen Menschen fällt es leichter, die Übungen im Kreis einer Gruppe durchzuführen als allein Zuhause, vor allem wenn sie gerade erst mit spirituellen Übungen begonnen haben. Es hält sie bei der Stange und gibt ihnen zugleich die Unterstützung, um die Übung zur täglichen Routine zu machen.

- *Onlinegruppen:* Falls in Ihrer Nachbarschaft keine spirituellen Gruppensitzungen angeboten werden, können Sie sich für eine Onlinegruppe anmelden. Schauen Sie auch hier, ob sie praxisorientiert ist und die Teilnehmer ermutigt werden, sich täglich nach ihren gegenseitigen Fortschritten zu erkundigen.

Vergessen Sie nicht, dass die hier beschriebenen spirituellen Übungen nicht nur Ihrem emotionalen, sondern auch Ihrem physischen Wohl dienen. Wenn Ihr denkender Verstand zur Ruhe kommt und die spirituelle Energie fließen kann, wird eine Fülle von Veränderungen in Ihrem Körper geschehen. Es werden beispielsweise gesundheitsfördernde Hormone ausgeschüttet, die in den Blutkreislauf übergehen, den Sauerstoffgehalt im Körper heben, den Blutdruck senken, die Blutzirkulation und die Verdauung verbessern, den Körper entgiften und damit das Immunsystem stärken und befähigen, ungesunde Gene zu deaktivieren. Diese Übungen können Ihren Körper auf sehr nachhaltige Weise verändern und ihn kräftigen, besonders dann, wenn Sie sie täglich durchführen.

Die Wissenschaft hat bei der Erforschung der körperlichen Auswirkungen von spirituellen Übungen schon einen weiten Weg zurückgelegt. Ich selbst glaube fest daran, dass man eines Tages in der Lage sein wird, genau erklären zu können, wie Matthew durch die spirituelle Praxis der Meditation geheilt werden konnte. In der Zwischenzeit bleibt die wohl wichtigste Lehre, die Sie aus diesem Kapitel ziehen können, dass Spiritualität eine physisch empfundene Erfahrung der bedingungslosen Liebe sein kann, die durch eine tägliche Verbindungsübung wie etwa Mediation, Gebet oder sogar Tanzen und Singen gestärkt werden kann. Anders ausgedrückt: Spiritualität ist nicht auf bestimmte religiöse Überzeugungen beschränkt, die man im Geiste mit sich trägt, sondern kann als Resultat einer täglichen Übung auch körperlich als glückselige Energie erfahren werden. Ich rate Krebspatienten deshalb immer, dass sie sich eine Verbindungsübung suchen, die zu ihnen passt – nicht nur, weil sie damit nachweislich das Immunsystem stärken, sondern auch, weil man sich danach wirklich enorm gut fühlt.

KAPITEL 9

STARKE GRÜNDE FÜR DAS LEBEN HABEN

Die Leute sagen, dass es der Sinn des Lebens ist, wonach wir alle suchen. Ich glaube nicht, dass es dies ist, was wir wirklich suchen. Ich glaube, wonach wir suchen, ist eine Erfahrung des Lebendigseins (...).
JOSEPH CAMPBELL

Als ich nach meiner Forschungsreise zum ersten Mal die Transkripte der interviewten Krebskranken, die eine Radikalremission erfuhren, und der alternativen Heilpraktiker durchlas, fiel mir ein stets wiederkehrendes Motiv auf, das ich zuerst eine „Ich will nicht sterben"-Einstellung nannte. Im weiteren Verlauf meiner Recherche erkannte ich jedoch, dass dies nicht unbedingt die richtige Bezeichnung war. Die Patienten wollten zwar in der Tat nicht sterben. Der Grund war aber, dass sie unbedingt leben wollten – und darin liegt der feine, aber sehr wichtige Unterschied.

Bei meiner Arbeit als Krebsberaterin habe ich in den vergangenen zehn Jahren viele Menschen kennengelernt, die eine unbeschreibliche Angst hatten zu sterben. Diese Menschen haben mit Sicherheit eine stark ausgeprägte „Ich will nicht sterben"-Einstellung. In meinen Aufzeichnungen konnte ich jedoch etwas anderes feststellen: Die Menschen hatten weniger Angst davor zu sterben, als vielmehr Freude und Lust am Leben. Tatsächlich hatten einige von ihnen gar keine Angst vor dem Tod. Sie sahen ihn lediglich als Übergang in ein anderes Dasein an, „wann immer es vorgesehen ist". Bis dieser Übergang geschehen würde, blieben die Menschen begeistert und aufgeregt ob der Dinge, die sie in ihrem jetzigen Leben noch tun und erfahren wollten. Wegen dieses feinen Unterschieds beschloss ich, den Titel des neunten Faktors zu ändern.

Nach den drei wichtigen Aspekten zu diesem Faktor lernen Sie die Heilungsgeschichte einer Frau kennen, deren Begeisterung für das Leben sie bei ihrer Reise mit einer fortgeschrittenen Darmkrebserkrankung begleitete. Am Ende des Kapitels finden Sie wieder eine Liste mit Empfehlungen, die Ihnen dabei helfen, diesen essenziellen Antrieb wiederzugewinnen.

TIEFES VERTRAUEN IN SEIN INNERES SETZEN

Krebspatienten, die eine Radikalremission erfahren haben, betonen ebenso wie alternative Heilpraktiker, dass das Verlangen zu leben aus dem tiefsten Inneren kommen muss und nicht infrage gestellt werden darf. Die unerschütterliche Überzeugung muss folgende sein: „Ja! Ich will *weiterleben.*" Es darf kein Zweifel daran bestehen, dass man absolut begeistert ist vom Leben und so lange wie nur möglich auf diesem Planeten verweilen will. Ein von mir interviewter Kahuna-Heilpraktiker aus Hawaii, Serge Kahili King, beschreibt dieses Konzept des Lebenwollens im Zusammenhang mit Angst:

> *Erfahrungen haben gezeigt, dass man keine Angst verspüren kann, wenn der Körper vollkommen entspannt ist. Obwohl es Hunderte, wenn nicht sogar Tausende Möglichkeiten gibt, sich zu entspannen – etwa Massage, Meditation, Spielen, Lachen, Kräuter einnehmen –, können diese das Problem nicht immer lösen. Das wahre Problem liegt hinter der Spannung, hinter der Angst. Es ist nicht der Gedanke, dass etwas angsteinflößend ist. Das wahre Problem ist, dass man sich hilflos fühlt. Wird dieses Problem (Hilflosigkeit) gelöst, verschwindet die Angst. Und mit ihr verschwindet auch ein großer Teil der Anspannung. Im Grunde spreche ich über Vertrauen und Zuversicht, eine Art Grundvertrauen. Es gibt keine mir bekannte schnelle und ein-*

fache Lösung, die diese Art von Vertrauen herstellen könnte. Es bedarf innerer Erkenntnis und einer oder mehrerer innerer Entscheidungen.

Leigh Fortson hat, wie von Serge Kahili King beschrieben, ihre innere Erkenntnis gefunden. Im Alter von 48 Jahren wurde bei ihr Analkrebs diagnostiziert. Ihre Kinder waren zu dieser Zeit zehn und zwölf Jahre alt. Nach der Diagnose kam der Krebs innerhalb von drei Jahren zweimal zurück. Leigh sah sich gezwungen, zu ihrer konventionellen Behandlung, die lediglich auf Operationen, Chemotherapie und Bestrahlung baute, komplementäre Heilungsmethoden zu versuchen. Während dieser schweren Zeit gab ihre Grundüberzeugung, am Leben bleiben zu wollen, ihr stets Rückhalt:

Als ich die erste Diagnose bekam, gingen mir viele Fragen zum freien Willen und dazu, wie viel mein Wille tatsächlich mit meiner Heilung zu tun hatte, durch den Kopf. Zuerst musste ich an meine Kinder denken. Sie waren der Grund, warum ich leben wollte. Bei der zweiten Diagnose ging es darum, dass ich für mich selbst leben wollte, weil ich mit diesem Leben noch nicht fertig war. Und es hat funktioniert!

Während ich noch immer Genesungen und Rückfälle erlebe, ist mir klar geworden: Wir alle sind aus dem Grund hier, das Leben mit so viel Liebe wie nur möglich zu leben, es voll auszukosten. Selbst wenn ich wütend bin, wenn etwas Schwieriges auf mich oder mir nahestehende Menschen zukommt, wenn ich stocksauer bin, weil Tumor und Bestrahlung mich daran hindern, längere Zeit zu laufen, wenn ich Schmerzen verspüre, frage ich mich: Willst du trotzdem noch leben? Und jedes Mal durchfährt meinen Körper ein leiser Aufschrei aus dem tiefsten Inneren: „Ja!".

Seit Leighs erster Diagnose sind nun beinahe sieben Jahre vergangen. Ihr unerschütterlicher Wille zu leben gibt ihr nach wie vor die Kraft, die sie braucht, um neue Wege zu finden, auf denen sie ihre Gesundheit vorantreiben kann.

DER GEIST LEITET DEN KÖRPER

Den zweiten Aspekt haben wir schon mehrfach in diesem Buch kennengelernt, aber er ist eine weitere Erwähnung wert: Der Geist leitet den Körper, nicht der Körper den Geist.

Es ist wissenschaftlich nachgewiesen, dass der Körper umgehend kraftvolle Hormone in den Blutkreislauf entlässt, sobald man eine starke emotionale Reaktion oder einen intensiven Gedanken hat. Die Hormone können, abhängig vom Gedanken oder der Emotion, sowohl einen günstigen als auch einen schädigenden Einfluss auf das Immunsystem haben. Aus Sicht der Alternativmedizin fließt Chi in den Organismus, wenn wichtige Gründe für das Leben vorhanden sind. Alternativheiler glauben, dass wir – ähnlich wie beim Inhalieren – den Atem des Lebens in uns aufnehmen, wenn wir uns für das Leben begeistern. Können wir unserem Leben nichts abgewinnen, werden wir über kurz oder lang nicht mehr genügend Chi aufnehmen, um unseren Körper am Leben zu erhalten. Chi ist die Energie, die dem Körper Leben einhaucht.

Glenn Sabin ist ein Krebspatient, der eine Radikalremission erfuhr und ebenfalls daran glaubt, dass der Geist den Körper leitet und nicht umgekehrt. Angetrieben von seinem Wunsch, Kinder zu haben und diese aufwachsen zu sehen, erarbeitete Glenn für sich einen umfassenden integrativ-onkologischen Behandlungsansatz, um eine komplette Remission seiner chronisch-lymphatischen Leukämie (CLL) zu erreichen, die als unheilbar galt. Konventionelle Behandlungen wie Chemotherapie oder Knochenmarktransplantation verweigerte er. Während dieser Zeit wurde die Kraft, die der Geist über den Körper hat, zu einer seiner wichtigsten und bedeutendsten Entdeckungen:

> *Ich war gerade 28 Jahre alt und frisch verheiratet, als man mir sagte, dass ich eine unheilbare Form von Leukämie habe, die für gewöhnlich nur bei Menschen im hohen Alter vorkomme. Als Behandlung wurde mir entweder eine experimentelle Knochenmarktransplantation angeboten oder das sogenannte Beobachten und Abwarten. Bei Letzterem wartet man im Grunde*

darauf, dass die Krankheit den ersten Zug macht. Ich liebte das Leben so sehr, dass ich akribisch genau nach Antworten suchte, wie ich meinen Körper und meinen Geist am besten einstellen könnte, um den Krebs zu besiegen. Seit Jahren befolge ich nun schon dieses strenge, evidenzbasierte integrativ-onkologische System, das Sport, Nahrungsergänzung, Ernährungsumstellung, Körper-Geist-Übungen und vieles mehr beinhaltet – und das Resultat ist eine komplette Remission. Inzwischen bin ich zu der Überzeugung gekommen, dass das Gehirn sowohl das wichtigste als auch das am wenigsten verstandene Organ des menschlichen Körpers ist. Es hält die komplette menschliche Maschine in Gang und hat eine enorme Heilungskapazität. Die Heilung einer jeden Krankheit beginnt mit einem ruhigen, unbehelligten Verstand und einem starken Verlangen zu leben.

Seit Glenns erster Diagnose sind nun über 22 Jahre vergangen. Heute versteht er sich selbst nicht nur als jemanden, der den Krebs überlebt hat, sondern auch als jemanden, der durch ihn regelrecht aufgeblüht ist. Glenn hat zwei Kinder, die für ihn und seine Frau ein unerschöpflicher Quell der Freude und Inspiration sind. Sein Fall wurde durch das Dana-Farber Cancer Institute in Boston (weltweit das bekannteste Krebsforschungs- und -behandlungszentrum der USA) und durch seinen Onkologen, Dr. Lee M. Nadler, Dekan an der Harvard Medical School (medizinische Fakultät der renommierten Harvard-Universität) dokumentiert.

Ähnlich wie Glenn ist auch ein von mir interviewter Alternativheiler aus Simbabwe davon überzeugt, dass der Geist eine sehr wichtige Rolle bei der Gesundheit des physischen Körpers einnimmt. Er setzt bei seinen schamanischen Heilungsmethoden vielerlei esoterische Techniken ein und hört auf den Rat seiner Geister, die ihm Auskunft über den Gesundheitszustand seiner Patienten geben. Zudem ist er sich sicher, dass der Glaube seiner Patienten höchste Priorität bei deren Heilung hat:

Ich habe beobachtet, dass meine Kollegen aus der Schulmedizin ihren Patienten ab und zu nicht helfen können. Oft müssen sie ihnen sagen, dass sie sterben werden. Meine Geister sagen mir aber, dass sie nicht sterben, sondern leben werden. Der Glaube daran, dass man leben und dieses Problem bewältigen wird, sorgt dafür, dass es einem besser geht. Wenn man fest an etwas glaubt, wird dieser Glaube vom ganzen Körper angenommen und man kann sein Problem schnell hinter sich bringen. Widersetzt sich der Verstand dem Gedanken, dass man eine Krankheit überstehen wird, so wird man mit Sicherheit daran sterben. Die Kraft des Glaubens ist das, was zur Heilung führt.

Nach der Meinung dieses afrikanischen Heilers hört der Körper also auf das, was der Verstand ihm sagt. Ist der Verstand vom Leben begeistert, wird der Körper mit lebensnotwendiger Energie erfüllt. Ist der Verstand jedoch ängstlich oder ohne Hoffnung, bekommt er keine lebensnotwendige Energie.

SEINE BERUFUNG FINDEN

Um Begeisterung für das Leben aufbringen zu können, müssen Menschen oft zu ihren tiefsten Wünschen oder Berufungen zurückkehren. Für viele äußert sich der dritte Aspekt von „starke Gründe für das Leben haben" also darin, Kreativität in ihr Leben zu bringen. Kreativität ist vielen Erwachsene abhandengekommen. Viele Berufe lassen nicht sonderlich viel Raum für kreative Entfaltung, und die meisten Menschen füllen ihre Abende mit Kochen, Aufräumen und vielleicht noch ein wenig Entspannung vor dem Fernseher.

Eine Krebsdiagnose ist in den meisten Fällen jedoch ein Weckruf. Betroffene setzen sich in einer solchen Situation mit verschiedenen Aspekten ihres Lebens (Karriere, Beziehung, Familienleben, Spiritualität, Gemeinschaft, Hobbys) auseinander und überlegen, ob sie zufrieden sind oder nicht. Die Diagnose Krebs zwingt zur Reflexion, was man an seinem Leben verändern möchte, um die verbleibende Zeit so lebenswert und bedeutungsvoll wie nur möglich zu machen.

Ihre Krebsdiagnose half Tami Boehmer, ihre eigentliche Berufung zu finden. Bei Tami wurde im Alter von 38 Jahren Brustkrebs im Anfangsstadium diagnostiziert. Als der Krebs sechs Jahre später zurückkehrte (nun im Stadium IV), entschied sie sich für einen integrativen Behandlungsweg. Sie verband konventionelle Behandlungsmethoden mit Nahrungsergänzung, Sport, Visualisierungsübungen und einer ausgewogene Vollkornernährung. Trotz dieser Umstellungen wusste Tami, dass etwas in ihrem Leben fehlte:

> *Obwohl ich diese verschiedenen Veränderungen eingeführt hatte, war ich depressiv und hatte Angst vor dem Tod. Jeden Morgen erwachte ich mit dem Gedanken, dass ich Krebs habe. Ich hatte allerdings auch starke Gründe für das Leben: meinen Mann und vor allem meine Tochter, die zum damaligen Zeitpunkt gerade erst neun Jahre alt war. Ich wusste, dass ich für sie da sein, sie großziehen musste. Allerdings brauchte ich auch die Hoffnung, dass das möglich sein würde. Doch meine Ärzte vermittelten mir genau das Gegenteil. Dann hatte ich plötzlich eine Art Offenbarung. Ich beschloss, ein Buch über Menschen zu schreiben, die an Krebs im fortgeschrittenen Stadium erkrankt waren und diesen entgegen aller Erwartungen besiegt haben. Ich hatte das Gefühl, dass dies nicht nur eine therapeutische Wirkung für mich haben würde, sondern auch anderen Menschen helfen könnte. Die empfundene Leere verschwand zunehmend. Das war die Art von Berufung, die ich gesucht hatte. Zudem verschaffte es mir die Hoffnung, dass auch ich es allen Erwartungen zum Trotz schaffen könnte, meine Tochter ins Erwachsenenalter zu begleiten.*

Tamis Buch (siehe weiterführende Literatur Seite 306) hat ihr geholfen, ihre tiefere Berufung zu finden und anderen Menschen (und natürlich auch sich selbst) Hoffnung zu geben. Neben der schriftstellerischen Arbeit versucht Tami, so viel Zeit wie möglich mit ihrem Mann und ihrer Tochter zu verbringen.

Genau wie Tami unterstreicht auch Josie RavenWing (siehe weiterführende Literatur Seite 308) die Bedeutung der Herausarbeitung neuer Lebensziele für die körperliche Gesundheit. Josie ist eine amerikanische Energieheilerin, die mittlerweile den Großteil ihrer Zeit in Brasilien verbringt. Sie beschreibt die Beziehung von Lebenskraft und starken Gründen für das Leben wie folgt:

> *Wahrscheinlich haben Sie schon vom Ruhestandssyndrom oder dem sogenannten Leeres-Nest-Syndrom gehört, bei denen Menschen nur bis zu einem gewissen Punkt ihres Lebens Pläne gemacht hatten – wie eben dem Ruhestand oder dem Zeitpunkt, an dem ihre Kinder das Elternhaus verlassen. Nach Eintreten dieses Zeitpunkts stehen sie ohne Ziele da. Oft passiert es dann, dass die Energie dieser Menschen in sich zusammenfällt, weil keine weiteren Ziele definiert wurden. Sie werden krank oder sterben sogar kurz darauf, und das zu einer Zeit, in der sie eigentlich ihre neu gewonnene Freiheit genießen sollten. Da sie sich aber keine Ziele gesetzt haben, fehlt der Lebenskraft die Richtung, in die sie fließen kann. Deshalb bin ich davon überzeugt, dass Menschen mit starken Träumen für Dinge, die sie noch tun möchten, oder einem starken Verlangen, es sich gut gehen zu lassen, länger und glücklicher leben. Solche Vorfreuden und Erwartungen begünstigen den Heilungsprozess sehr stark.*

Josie und viele andere alternative Heilpraktiker glauben daran, dass nur durch lebenswerte Ziele und erfüllende Projekte ausreichend Chi gewonnen werden kann und somit der Körper gesund und aktiv bleibt.

WISSENSCHAFTLICHE ERKENNTNISSE ZUM THEMA „STARKE GRÜNDE FÜR DAS LEBEN HABEN“

Starke Gründe für das Leben zu haben bedeutet, sich darauf zu konzentrieren, warum man am Leben bleiben möchte, statt darauf, möglicherweise früher als gedacht zu sterben. In manchen Fällen kann es auf Außenstehende so wirken, als würde man die Möglichkeit des Todes leugnen. „Verleugnen“ ist oftmals negativ besetzt. In Bezug auf Krebserkrankungen konnten einige Studien nachweisen, dass ein gewisser Grad an Verleugnung (der Situation) einen positiven Effekt auf die Gesundheit haben kann. So erbrachte beispielsweise eine bahnbrechende Studie, die Brustkrebspatientinnen über einen Zeitraum von fünf Jahren begleitete, dass die Frauen mit anfänglicher Verleugnung deutlich weniger Rückfälle hatten als jene, die entweder mit stoischer Akzeptanz oder mit Hilflosigkeit reagierten.[113] Drei ähnlich angelegte Studien konnten nachweisen, dass ein hohes Level an Verleugnung bei Krebspatienten signifikant mit längeren Überlebenszeiten assoziiert ist.[114] Eine erst kürzlich durchgeführte Untersuchung bei Lungenkrebspatienten ergab, dass Patienten mit einem hohen Grad an Verleugnung weniger körperliche Nebenwirkungen aufwiesen als Patienten mit niedriger Verleugnungsstrategie.[115] Aus diesen Studien lässt sich die Schlussfolgerung ziehen: Konzentrieren sich Krebspatienten auf ihre Gründe für das Leben statt auf den möglicherweise bevorstehenden Tod, könnte das helfen, länger zu leben, die Rückfallquote zu senken und das Ausmaß der Nebenwirkungen (von Behandlungen) zu verringern.

Während eine Verleugnung des Todes die Lebensdauer verlängern kann, könnten Depressionen zu einem früheren Tod führen. Depression wird charakterisiert mit dem Unvermögen, dem eigenen Leben Freude abzugewinnen. Es ist also das genaue Gegenteil von „starke Gründe für das Leben haben". Viele Studien haben erbracht, dass depressive und/oder hoffnungslose Krebspatienten deutlich früher sterben als nicht-depressive Patienten.[116] Der Faktor Depression (und damit ein verfrühter Tod) entzieht sich jeglichen kulturellen Grenzen und lässt sich bei jeder Art von Krebserkrankung beobachten.[117] Ein häufig geäußerter Satz unter depressiven Patienten mit Krebs lautet: „Ich will einfach nur aufgeben." Das ist ein klarer Indikator dafür, dass diese Menschen keine für sie wichtigen Gründe zu leben haben.

Die Wissenschaft konnte also belegen, dass Verleugnung Patienten helfen kann, länger zu leben, und Depressionen eher dazu führen, dass sie früher sterben. Welche Auswirkungen haben jedoch die starken und gewichtigen Gründe für das Leben? Welchen Effekt haben sie? Diese Fragen sind etwas schwieriger zu beantworten, da bisher nicht viele Studien genau dazu durchgeführt wurden. Stattdessen konzentrierten sich die meisten Studien auf den Faktor

Kampfgeist. Kampfgeist haben bedeutet, sich dem Kampf gegen den Krebs zu stellen.[118] Starke Gründe für das Leben haben bedeutet nicht zwangsläufig, dass man aktiv gegen etwas ankämpft. Es bedeutet eher, dass man sich auf Dinge konzentriert, die einem Freude, Sinn und Glück bringen. Interessanterweise konnten verschiedene Studien – ähnlich wie auch meine Studie – nachweisen, dass Krebspatienten, die eine Radikalremission erfuhren, ungewöhnlich starke Gründe für das Leben haben.[119]

Hat ein Krebspatient einen starken Kampfgeist, kann das zu einer konstanten unterschwelligen Kampf-oder-Flucht-Reaktion im Körper führen, welche wiederum das Immunsystem schwächen und eine dauerhafte Ausschüttung von Stresshormonen bedingen kann. Für unsere Jäger-und-Sammler-Gehirne wäre das vergleichbar mit dem Gefühl, ständig gegen einen uns verfolgenden Tiger ankämpfen zu müssen. Nach meiner Überzeugung ist das auch der Grund, warum Kampfgeist erwiesenermaßen keinen positiven Effekt auf die Lebenserwartung von Krebspatienten hat.[120] Menschen, die starke Gründe für das Leben haben, konzentrieren sich auf Dinge, die für sie von Bedeutung sind und die ihnen Glück bringen. Dieser Vorgang kann die Kampf-oder-Flucht-Reaktion abschalten und den Ruhen-und-Reparieren-Modus anschalten. Er versorgt den Körper mit einer Reihe von immunstärkenden Hormonen wie Serotonin, Relaxin, Oxytocin, Dopamin und Endorphinen.

Leider gibt es bisher noch keine spezifischen Untersuchungen, ob starke Gründe für das Leben einen direkten Einfluss auf die Lebenserwartung von Krebspatienten haben, jedoch gibt es zwei Studien, die dieses Thema ein wenig beleuchten. Wie schon erwähnt, kann man Depression als genaues Gegenteil von starken Gründen für das Leben ansehen. Eine der erwähnten Studien wies nach, dass psychotherapeutische Methoden, die die Depression der Krebspatienten verbessern konnten, die ursprüngliche Lebenserwartung verlängerten.[121] Anders ausgedrückt: Die Stärkung des Lebenswillens (durch die Minderung der Depression) ermöglichte diesen Patienten ein deutlich längeres Leben. Dieses Ergebnis lässt den vorsichtigen Schluss zu, dass gewichtige Gründe für das Leben Krebspatienten helfen, länger zu leben.

Der zweite Hinweis kommt von einer Studie, die den Lebenswillen von älteren Menschen (jedoch ohne Krebserkrankung) untersucht hat. In dieser Studie konnte beobachtet werden, dass ältere Menschen mit einem stärkeren Lebenswillen deutlich länger lebten, ungeachtet ihres Alters, Geschlechts und ihrer vorangegangenen Erkrankungen.[122] Anders ausgedrückt: Der Faktor „gewichtige Gründe für das Leben" übertrifft Faktoren wie Alter oder Erkrankungen, wenn es um die Lebenserwartung geht. Obwohl noch keine expliziten Studien diesbezüglich durchgeführt wurden, sind die Hinweise deutlich, dass das Vorhandensein von starken Gründen für das Leben – statt Depression oder Hoffnungslosigkeit – im Allgemeinen lebensverlängernd sein kann.

Donna, eine Krebspatientin, die eine Radikalremission erfuhr, hatte zwei sehr starke Gründe für das Leben: ihre beiden Enkelkinder. Der überaus starke Wunsch, ihre Enkelkinder aufwachsen zu sehen, gab Donna die erforderliche Kraft, verschiedene unkonventionelle Behandlungsansätze für ihren inoperablen Darmkrebs zu suchen. Versuchen Sie, beim Lesen von Donnas Geschichte die Gründe für Ihr eigenes Leben zu reflektieren. Was bringt Sie morgens aus dem Bett? Was wollten Sie schon immer einmal machen? Oder anders ausgedrückt: Was würden Sie aus der heutigen Perspektive bereuen, nicht gemacht zu haben, wenn Sie nicht mehr lange zu leben hätten? Antworten auf diese Fragen geben Einblick in die tiefen Wünsche, die es Menschen ermöglichen, ihren Kampf gegen den Krebs zu überstehen.

Donnas Geschichte

Donnas Erkrankung war für alle Beteiligten ein Schock, da sie vor der Diagnose keinerlei Symptome aufwies. Im Jahr 2005 war sie 58 Jahre alt und genoss seit neun Monaten ihr neues Leben im Ruhestand (sie war Lehrerin und später Rektorin an einer Grundschule). Sie verbrachte viel Zeit mit ihrem ersten Enkelkind, freute sich enorm auf die Geburt des zweiten und hatte viel Spaß an den wöchentlichen

Meditationsrunden, die sie bei sich Zuhause veranstaltete. Eines Tages wurde sie von so heftigen Magenkrämpfen heimgesucht, dass sie in die Notaufnahme fuhr. Als geschiedene Mutter zweier Kinder und Grundschullehrerin mit 30 Jahren Berufserfahrung war Donna es mehr oder weniger gewöhnt, hin und wieder in die Notaufnahme fahren zu müssen. Sie hatte schon kleinere Knochenbrüche und Platzwunden bei ihren Kindern und Schülern verarzten lassen. Was sie jedoch nicht erwartete, war die Diagnose des Arztes: Sie habe einen großen Tumor, der ihren Darm komplett blockiere, sie müsse umgehend operiert werden.

Während der Notoperation wurde auch eine Biopsie durchgeführt. Sie erbrachte für Donna das niederschmetternde Ergebnis, dass sie Darmkrebs im Stadium III habe. Aufgrund der großflächigen Ausbreitung ihres Krebses wurde während der Operation eine Kolostomie (künstlicher Darmausgang) vorgenommen. Bei diesem Eingriff wird vorübergehend oder dauerhaft der Dickdarm in eine Art Kunststoffbehältnis (Stomabeutel) zur Körperoberfläche umgeleitet und am Abdomen (Unterbauch) angebracht. Ein üblicher Stuhlgang ist danach nicht mehr möglich. Donnas Krebs befand sich bereits im Stadium III und das bedeutet, er hatte über ihren Dickdarm hinweg in die umliegenden Lymphknoten gestreut. Deshalb empfahlen ihre Ärzte, nach einer kurzen Erholungszeit umgehend mit der Chemotherapie zu beginnen. Trotz dieser dramatischen Situation blieb Donna, die von Natur aus optimistisch durch das Leben ging, relativ frei von Angst:

Ich hatte nie das Gefühl, die Dinge seien schrecklich. Nicht mal, als ich im Krankenhaus lag. Einer der Ärzte verstand nicht, warum ich überhaupt nicht verzweifelt reagiere. Ich wusste es selbst nicht. Ich lasse so etwas einfach nicht zu. Ich wusste aber, dass ich noch vieles tun und erleben wollte – Menschen kennenlernen, mir die Welt anschauen. Und dann waren da natürlich noch meine Kinder und meine Enkelkinder. Ich dachte einfach nie daran, dass ich in Zukunft irgendwelche Probleme haben könnte. Ich weiß nicht, ob das komplette Verleugnung ist oder etwas anderes. Auf jeden Fall hat es funktioniert.

Weil es Donnas tiefster Wunsch war, so lange wie nur möglich am Leben zu bleiben, konzentrierte sie sich nach der Operation voll und ganz auf ihre Erholung, bevor sie wenige Wochen später mit der Chemotherapie begann. Nach fünf Behandlungen musste sie allerdings in die Intensivstation des Krankenhauses eingeliefert werden, da ihr Körper keine weißen Blutkörperchen mehr produzierte. Dort verbrachte sie sechs Tage. Viele Freunde und Familienmitglieder unterstützten sie mit ihren Besuchen und Reiki-Heilungsberührungen.

Ihr Körper produzierte langsam wieder weiße Blutkörperchen. Die Chemotherapie konnte allerdings nicht mit der Standarddosis weitergeführt werden, da sie diese nicht vertrug. Würden die Ärzte die Dosis reduzieren, hätte die Chemotherapie keine Wirkung mehr. Als einzige alternative Behandlungsmöglichkeit gäbe es eine experimentelle Medikation, die sich in der Vergangenheit jedoch nicht als sonderlich erfolgreich erwiesen habe und zudem potenziell lebensbedrohlich sei. Donna wurde nach Hause entlassen, um die ihr verbleibende Zeit sinnvoll nutzen zu können. Glücklicherweise hatte eine Freundin aus Donnas Meditationskreis eine andere Idee:

Nach nur fünf Tagen Chemotherapie fühlte ich mich wie eine Frau von 105 Jahren, meine Haare fielen aus, mein Gesicht war grau und eingefallen. Ich sah aus wie eine wandelnde Leiche. Und dann sagte meine Freundin, ich müsse mich von dieser Chemo entgiften. Ich solle zu Elisabeth Pazdzierski gehen, die mir helfen würde, das Gift aus meinem Körper zu bekommen.

Für Donna war Entgiftung eine wunderbare Alternative. Schließlich wollte sie nicht aufgeben, sondern alles in ihrer Macht Stehende tun, um für ihre Enkel da zu sein. Ihre Freundin erzählte ihr von Elisabeth Pazdzierski, einer ortsansässigen Akupunkteurin und Kräuterheilkundlerin, die zehntägige Gesundheitsexerzitien in einer schönen Berghütte ganz in der Nähe anbot. Sie nannte es Cougar-Mountain-Therapiezentrum. Fasziniert von dieser Idee sagte Donna bei ihren Ärzten die experimentelle Medikation ab und buchte umgehend den nächsten freien Termin für die Cougar-Mountain-

Behandlung. Ein weiterer wichtiger Punkt für Donna war, ihre nun doch unterschwellige Angst vor dem Tod in den Griff zu bekommen:

> *Für einen kurzen Moment stellte ich mir die Frage, was wäre, wenn ich wirklich sterben würde. Das dachte ich, nachdem ich aus dem Krankenhaus entlassen wurde. Ich dachte an meine zwei Söhne und an die Enkelkinder. Und dann ohrfeigte ich mich selbst und sagte mir: Du gehst nirgendwohin. Schluss damit! Denk nicht mehr daran. Ich kann mich erinnern, wie mein jüngster Sohn einmal meinte, ich würde mich mit meinen Gefühlen nicht auseinandersetzen. Ich erklärte ihm, dass ich das schon getan hätte. Ich hätte überlegt, was wäre, wenn ich sterben würde, und dann beschlossen, dass es in meiner Hand läge, die Kontrolle zu übernehmen.*

Donna hat bestimmt und bedingungslos beschlossen, sich darauf zu konzentrieren, länger für ihre Enkelkinder da zu sein, statt ständig daran zu denken, dass sie sterben könnte. Beschwingt von dieser neu gewonnenen Entschlossenheit schleppte sie ihren kahlköpfigen, geschwächten Körper in das Cougar-Mountain-Therapiezentrum in den Ausläufern des British-Columbia-Gebirges im Südwesten Kanadas. Ihr Ziel war, ihren Körper von den Chemikalien der Chemotherapie zu reinigen und ihr Immunsystem zu stärken. Die Kosten für den Aufenthalt ließen sich in etwa mit denen für einen teuren Urlaub vergleichen: 5000 Dollar für zehn Tage – Unterkunft, Verpflegung und Behandlung eingeschlossen. Da den Ärzten zufolge ihre Tage gezählt waren, fand sie die Ausgaben für einen letzten Versuch zur Verbesserung ihres Gesundheitszustandes nicht übertrieben. Sollte es nicht helfen, hätte sie zumindest noch einen tollen Urlaub gehabt:

> *Als ich nach Cougar Mountain ging, war ich sehr, sehr schwach und konnte nur sehr kurze Distanzen zu Fuß zurücklegen. Ich schaffte es kaum von der Haustüre zum Gartenzaun. Als ich Cougar Mountain verließ, konnte ich mehrere Kilometer weit laufen – und dabei war ich nur zehn Tage dort. Elisabeth hatte ursprünglich ein schulmedizinisches Studium begonnen, sich*

dann für den holistischen Ansatz entschieden. Sie arbeitet mit chinesischer Medizin, Akupunktur und Ernährungsumstellung. Je nachdem, was gerade behandelt werden musste, bekam ich mindestens einmal täglich, oft auch zweimal eine Akupunktur.

Neben den täglichen Akupunkturbehandlungen wurde gesunde und ausgewogene Kost serviert, die Donna und den anderen sieben Patienten verordnet wurde, die gleichzeitig im Cougar-Mountain-Therapiezentrum in Behandlung waren. Die Mahlzeiten waren weitgehend vegan, doch hin und wieder gab es etwas Fisch. Für Donna bedeutete das eine große Umstellung. Sie war ihr Leben lang eine moderate Fleischesserin und bezeichnete sich selbst als süchtig nach Zucker.

Zwei weitere Behandlungen, die sie im Cougar-Mountain-Therapiezentrum ausprobierte, waren die sogenannte Rife-Frequenztherapie und magnetische Impulse. Beide stellen beliebte alternative Behandlungsmöglichkeiten für Krebspatienten dar, obwohl die meisten Schulmediziner jeglichen Effekt auf Krebszellen bezweifeln. Dennoch gibt es Berichte von Krebspatienten, die angeblich nach diesen Behandlungen geheilt waren. Bei der Frequenztherapie werden – ähnlich wie bei Life Vessel (Kapitel 7) – kleine elektrische Impulse auf variierenden Frequenzen freigesetzt. Laut Theorie vibrieren alle Atome auf einer bestimmten Frequenz. Gewisse Frequenzen (mit schädigender Wirkung) zerstören gewisse Zellen (zum Beispiel Krebszellen), die dann absterben.

Donna nahm auch an Gruppenaktivitäten teil, die den Sinn für soziale Unterstützung unter den Teilnehmern verbessern sollten. Zudem sprach Elisabeth während der Einzelgespräche den Gedanken des Loslösens von unterdrückten Gefühlen aus der Vergangenheit an:

Als die zehn Tage dem Ende zugingen, hielten Elisabeth und ihre Assistentin private Sitzungen mit uns ab und fragten, was uns in der Vergangenheit traurig oder unglücklich gemacht habe. Ich sollte in meine Kindheit zurückgehen und nachspüren, was mich damals schon gestört und bedrückt hatte. Nachdem ich mich damit auseinandergesetzt hatte, kam es mir plötzlich in den Sinn. Ich war ganz erstaunt darüber, was offensichtlich schon die ganze Zeit Teil meines Problems war.

Am Ende der Behandlung fühlte Donna sich schon erheblich besser. Ihre Söhne waren überrascht, dass sie bereits eine ganze Meile zu Fuß zurücklegen konnte. Sie hatte auch endlich wieder eine gesunde Gesichtsfarbe und freute sich sehr darüber, dass sie ihre Kinder mit Stärke und Vitalität umarmen konnte. Elisabeth schickte sie mit einer detaillierten Einkaufsliste nach Hause. Donnas starker Überlebenswillen motivierte sie, sich für einen vegetarischen Kochkurs anzumelden.

Die Liebe und Unterstützung, mit denen sie nach ihrer Rückkehr von ihren beiden Söhnen, deren Frauen und dem quirligen und verschmusten Enkelsohn überschüttet wurde, hielten ihre Lebensgeister weiterhin aufrecht. Ihr Ziel war, ihre Kinder und deren Familien künftig mindestens einmal pro Woche zu besuchen:

Ich habe das Glück, eine sehr liebevolle Familie zu haben, und war keineswegs bereit dazu, dies aufzugeben. Unter keinen Umständen wollte ich die Entwicklung meiner Enkelkinder verpassen. Ich wollte sehen, wie sie zur Schule gehen, wollte sie in den Park begleiten und mit ihnen spielen. Ihre Großmutter sollte eine wichtige Rolle in ihrem Leben spielen und umgekehrt. Mein ganzes Leben lang war ich Lehrerin, deshalb spielen Kinder eine große Rolle für mich. Ich mochte es schon immer, von Kindern umgeben zu sein und mich um sie zu kümmern. Es lag in meiner Natur, für meine Enkelkinder da sein zu wollen.

Donna tat also weiterhin alles, was sie konnte, um ihre Enkel aufwachsen zu sehen. Sie führte die Akupunkturbehandlungen fort und machte tägliche Spaziergänge. Sie suchte einen Naturheilkundler auf, der sie ermutigte, sich weiterhin an die Cougar-Mountain-Diät zu halten (kein Fleisch, kein Weizen, nichts Süßes und keine Milchprodukte) und zudem noch zwei immunsystemstärkende Vitaminpräparate einzunehmen.

Da Donna schon viele Jahre vor ihrer Krebsdiagnose glaubte, dass die Psyche einen sehr starken Einfluss auf das körperliche Wohlbefinden hat, dachte sie lieber über ihre Gründe für das Leben nach, anstatt sich irgendwelchen ängstlichen Gedanken hinzugeben. Dafür machte sie weiterhin ihre Meditationen und hörte sich jeden Abend vor dem Einschlafen Visualisierungs-CDs an. Ihrer Meinung nach folgt der Körper dem Geist. Ihre Priorität war, sich wegen ihrer Enkelkinder auf ihre Genesung zu konzentrieren:

> *Ihr Körper wird auf alles achten, was Sie ihm sagen. Sie können sich selbst auch belügen. Sie können sich selbst alles sagen, was Sie nur wollen, und Ihr Körper wird entsprechend reagieren. Also sagen Sie ihm, dass er gesund ist. Stellen Sie sich vor, wie Sie durch eine Tür schreiten und Krebszellen zerstören. Wenn Sie das täglich machen, wird Ihr Körper keinen Unterschied erkennen. Er folgt dem, was der Verstand ihm vorgibt. Bei mir war es einfach die Weigerung zu gehen. Ich sagte: „Nein, ich bin noch nicht fertig."*

Donna entschied sich für vielerlei Maßnahmen, um zu gewährleisten, dass sie ihre Enkel würde aufwachsen sehen: die mentale Fokussierung auf ihre starken Gründe für das Leben, die Umstellung der Ernährung, die Einnahme von Nahrungsergänzungen, Visualisierungen und noch einiges mehr. Von meinem wissenschaftlichen Standpunkt aus war es erstaunlich, von der absoluten Überzeugung zu hören, die Donna in ihrem Geist verankert hatte. Sie würde nicht sterben, weil es noch zu viele Dinge gab, die sie erleben wollte. Dieser überaus starke Wunsch motivierte sie, sich an ihre neue Ernährung zu gewöhnen, ihre Nahrungsergänzungen zu nehmen und ihren täglichen Bewegungsplan einzuhalten – Dinge, die sie bis heute tut.

Zwei Jahre nachdem ihre Ärzte sie nach Hause schickten, um ihren Nachlass regeln zu können, fühlte Donna sich so gut, dass sie einen Termin bei ihrem Chirurgen machte. Sie wollte wissen, ob die Kolostomie rückgängig gemacht werden könne. Dafür bedarf es einer zweiten Operation, bei der der umgeleitete Dickdarm wieder mit dem restlichen Darm verbunden wird und die normalen

Stuhlfunktionen wieder aufgenommen werden. Donnas Chirurg war sehr überrascht, sie überhaupt zu sehen, geschweige denn in einem so guten Zustand. Nach einem kurzen überzeugenden Gespräch stimmte er der Operation zu. Seitdem lebt Donna wieder ohne Stomabeutel.

Wenn Donna heute über die lebensverändernde Erfahrung der Krebserkrankung nachdenkt, glaubt sie, dass ihr stressreiches Leben und ihre Vorliebe für Zucker zu ihrer Krebserkrankung beigetragen haben. Zudem war sie schon immer der Typ Mensch gewesen, der sich zuerst um alle anderen und erst zum Schluss um sich selbst kümmerte. Nachdem sie erkrankte, hat sie diese Gewohnheit geändert und fortan jene Dinge getan, die ihr selbst etwas bedeuteten und sie begeisterten. Sie verreiste, ging oft zum Essen aus und teilte ihre Erfahrungen mit anderen:

> *Die Kolostomie schränkte mich keineswegs ein. Ich verreiste sogar, mit Freunden fuhr ich beispielsweise nach Arizona. Ich hatte auch überhaupt kein Problem damit, in Restaurants zum Essen zu gehen. Ich dachte mir, damit müsse ich jetzt eben klarkommen. Ich erinnere mich auch daran, dass meine Restaurantbesuche immer sehr interessante Erfahrungen waren, die ich mit anderen Menschen teilen wollte. Ich machte diese Dinge auch, um anderen zu helfen. In erster Linie fühlte es sich wie eine Lernerfahrung an. Wenn man mich bittet, mit Krebspatienten zu sprechen, sage ich ihnen, Krebs sei nicht der schwarze Mann, von dem alle berichten. Es bleibt noch so viel übrig, was man trotz Erkrankung machen kann.*

Seitdem Donna aus der Intensivstation entlassen wurde, sind mittlerweile nun über acht Jahre vergangen. Ihre Begeisterung für das Leben ist nach wie vor ansteckend. Als ich mit ihr sprach, konnte ich kaum glauben, dass sie in den Sechzigern ist, da sie die Lebensfreude und den Esprit einer Dreißigjährigen hat. Bei unserem letzten Gespräch fragte ich sie, wie es ihr mittlerweile gehe und wie sie ihre Zeit verbringe. Als Antwort zählte sie eine lange Liste von Dingen auf, die ihr alle Freude bereiten und ihrem Leben einen Sinn geben:

Ich kümmere mich um meine mittlerweile vier Enkelkinder, veranstalte jeden Freitagabend eine Meditation in meinem Haus, arbeite ehrenamtlich für die Heilsarmee und das Rote Kreuz und genieße ansonsten mein Leben. Gesundheitlich geht es mir sehr gut. Ich habe viel Energie, eine großartige Familie und tolle Freunde. Das Leben ist ein Abenteuer, und ich genieße jeden Moment. Nach wie vor habe ich das Gefühl, dass es noch viele Dinge gibt, die ich tun möchte. Ich bin also noch nicht bereit zu gehen. Ich glaube, mit 88 könnte ich so weit sein. Jetzt bin ich gerade 67, habe also noch gut 20 Jahre vor mir.

Donnas Geschichte zeigt, wie sich eine lebensbedrohliche Situation ins Gegenteil verkehren kann: von einer fortgeschrittenen Dickdarmkrebserkrankung zu einer kompletten Remission, dazu die Entfernung des implantierten Stomabeutels. Das alles ist mehr als erstaunlich. Ihr starker und beharrlicher Wunsch, am Leben zu bleiben, hat sie in den schweren Zeiten mit der nötigen Lebensenergie versorgt, verschiedene Heilverfahren ausprobieren zu können. Alle zusammen haben zu einer kompletten Remission geführt.

Empfehlungen

Für einen großen Teil der Menschen zählen heutzutage Langeweile und/oder Depressionen zu gelegentlichen oder sogar konstanten Begleitern. Vielleicht haben Sie den Wunsch, mehr Kreativität und Vitalität in ihr Leben zu bringen, nachdem Sie dieses Kapitel gelesen haben. Wo auch immer Sie sich selbst auf der Skala „starke Gründe für das Leben haben" sehen, nachfolgend finden Sie ein paar einfache Tipps, um Ihr Leben erfüllter und lebhafter zu gestalten:

- *Schreiben Sie auf, wie lange Sie leben möchten.* Studien mit Menschen, die 100 Jahre alt geworden sind, haben gezeigt, dass diese Menschen immer schon wussten, dass sie 100 Jahre alt werden würden. Kleben Sie den Zettel mit Ihrem Idealalter an Ihren Badezimmerspiegel und schauen Sie ihn sich vor jedem Start in den neuen Tag an. Falls Sie je das Gefühl haben, die Zahl ändern zu müssen, tun Sie es.

- *Schreiben Sie ihren eigenen, idealen Nachruf.* Das mag sich vielleicht etwas makaber anhören. Versuchen Sie dennoch, an einem ruhigen Abend, bei Kerzenlicht, mit entsprechend ruhiger Musik, Ihren eigenen Nachruf so zu verfassen, wie er sein sollte. (Falls das Ihrer religiösen Überzeugung widerspricht, sollten Sie es natürlich nicht tun.) Ihr Nachruf sollte, ungeachtet Ihres derzeitigen Gesundheitszustandes, so ideal wie möglich sein. Fügen Sie Ihr ideales Lebensalter hinzu und die ideale Art und Weise, wie Sie gern sterben würden. Schreiben Sie ebenfalls auf, wen Sie zurücklassen (Kinder, Enkelkinder) und wofür Sie idealerweise in Erinnerung behalten werden möchten. Diese möglicherweise sehr emotionale Erfahrung hat sich häufig als sehr kraftvoller Weg erwiesen, sowohl um die eigene Angst vor dem Tod zu überwinden als auch um tief verborgene Wünsche ans Licht zu bringen.
- *Erstellen Sie eine Liste, auf der alle Ihre derzeitigen Gründe für das Leben notiert sind.* Am besten tun Sie das, wenn Sie guter Laune sind. So können Sie eine lange Liste von Dingen erstellen, die Ihnen Bedeutung und Freude bringen. Als Nächstes markieren Sie alles mit einem Stern, was Sie gerne verstärken und intensivieren möchten. Danach schreiben Sie eine zweite Liste, auf der die Dinge stehen, die Sie neu in Ihr Leben bringen möchten, um Kreativität, Glück und Sinn zu erhöhen. Abschließend setzen Sie sich das Ziel, den markierten Dingen und jenen auf der zweiten Liste mehr Raum in Ihrem Leben zu geben.
- *Die nachfolgende 3-Schritte-Übung* ist an eine Übung angelehnt, die ich zuerst auf einer Audio-CD von Rick Jarow gehört habe (*The Ultimate Anti-Career Guide: The Inner Path to Finding Your Work in the World;* in Deutsch nicht erhältlich). Meiner Meinung nach ist das einer der effektivsten und schnellsten Wege, um die eigene innere Berufung zu finden:
  1. Stellen Sie sich vor, Sie wären unglaublich reich (Sie besitzen etwa drei Milliarden Euro), würden sich bester Gesundheit erfreuen und mit absoluter Sicherheit in allem, was Sie tun, beste Erfolge erzielen. Lassen Sie Ihrer Vorstellungskraft freien Lauf. Nehmen Sie ein Blatt Papier und notieren Sie all die

Dinge, die Sie in einer solchen Situation tun würden (vergessen Sie nicht: Ihnen ist bei allem, was Sie tun, absoluter Erfolg garantiert). Denken Sie an Beziehungen, Familie, Karriere, Hobbys, Wohnungen und Häuser, Reisen und so weiter.

2. Nehmen Sie an einem anderen Tag wieder ein Blatt Papier zur Hand und stellen Sie sich vor, dass Ihnen Ihre Ärzte (ungeachtet Ihres derzeitigen Gesundheitszustandes) sagen, Sie hätten nur noch anderthalb Jahre zu leben und würden dann an einem unvermeidlichen Unfall sterben (In diesem Szenario gewinnen Sie nicht im Lotto.) Wie würden Sie Ihre letzten anderthalb Jahre verbringen?
3. Schicken Sie nun Ihre zwei Szenarien per E-Mail an answer@radicalremission.com (bitte ausschließlich in Englisch). Sie werden eine Erklärung bekommen, wie Ihre persönlichen Antworten sich auf Ihre innere Berufung beziehen. Diese Übung funktioniert am besten, wenn Sie die Schritte 1 und 2 vollständig durchführen, bevor Sie die Erklärung gelesen haben.

Obwohl dieses letzte Kapitel sich auf starke und gewichtige Gründe für das Leben konzentriert, glaube ich nicht, dass man sich schuldig fühlen muss, wenn man Angst vor dem Tod hat. Traurigkeit und Angst sind natürliche, menschliche Emotionen. Wohl jeder Mensch wird sie früher oder später in seinem Leben erfahren, besonders dann, wenn er mit dem Tod konfrontiert wird. Wie Sie jedoch in Kapitel 5 erfahren haben, ist es für die Gesundheit sehr wichtig, Emotionen anzunehmen, sie aber auch wieder loszulassen. Bei den von mir interviewten Krebspatienten, die eine Radikalremission erfahren haben, war nicht totale Angstlosigkeit an sich vorhanden (obgleich das bei einigen der Fall war), sondern ein verstärkter und intensiver Wunsch zu leben hatte ihre Angst in den Schatten gestellt. Der gemeinsame Nenner bleibt der Wunsch, das Leben so lange wie nur möglich auszukosten und nicht dem Tod mit allen möglichen Mitteln und Kosten zu entgehen. Das ist der wichtige Unterschied.

Viele Menschen mit Radikalremission hatten den Tod vor Augen und seine Unvermeidbarkeit akzeptiert. Sie haben jedoch auch erkannt, dass niemand vorhersehen kann, wann sie sterben – auch ihre Ärzte nicht. Sie haben sich entschlossen, sich nicht auf unvorhersehbare Dinge zu konzentrieren, sondern auf solche, die sie tun möchten, solange sie noch am Leben sind.

So werden Ihre Gründe für das Leben zu einer willkommenen Ablenkung von Ihrer potentiellen Angst vor dem Tod. Deshalb stelle ich Krebspatienten häufig die Frage, warum sie am Leben bleiben möchten. Ich frage sie also nicht nur ob, sondern warum. Ich frage, was sie in diesem Leben noch erleben möchten, welche Aktivitäten ihnen Energie und Freude bringen. Ich ermutige diese Menschen – und ich ermutige auch Sie – sich diese Fragen immer wieder zu stellen, denn selbst wenn wir nicht alle unsere Lebensziele erreichen, erfüllt uns bereits deren Vorhandensein mit Lebensenergie, die unsere Psyche und unseren Körper belebt.

SCHLUSSBEMERKUNG

Wer gesund ist, besitzt Hoffnung.
Und wer Hoffnung hat, hat alles.
THOMAS CARLYLE

Ich hoffe, dass dieses Buch Sie davon überzeugen konnte, dass Anomalien – also seltene und unerwartete Ereignisse wie auch Radikalremission – es wert sind, genauer untersucht zu werden. Im Verlauf der Geschichte hat die Erforschung von Anomalien zu vielen wichtigen Entdeckungen geführt, beispielsweise Penicillin, Röntgenstrahlen und Herzschrittmacher. Im Bereich der Radikalremission kann uns die Erforschung von erstaunlichen Heilungsgeschichten einen besseren Einblick in die Selbstheilungsmechanismen des Körpers geben. Schon die Erkenntnis, dass ein Patient mit einer weit fortgeschrittenen Krebserkrankung ohne Chemotherapie, Bestrahlung und Operationen komplett geheilt werden kann, macht mich demütig.

FACETTENREICHE REMISSIONEN

Zwar beinhaltet jedes Kapitel dieses Buches eine Heilungsgeschichte, die sich auf einen der neun Schlüsselfaktoren meiner Recherche über Radikalremission konzentriert. Und doch ist das Buch eigentlich falsch aufgebaut, denn alle hier erwähnten Menschen haben mehrere Faktoren auf einmal eingesetzt, teilweise sogar noch mehr als die im Buch vorgestellten neun. Es war nie nur ein Faktor, der sie dabei unterstützt hatte, gesund zu werden. Diese Erkenntnis könnte für Schulmediziner relativ ernüchternd sein, da sie gewöhnlich nach einer spezifischen Maßnahme suchen, die eine bestimmte Krankheit heilt. Natürlich wäre das wunderbar. Der Grund, warum die interviewten Krebspatienten acht, neun oder sogar mehr Schlüsselfaktoren einsetzten, liegt vielleicht darin, dass das System Körper-Geist-Seele so vielseitig ist.

Wir wissen bereits, dass Krebs durch Giftstoffe, Viren, Bakterien, genetische Mutationen und zelluläre Zerstörung ausgelöst werden kann. Bei dieser komplexen Krankheit spielt jedoch der Zustand des individuellen Systems Körper-Geist-Seele eine entscheidende Rolle. Es ist ausschlaggebend dafür, ob Viren und Bakterien sich festsetzen, Gene mutieren, Zellen beschädigt oder Giftstoffe beseitigt werden können. Das System Körper-Geist-Seele wird nachhaltig vom physischen Verhalten des Menschen beeinflusst, beispielsweise davon, was er isst oder trinkt, wie viel Sport er treibt oder wie lange er schläft. Es wird aber auch von seinem mentalen und emotionalen Zustand (wie viel Stress oder Glück, Angst oder Liebe er empfindet) sowie vom spirituellen Verhalten (von der Fähigkeit, sich mit einer tieferen Quelle der Liebe verbunden zu fühlen, die Gedanken zur Ruhe zu bringen und eine regelmäßige Tiefenentspannung empfinden zu können) beeinflusst. Beachtet man diese Vielschichtigkeit der Faktoren, ist es nicht verwunderlich, dass sich bei meiner Recherche neun potenzielle Heilungsfaktoren ergeben haben.

Letztendlich bleibt auch noch die großartige komplexe Individualität. Menschen mit Radikalremission haben mich ständig daran erinnert, dass es auf unserem Planeten keine zwei gleichen Individuen gibt. Demnach wird es auch nie nur ein Rezept für die Heilung geben, das bei zwei Menschen gleichermaßen wirkt. Manche müssen sich auf ihre Ernährung konzentrieren und andere müssen sich intensiver damit beschäftigen, unterdrückte Emotionen aus ihrer Vergangenheit loszulassen. Wieder andere setzen den Fokus darauf, ihre Heilung mehr in die eigene Hand zu nehmen oder ihren Körper mit Nahrungsergänzungsmitteln zu entgiften. Einige Menschen müssen sich vielleicht auf all diese Dinge gleichermaßen konzentrieren. Deshalb ist auch keiner der in diesem Buch beschriebenen neun Schlüsselfaktoren dem anderen vorzuziehen. Alles hängt davon ab, was Ihr individueller Organismus für seine Heilung braucht.

STÄRKUNG

Obgleich Krebs, das System Körper-Geist-Seele und die neun Schlüsselfaktoren nach meiner Recherche viele unterschiedliche Facetten besitzen, war mein ursprüngliches Ziel eindeutig definiert: Stärkung. In der heutigen Zeit ist Krebs nach wie vor eine niederschmetternde und verheerende Krankheit. Die meisten Menschen leben mit dem Gedanken, dass es keine Möglichkeit gibt, dem Krebs vorzubeugen, da er sich so oft ohne Vorwarnung anzuschleichen scheint. Nach einer Krebsdiagnose sehen sie keine Möglichkeit, den Krankheitsverlauf zu beeinflussen, abgesehen von den schulmedizinischen Optionen Chemotherapie, Bestrahlung und Operation, zu denen Ärzte meist raten. Falls die Patienten eine Remission erfahren, fühlen sie sich oft machtlos. Sie befürchten, dass sie nichts tun können, damit der Krebs nicht zurückkehrt. Kommt noch die lähmende Angst vor dem Tod hinzu, die mit Krebsdiagnosen meistens einhergeht, ergibt sich eine Nation von 12,5 Millionen entmachteten Krebspatienten[123], ganz zu schweigen von weiteren Millionen von Menschen im Freundes- und Familienkreis, die sich ebenfalls machtlos fühlen, weil sie nicht helfen können. [Laut Krebsforschungszentrum leben in Deutschland derzeit 1,52 Millionen Krebspatienten. Für die Erfassung (Prävalenz) werten Fachleute Menschen als Krebspatienten, die innerhalb der letzten fünf Jahre erkrankt waren.] Aus diesem Grund habe ich mit den Forschungen auf dem Gebiet der Radikalremission begonnen. Ich wollte diesen überaus angsteinflößenden Diskurs etwas entmachten. Nach Jahren der intensiven Recherche, die zu den neun Schlüsselfaktoren geführt hat, bin ich der festen Überzeugung: Wenn man sich mit Krebs auseinandersetzen muss, gibt es viele Möglichkeiten, um sich viel stärker und mächtiger zu fühlen. Und ich hoffe, Sie können diese Möglichkeiten nun ebenfalls sehen. Das Wichtigste und Großartigste an den vorgestellten

Faktoren ist, dass man einfach auf sie zurückgreifen kann, dass sie gängig und nicht extrem kostspielig sind. Alles, was man benötigt, ist persönliches Engagement. Zudem haben alle Schlüsselfaktoren grundsätzlich einen positiven Effekt auf die Gesundheit, ungeachtet dessen, ob man

- Krebs vorbeugen möchte,
- an Krebs erkrankt ist und lediglich schulmedizinische Heilungsansätze einsetzt,
- an Krebs erkrankt ist und sich gegen schulmedizinische Heilungsmethoden entschieden hat oder
- einem erneuten Krebs vorbeugen möchte.

Für die meisten Krebspatienten, mit denen ich gearbeitet habe, war die Diagnose das Schlimmste ihrer „Reise". Das Zweitschlimmste war die Remission. Patienten in Remission wird häufig gesagt, dass man nur abwarten und beobachten könne, ob der Krebs zurückkehre. Das zu hören ist Furcht einflößend und entmachtend. Anstatt einfach abzuwarten und zu beobachten, können Menschen, die darauf hoffen, krebsfrei zu bleiben, die neun kraftvollen Schlüsselfaktoren anwenden.

Zusätzlich dazu gibt es noch viele andere Dinge, die man tun kann, um die Gesundheit zu verbessern. Sportliche Betätigung gehört dazu. Obwohl Sport zu den 75 wichtigen Heilungsfaktoren zählt, wollte ich ihn nicht als zehnten Schlüsselfaktor aufnehmen, denn viele Menschen sind zu Beginn ihrer Erkrankung zu schwach, um sich überhaupt körperlich zu betätigen. Die meisten Patienten haben sich ihren eigenen Angaben zufolge – sobald es ihnen besser ging und sie mehr Kraft hatten – mehr bewegt und schließlich sogar regelmäßig Sport betrieben. Schließen Sie dieses Buch also bitte nicht in dem Glauben, dass Sport für Ihren Körper unwichtig sei. Er ist wesentlich für Ihre Gesundheit. Selbst wenn Sie momentan für Sport noch zu schwach sind, werden Sie auf dem Weg zur Heilung Ihren Körper Tag für Tag mehr in Bewegung bringen können.

INSPIRATION

Inspirierend an Fällen von Radikalremission ist, dass sie wahr sind: Manche Menschen mit fortgeschrittener Krebserkrankung haben in der Tat Mittel und Wege gefunden, um komplett krebsfrei zu werden. Außerdem konnten bei fast jeder Krebsart Radikalremissionen dokumentiert werden. Das sind keine erfundenen Geschichten, sondern Tatsachen.

Jahrhundertelang haben Bergsteiger davon geträumt, das Unmögliche möglich zu machen, den höchsten Berg der Erde, den Mount Everest, zu besteigen. Aber erst im Jahr 1953 haben es Edmund Hillary und Tenzing Norgay geschafft. Sobald sie dieses Ziel erreicht hatten, wurden sie zu einer Inspiration für Bergsteiger weltweit. Seither haben mehr als 3500 Menschen es ihnen gleichgetan und die Spitze des höchsten Berges der Welt erklommen.[124] Für mich sind Radikalremissionen dem sehr ähnlich: Ich weiß, dass nicht jeder in der Lage ist, den Mount Everest zu besteigen, so wie auch nicht jeder in der Lage sein wird, eine Radikalremission zu erfahren. Jedoch das Wissen, dass es Menschen entgegen aller Erwartungen geschafft haben, eine fortgeschrittene Krebserkrankung zu besiegen, ist eine unerschöpfliche Quelle der Inspiration.

Eine weitere Inspiration ist die Transformation der Erfahrung, die Krebspatienten mit Radikalremission gemacht haben. Fast alle sagten mir, dass sie ihre Heilungsreise niemals ungeschehen machen möchten, da sich ihr Leben dadurch nachhaltig auf wunderbare, gesundheitsfördernde und liebevolle Weise verändert habe. Natürlich wünschen die meisten sich, dass die beschwerliche, von Schmerz und Leid erfüllte Zeit nicht notwendig gewesen wäre, um ihr Leben zu verändern. Das Endresultat ist jedoch etwas, das sie sehr wertschätzen.

Ihre Wertschätzung der Transformation erinnert mich an den wichtigen Unterschied zwischen gesund werden und geheilt werden. Gesunden bedeutet, eine Krankheit mit ihren Symptomen zu besiegen. Heilen ist dagegen ein integrativer Prozess, der neben dem physischen auch das mentale, emotionale und spirituelle Wohlsein mit einschließt. Gesunden ist *manchmal* eine Option, Heilung ist *immer* eine Option. Am meisten schätze ich an den neun Schlüsselfaktoren, dass sie eindeutig zu einer Heilung führen und bei manchen Menschen sogar eine Gesundung einleiten. Heilung bedeutet hier, mehr Sinn, Glück und eine gesündere Lebensweise zu erfahren – wundervolle Dinge, mit denen man augenblicklich beginnen sollte, ganz unabhängig davon, wie viel Zeit einem noch gegeben ist.

DIE NÄCHSTEN SCHRITTE

Zusätzlich zu den besprochenen Schlüsselfaktoren, von denen Sie einen, mehrere oder vielleicht auch alle einmal ausprobieren, um Ihre Gesundheit aufrechtzuerhalten oder wiederzugewinnen, möchte ich Ihnen noch andere Aktivitäten ans Herz legen, die sich aus der Forschung über Radikalremission ergeben haben.

Am wichtigsten ist für uns, noch mehr dokumentierte Fälle von Radikalremissionen zu sammeln, sodass sich das Wissen darüber, wie Menschen entgegen aller Erwartungen den Krebs besiegen, erweitert. Im Idealfall soll es den Menschen sehr einfach gemacht werden, ihren Fall von Radikalremission an eine zentrale Onlinedatenbank zu übermitteln, welche sowohl von Wissenschaftlern als auch von interessierten Privatpersonen aufgerufen werden kann.

Des Weiteren wäre es höchst erstrebenswert, diese gesammelten Fälle von Radikalremissionen als eine Art Bindeglied zwischen momentan an Krebs erkrankten und geheilten Krebspatienten einzusetzen. Wäre es nicht erstaunlich, wenn Sie am Abend ihrer Brustkrebsdiagnose auf eine Internetseite gehen und 10, 20, vielleicht sogar 100 wahre Überlebens- und Heilungsgeschichten von Menschen lesen könnten, denen genau die gleiche Diagnose gestellt wurde und die einen einzigartigen Weg fanden, wieder gesund zu werden?

Ich hoffe zutiefst, dass diese beiden Ideen beziehungsweise Wünsche Realität werden. Aus diesem Grund habe ich folgende Webseite erstellt:

www.radicalremission.com

Sie können dort (kostenlos)

- *einen Fall von Radikalremission veröffentlichen:* Entweder Sie übermitteln Ihre eigene Heilungsgeschichte oder die eines Bekannten, Freundes, Familienmitglieds oder eines Patienten (natürlich nur, wenn Sie das Einverständnis der betroffenen Person haben). Sie können auch gern ein Pseudonym für Ihre Geschichte verwenden. Ein Forschungsteam wird versuchen, alle übermittelten Fälle zu verifizieren.
- *Fälle von Radikalremissionen recherchieren:* Nutzen Sie die Suchfunktion der Webseite, um Krebsfälle mit Radikalremissionen zu finden, die auf Sie zutreffen oder Ihnen weiterhelfen können. Haben Sie beispielsweise einen dreifach negativen Brustkrebs (ein triple-negatives Mammakarzinom), können Sie alle Fälle von Radikalremissionen in der Datenbank aufrufen und etliche Heilungsgeschichten mit ein und derselben Diagnose lesen.

Falls Sie also jemanden kennen, der eine Radikalremission erlebt hat, möchte ich Sie bitten, sie oder ihn zu ermutigen, den Fall auf unsere Webseite zu stellen. So können wir alle von ihrer oder seiner Heilungsgeschichte lernen und profitieren.

Vielleicht werden Wissenschaftler eines Tages ein einziges Heilmittel gegen Krebs finden – eine wahre Wunderwaffe. Solange wir aber noch auf diesen Tag warten, können wir meiner Meinung nach nur unser System Körper-Geist-Seele so intensiv wie irgend möglich stärken. Auf diese Weise setzen wir unsere außerordentlichen körpereigenen Selbstheilungsmechanismen in Gang. Ich hoffe sehr, dass dieses Buch Ihnen eine Idee davon vermitteln konnte, wie Sie dieses Ziel am besten erreichen. Falls Sie derzeit an Krebs erkrankt sind, hoffe ich, dass das Lesen dieses Buches dazu führt, dass *ich* eines Tages *Ihre* Geschichte von einer Radikalremission lesen werde.

FUSSNOTEN

VORWORT

1 American Cancer Society, "Pancreatic Cancer Survival by Stage," http://www.cancer.org/cancer/pancreaticcancer/detailedguide/pancreatic-cancer-survival-rates, accessed September 11, 2013.

KAPITEL 1: DIE ERNÄHRUNG RADIKAL UMSTELLEN

2 K. M. Adams et al., "Nutrition in Medicine: Nutrition Education for Medical Students and Residents," *Nutrition in Clinical Practice: Official Publication of the American Society for Parenteral and Enteral Nutrition* 25, no. 5 (October 2010): 471–80.

3 O. Warburg, *The Metabolism of Tumors* (London: Constable, 1930); O. Warburg, "On the Origin of Cancer Cells," *Science* 123, no. 3191 (February 24, 1956): 309–14.

4 R. K. Johnson et al., "Dietary Sugars Intake and Cardiovascular Health: A Scientific Statement from the American Heart Association," *Circulation* 120, no. 11 (September 15, 2009): 1011–20.

5 G. E. Dunaif and T. C. Campbell, "Relative Contribution of Dietary Protein Level and Aflatoxin B1 Dose in Generation of Presumptive Preneoplastic Foci in Rat Liver," *Journal of the National Cancer Institute* 78, no. 2 (February 1987): 365–69; L. D. Youngman and T. C. Campbell, "Inhibition of Aflatoxin B1-Induced Gamma-Glutamyltranspeptidase Positive (GGT+) Hepatic Preneoplastic Foci and Tumors by Low Protein Diets: Evidence that Altered GGT+ Foci Indicate Neoplastic Potential," *Carcinogenesis* 13, no. 9 (September 1992): 1607–13.

6 L. Q. Qin, K. He, and J. Y. Xu, "Milk Consumption and Circulating Insulin-Like Growth Factor-I Level: A Systematic Literature Review," *International Journal of Food Sciences and Nutrition* 60, supplement 7 (2009): 330–40; I. Bruchim and H. Werner, "Targeting IGF-1 Signaling Pathways in Gynecologic Malignancies," *Expert Opinion on Therapeutic Targets* 17, no. 3

(March 2013): 307–20; H. Werner and I. Bruchim, "IGF-1 and BRCA1 Signalling Pathways in Familial Cancer," *The Lancet Oncology* 13, no. 12 (December 2012): e537–44.

7 F. Leiber et al., "A Study on the Causes for the Elevated N-3 Fatty Acids in Cows' Milk of Alpine Origin," *Lipids* 40, no. 2 (February 2005): 191–202; D. F. Hebeisen et al., "Increased Concentrations of Omega-3 Fatty Acids in Milk and Platelet Rich Plasma of Grass-Fed Cows," *International Journal for Vitamin and Nutrition Research (Internationale Zeitschrift für Vitamin- und Ernährungsforschung; Journal International de Vitaminologie et de Nutrition)* 63, no. 3 (1993): 229–33.

8 M. de Lorgeril and P. Salen, "New Insights into the Health Effects of Dietary Saturated and Omega-6 and Omega-3 Polyunsaturated Fatty Acids," *BMC Medicine* 10 (May 2012): 50; A. P. Simopoulos, "The Importance of the Omega-6/ Omega-3 Fatty Acid Ratio in Cardiovascular Disease and Other Chronic Diseases," *Experimental Biology and Medicine* 233, no. 6 (June 2008): 674–88.

9 U.S. Department of Agriculture, *Agriculture Fact Book 2001–2002* (Washington, DC: U.S. Government Printing Office, 2003); G. Block, "Foods Contributing to Energy Intake in the U.S.: Data from NHANES 1999–2000," *Journal of Food Composition and Analysis* 17, no. 3–4 (June–August 2004): 439–47.

10 M. Salehi et al., "Meat, Fish, and Esophageal Cancer Risk: A Systematic Review and Dose-Response Meta-Analysis," *Nutrition Reviews* 71, no. 5 (May 2013): 257 67; L. N. Kolonel, "Nutrition and Prostate Cancer," *Cancer Causes and Control* 7, no. 1 (January 1996): 83–94; G. R. Howe and J. D. Burch, "Nutrition and Pancreatic Cancer," *Cancer Causes and Control* 7, no. 1 (January 1996): 69–82; M. T. Goodman et al., "Diet, Body Size, Physical Activity, and the Risk of Endometrial Cancer," *Cancer Research* 57, no. 22 (November 15, 1997): 5077–85; E. Destefani et al., "Meat Intake, Heterocyclic Amines and Risk of Colorectal Cancer," *International Journal of Oncology* 10, no. 3 (March 1997): 573–80; H. Chen et al., "Dietary Patterns and Adenocarcinoma of the Esophagus and Distal Stomach," *American Jour-*

nal of Clinical Nutrition 75, no. 1 (January 2002): 137–44; D. S. Chan et al., "Red and Processed Meat and Colorectal Cancer Incidence: Meta-Analysis of Prospective Studies," *PLOS ONE* 6, no. 6 (2011): e20456; L. M. Brown et al., "Dietary Factors and the Risk of Squamous Cell Esophageal Cancer Among Black and White Men in the United States," *Cancer Causes and Control* 9, no. 5 (October 1998): 467–74; C. Bosetti et al., "Diet and Ovarian Cancer Risk: A Case-Control Study in Italy," *International Journal of Cancer* (*Journal International du Cancer*) 93, no. 6 (September 2001): 911–15; C. Bosetti et al., "Food Groups and Laryngeal Cancer Risk: A Case-Control Study from Italy and Switzerland," *International Journal of Cancer* (*Journal International du Cancer*) 100, no. 3 (July 2002): 355–60; M. C. Alavanja et al., "Lung Cancer Risk and Red Meat Consumption Among Iowa Women," *Lung Cancer* 34, no. 1 (October 2001): 37–46; W. S. Yang et al., "Meat Consumption and Risk of Lung Cancer: Evidence from Observational Studies," *Annals of Oncology* 23, no. 12 (December 2012): 3163–70.

11 J. R. Hebert, T. G. Hurley, and Y. Ma, "The Effect of Dietary Exposures on Recurrence and Mortality in Early Stage Breast Cancer," *Breast Cancer Research and Treatment* 51, no. 1 (September 1998): 17–28.

12 M. J. Gunter and M. F. Leitzmann, "Obesity and Colorectal Cancer: Epidemiology, Mechanisms and Candidate Genes," *Journal of Nutritional Biochemistry* 17, no. 3 (March 2006): 145–56; E. Giovannucci, "Metabolic Syndrome, Hyperinsulinemia, and Colon Cancer: A Review," *American Journal of Clinical Nutrition* 86, no. 3 (September 2007): s836–42; A. A. Siddiqui, "Metabolic Syndrome and Its Association with Colorectal Cancer: A Review," *American Journal of the Medical Sciences* 341, no. 3 (March 2011): 227–31.

13 Q. Sun et al., "White Rice, Brown Rice, and Risk of Type 2 Diabetes in U.S. Men and Women," *Archives of Internal Medicine* 170, no. 11 (June 14, 2010): 961–69.

14 A. Schatzkin et al., "Dietary Fiber and Whole-Grain Consumption in Relation to Colorectal Cancer in the NIH-AARP Diet

and Health Study," *American Journal of Clinical Nutrition* 85, no. 5 (May 2007): 1353–60; D. R. Jacobs Jr., L. F. Andersen, and R. Blomhoff, "Whole-Grain Consumption Is Associated with a Reduced Risk of Noncardiovascular, Noncancer Death Attributed to Inflammatory Diseases in the Iowa Women's Health Study," *American Journal of Clinical Nutrition* 85, no. 6 (June 2007): 1606–14; L. Strayer et al., "Dietary Carbohydrate, Glycemic Index, and Glycemic Load and the Risk of Colorectal Cancer in the BCDDP Cohort," *Cancer Causes and Control* 18, no. 8 (October 3, 2007): 853–63.

15 G. A. Burdock, "Safety Assessment of Castoreum Extract as a Food Ingredient," *International Journal of Toxicology* 26, no. 1 (January/February 2007): 51–55.

16 U.S. Food and Drug Administration, "Code of Federal Regulations: Animal Foods; Labeling of Spices, Flavorings, Colorings, and Chemical Preservatives," in *Title 21 Food and Drugs, Chapter 1, Subchapter E, Part 501, Subpart B, Section 501.22,* 21CRF501.22 ed. (Washington, DC: U.S. Food and Drug Administration: 2013).

17 Centers for Disease Control and Prevention, *Leading Causes of Death, 1900 1998,* http://www.cdc.gov/nchs/data/dvs/lead1900_98.pdf.

18 G. Block, B. Patterson, and A. Subar, "Fruit, Vegetables, and Cancer Prevention: A Review of the Epidemiological Evidence," *Nutrition and Cancer* 18, no. 1 (1992): 1–29; H. Vainio and E. Weiderpass, "Fruit and Vegetables in Cancer Prevention," *Nutrition and Cancer* 54, no. 1 (2006): 111–42.

19 J. A. Meyerhardt et al., "Association of Dietary Patterns with Cancer Recurrence and Survival in Patients with Stage III Colon Cancer," *Journal of the American Medical Association* 298, no. 7 (August 15, 2007): 754–64; J. Ligibel, "Lifestyle Factors in Cancer Survivorship," *Journal of Clinical Oncology* 30, no. 30 (October 20, 2012): 3697–704; C. L. Rock and W. Demark-Wahnefried, "Can Lifestyle Modification Increase Survival in Women Diagnosed with Breast Cancer?" *Journal of Nutrition* 132, no. 11 supplement (November 2002): 3504S–7S; J. P. Pier-

ce, "Diet and Breast Cancer Prognosis: Making Sense of the Women's Healthy Eating and Living and Women's Intervention Nutrition Study Trials," *Current Opinion in Obstetrics and Gynecology* 21, no. 1 (February 2009): 86–91.

20 J. P. Pierce et al., "Greater Survival After Breast Cancer in Physically Active Women with High Vegetable-Fruit Intake Regardless of Obesity," *Journal of Clinical Oncology* 25, no. 17 (June 2007): 2345–51.

21 S. J. Jackson and K. W. Singletary, "Sulforaphane Inhibits Human MCF-7 Mammary Cancer Cell Mitotic Progression and Tubulin Polymerization," *Journal of Nutrition* 134, no. 9 (September 2004): 2229–36.

22 Q. Meng et al., "Suppression of Breast Cancer Invasion and Migration by Indole 3-Carbinol: Associated with Up-Regulation of BRCA1 and E-Cadherin/ Catenin Complexes," *Journal of Molecular Medicine (Berlin)* 78, no. 3 (2000): 155–65.

23 Z. Dong, "Effects of Food Factors on Signal Transduction Pathways," *BioFactors* 12, nos. 1–4 (2000): 17–28.

24 F. Vinson et al., "Exposure to Pesticides and Risk of Childhood Cancer: A Meta Analysis of Recent Epidemiological Studies," *Occupational and Environmental Medicine* 68, no. 9 (September 2011): 694–702.

25 F. Falck Jr. et al., "Pesticides and Polychlorinated Biphenyl Residues in Human Breast Lipids and Their Relation to Breast Cancer," *Archives of Environmental Health* 47, no. 2 (March/April 1992): 143–46.

26 C. Smith-Spangler et al., "Are Organic Foods Safer or Healthier than Conventional Alternatives? A Systematic Review," *Annals of Internal Medicine* 157, no. 5 (September 4, 2012): 348–66.

27 C. Lee and V. D. Longo, "Fasting vs. Dietary Restriction in Cellular Protection and Cancer Treatment: From Model Organisms to Patients," *Oncogene* 30, no. 30 (July 28, 2011): 3305–16.

28 G. R. van den Brink et al., "Feed a Cold, Starve a Fever?" *Clinical and Diagnostic Laboratory Immunology* 9, no. 1 (January 2002): 182–83.

29 L. Raffaghello et al., "Starvation-Dependent Differential Stress

Resistance Protects Normal but Not Cancer Cells Against High-Dose Chemotherapy," *Proceedings of the National Academy of Sciences of the United States of America* 105, no. 24 (June 17, 2008): 8215–20; C. Lee and V. D. Longo, "Fasting vs. Dietary Restriction in Cellular Protection and Cancer Treatment: From Model Organisms to Patients," *Oncogene* 30, no. 30 (July 28, 2011): 3305–16; G. R. van den Brink et al., "Feed a Cold, Starve a Fever?" *Clinical and Diagnostic Laboratory Immunology* 9, no. 1 (January 2002): 182–83.

30 M. R. Ponisovskiy, "Warburg Effect Mechanism as the Target for Theoretical Substantiation of a New Potential Cancer Treatment," *Critical Reviews in Eukaryotic Gene Expression* 21, no. 1 (2011): 13–28.

31 N. Krieger et al., "Breast Cancer and Serum Organochlorines: A Prospective Study Among White, Black, and Asian Women," *Journal of the National Cancer Institute* 86, no. 8 (April 20, 1994): 589–99; E. B. Bassin et al., "Age-Specific Fluoride Exposure in Drinking Water and Osteosarcoma (United States)," *Cancer Causes and Control* 17, no. 4 (May 2006): 421–28; O. I. Alatise and G. N. Schrauzer, "Lead Exposure: A Contributing Cause of the Current Breast Cancer Epidemic in Nigerian Women," *Biological Trace Element Research* 136, no. 2 (August 2010): 127–39.

32 J. Lapointe et al., "Gene Expression Profiling Identifies Clinically Relevant Subtypes of Prostate Cancer," *Proceedings of the National Academy of Sciences of the United States of America* 101, no. 3 (January 20, 2004): 811–16.

33 M. C. Bosland et al., "Effect of Soy Protein Isolate Supplementation on Biochemical Recurrence of Prostate Cancer After Radical Prostatectomy: A Randomized Trial," *Journal of the American Medical Association* 310, no. 2 (July 10, 2013): 170–78.

KAPITEL 2: DIE KONTROLLE ÜBER DIE GESUNDHEIT ÜBERNEHMEN

34 L. Temoshok et al., "The Relationship of Psychosocial Factors to Prognostic Indicators in Cutaneous Malignant Melanoma," *Journal of Psychosomatic Research* 29, no. 2 (1985): 139–53.

35 M. Watson et al., "Influence of Psychological Response on Breast Cancer Survival: Ten-Year Follow-Up of a Population-Based Cohort," *European Journal of Cancer* 41, no. 12 (August 2005): 1710–14.

36 P. C. Roud, "Psychosocial Variables Associated with the Exceptional Survival of Patients with Advanced Malignant Disease," *Journal of the National Medical Association* 79, no. 1 (January 1987): 97–102.

37 R. Huebscher, "Spontaneous Remission of Cancer: An Example of Health Promotion," *Nurse Practitioner Forum* 3, no. 4 (December 1992): 228–35.

38 J. N. Schilder et al., "Psychological Changes Preceding Spontaneous Remission of Cancer," *Clinical Case Studies* 3, no. 4 (October 2004): 288–312.

39 A. J. Cunningham et al., "A Prospective, Longitudinal Study of the Relationship of Psychological Work to Duration of Survival in Patients with Metastatic Cancer," *Psycho-oncology* 9, no. 4 (July/August 2000): 323–39.

40 A. J. Cunningham and K. Watson, "How Psychological Therapy May Prolong Survival in Cancer Patients: New Evidence and a Simple Theory," *Integrative Cancer Therapies* 3, no. 3 (September 2004): 214–29.

41 L. S. Katz and S. Epstein, "The Relation of Cancer-Prone Personality to Exceptional Recovery from Cancer: A Preliminary Study," *Advances in Mind-Body-Medicine* 21, nos. 3–4 (Fall/Winter 2005): 6–20.

42 C. Lee and V. D. Longo, "Fasting vs. Dietary Restriction in Cellular Protection and Cancer Treatment: From Model Organisms to Patients," *Oncogene* 30, no. 30 (July 28, 2011): 3305–16.

43 P. Slater and N. Mann, "Why Do the Females of Many Bird Species Sing in the Tropics?" *Journal of Avian Biology* 35, no. 4 (July 2004): 289–94.

44 M. E. Falagas, E. Zarkadoulia, and P. I. Rafailidis, "The Therapeutic Effect of Balneotherapy: Evaluation of the Evidence from Randomised Controlled Trials," *International Journal of Clinical Practice* 63, no. 7 (July 2009): 1068–84; A. Fioravanti

et al., "Mechanisms of Action of Spa Therapies in Rheumatic Diseases: What Scientific Evidence Is There?" *Rheumatology International* 31, no. 1 (January 2011): 1–8.

KAPITEL 3: DER EIGENEN INTUITION FOLGEN

45 "More Colour, Less Odour: Smell, Vision and Genes," *The Economist* (U.S.), July 26, 2003.

46 Wanda Easter Burch, *She Who Dreams* (Novato, CA: New World Library, 2003), http://www.newworldlibrary.com.

47 Nancy A. Battilega, *A Story of Grace: Holistic Healing After a Diagnosis of Breast Cancer* (Centennial, CO: Nancy A. Battilega, 2008).

48 R. W. Sperry, "Cerebral Organization and Behavior: The Split Brain Behaves in Many Respects Like Two Separate Brains, Providing New Research Possibilities," *Science* 133, no. 3466 (1961): 1749–57; A. G. Sanfey and L. J. Chang, "Of Two Minds When Making a Decision," *Scientific American* online, June 3, 2008.

49 M. Gershon, *The Second Brain: The Scientific Basis of Gut Instinct and a Groundbreaking New Understanding of Nervous Disorders of the Stomach and Intestines,* 1st ed. (New York: Harper, 1998).

50 A. Bechara et al., "Deciding Advantageously Before Knowing the Advantageous Strategy," *Science* 275, no. 5304 (February 28, 1997): 1293–95.

51 D. J. Bem, "Feeling the Future: Experimental Evidence for Anomalous Retroactive Influences on Cognition and Affect," *Journal of Personality and Social Psychology* 100, no. 3 (March 2011): 407–25.

52 A. Dijksterhuis et al., "On Making the Right Choice: The Deliberation-Without- Attention Effect," *Science* 311, no. 5763 (February 17, 2006): 1005–7.

53 A. Dijksterhuis, "Think Different: The Merits of Unconscious Thought in Preference Development and Decision Making," *Journal of Personality and Social Psychology* 87, no. 5 (November 2004): 586–98.

54 M. Seto et al., "Site-Specific Phonon Density of States Discerned Using Electronic States," *Physical Review Letters* 91, no. 18 (October 31, 2003): 185505.

KAPITEL 4: KRÄUTER UND NAHRUNGSERGÄNZUNGSMITTEL NEHMEN

55 P. S. Moore and Y. Chang, "Why Do Viruses Cause Cancer? Highlights of the First Century of Human Tumour Virology," *Nature Reviews: Cancer* 10, no. 12 (December 2010): 878–89; K. Alibek, A. Kakpenova, and Y. Baiken, "Role of Infectious Agents in the Carcinogenesis of Brain and Head and Neck Cancers," *Infectious Agents and Cancer* 8, no. 1 (February 2, 2013): 7.

56 C. Castillo-Duran and F. Cassorla, "Trace Minerals in Human Growth and Development," *Journal of Pediatric Endocrinology and Metabolism* 12, no. 5, supplement 2 (September/October 1999): 589–601.

57 D. R. Davis, M. D. Epp, and H. D. Riordan, "Changes in USDA Food Composition Data for Forty-Three Garden Crops, 1950 to 1999," *Journal of the American College of Nutrition* 23, no. 6 (December 2004): 669–82; D. R. Davis, "Declining Fruit and Vegetable Nutrient Composition: What Is the Evidence?" *HortScience* 44, no. 1 (February 2009): 15–19.

58 E. Koh, S. Charoenprasert, and A. E. Mitchell, "Effect of Organic and Conventional Cropping Systems on Ascorbic Acid, Vitamin C, Flavonoids, Nitrate, andOxalate in Twenty-Seven Varieties of Spinach (Spinacia Oleracea L.)," *Journal of Agricultural and Food Chemistry* 60, no. 12 (March 28, 2012): 3144–50; J. P. Reganold et al., "Fruit and Soil Quality of Organic and Conventional Strawberry Agroecosystems," *PLOS ONE* 5, no. 9 (2010): e12346.

59 C. Smith-Spangler et al., "Are Organic Foods Safer or Healthier than Conventional Alternatives? A Systematic Review," *Annals of Internal Medicine* 157, no. 5 (September 4, 2012): 348–66.

60 A. Das, N. L. Banik, and S. K. Ray, "Retinoids Induce Differentiation and Downregulate Telomerase Activity and N-Myc to Increase Sensitivity to Flavonoids for Apoptosis in Human Malig-

nant Neuroblastoma SH-SY5Y Cells," *International Journal of Oncology* 34, no. 3 (March 2009): 757–65; T. C. Hsieh and J. M. Wu, "Targeting CWR22Rv1 Prostate Cancer Cell Proliferation and Gene Expression by Combinations of the Phytochemicals EGCG, Genistein and Quercetin," *Anticancer Research* 29, no. 10 (October 2009): 4025–32; S. Bettuzzi et al., "Chemoprevention of Human Prostate Cancer by Oral Administration of Green Tea Catechins in Volunteers with High-Grade Prostate Intraepithelial Neoplasia: A Preliminary Report from a One-Year Proof-of-Principle Study," *Cancer Research* 66, no. 2 (January 15, 2006): 1234–40; Y. Qiao et al., "Cell Growth Inhibition and Gene Expression Regulation by (-)- Epigallocatechin- 3- Gallate in Human Cervical Cancer Cells," *Archives of Pharmacal Research* 32, no. 9 (September 2009): 1309–15; B. J. Philips et al., "Induction of Apoptosis in Human Bladder Cancer Cells by Green Tea Catechins," *Biomedical Research* 30, no. 4 (August 2009): 207–15.

61 C. J. Torkelson et al., "Phase 1 Clinical Trial of Trametes Versicolor in Women with Breast Cancer," *ISRN Oncology* 2012, article 251632 (2012); L. J. Standish et al., "Trametes Versicolor Mushroom Immune Therapy in Breast Cancer," *Journal of the Society for Integrative Oncology* 6, no. 3 (Summer 2008): 122–28.

62 N. Mikirova et al., "Effect of High-Dose Intravenous Vitamin C on Inflammation in Cancer Patients," *Journal of Translational Medicine* 10 (September 11, 2012): 189.

63 S. C. Gupta, S. Patchva, and B. B. Aggarwal, "Therapeutic Roles of Curcumin: Lessons Learned from Clinical Trials," *AAPS Journal* 15, no. 1 (January 2013): 195–218.

64 Z. Liu et al., "Randomised Clinical Trial: The Effects of Perioperative Probiotic Treatment on Barrier Function and Post-Operative Infectious Complications in Colorectal Cancer Surgery, a Double-Blind Study," *Alimentary Pharmacology and Therapeutics* 33, no. 1 (January 2011): 50–63; L. Gianotti et al., "A Randomized Double-Blind Trial on Perioperative Administration of Probiotics in Colorectal Cancer Patients," *World Journal of Gastroenterology* 16, no. 2 (January 14, 2010): 167–75.

65 J. M. Gaziano et al., "Multivitamins in the Prevention of Can-

cer in Men: The Physicians' Health Study II Randomized Controlled Trial," *Journal of the American Medical Association* 308, no. 18 (November 14, 2012): 1871–80.

66 R. H. Fletcher and K. M. Fairfield, "Vitamins for Chronic Disease Prevention in Adults: Clinical Applications," *Journal of the American Medical Association* 287, no. 23 (June 19, 2002): 3127–29.

KAPITEL 5: UNTERDRÜCKTE EMOTIONEN LOSLASSEN

67 H. Ohgaki and P. Kleihues, "Population-Based Studies on Incidence, Survival Rates, and Genetic Alterations in Astrocytic and Oligodendroglial Gliomas," *Journal of Neuropathology and Experimental Neurology* 64, no. 6 (June 2005): 479–89.

68 S. Cohen, D. Tyrrell, and A. Smith, "Psychological Stress and Susceptibility to the Common Cold," *New England Journal of Medicine* 325, no. 9 (1991): 606–12.

69 C. B. Pert, *Molecules of Emotion: Why You Feel the Way You Feel* (New York: Scribner, 1997).

70 M. Yu, "Somatic Mitochondrial DNA Mutations in Human Cancers," *Advances in Clinical Chemistry* 57 (2012): 99–138; M. Yu, "Generation, Function and Diagnostic Value of Mitochondrial DNA Copy Number Alterations in Human Cancers," *Life Sciences* 89, nos. 3–4 (July 18, 2011): 65–71; A. Schulze and A. L. Harris, "How Cancer Metabolism Is Tuned for Proliferation and Vulnerable to Disruption," *Nature* 491, no. 7424 (November 15, 2012): 364–73.

71 B. A. McGregor et al., "Cognitive-Behavioral Stress Management Increases Benefit Finding and Immune Function Among Women with Early-Stage Breast Cancer," *Journal of Psychosomatic Research* 56, no. 1 (January 2004): 1–8.

72 F. I. Fawzy et al., "Malignant Melanoma: Effects of an Early Structured Psychiatric Intervention, Coping, and Affective State on Recurrence and Survival Six Years Later," *Archives of General Psychiatry* 50, no. 9 (September 1993): 681–89.

73 J. W. Fielding et al., "An Interim Report of a Prospective, Randomized, Controlled Study of Adjuvant Chemotherapy in Ope-

rable Gastric Cancer: British Stomach Cancer Group," *World Journal of Surgery* 7, no. 3 (May 1983): 390–99.

74 S. C. Segerstrom et al., "Worry Affects the Immune Response to Phobic Fear," *Brain, Behavior, and Immunity* 13, no. 2 (June 1999): 80–92.

KAPITEL 6: POSITIVE EMOTIONEN VERSTÄRKEN

75 V. N. Salimpoor et al., "Anatomically Distinct Dopamine Release During Anticipation and Experience of Peak Emotion to Music," *Nature Neuroscience* 14, no. 2 (February 2011): 257–62; J. Burgdorf and J. Panksepp, "The Neurobiology of Positive Emotions," *Neuroscience and Biobehavioral Reviews* 30, no. 2 (2006): 173–87; E. E. Benarroch, "Oxytocin and Vasopressin: Social Neuropeptides with Complex Neuromodulatory Functions," *Neurology* 80, no. 16 (April 16, 2013): 1521–28.

76 L. S. Berk et al., "Modulation of Neuroimmune Parameters During the Eustress of Humor-Associated Mirthful Laughter," *Alternative Therapies in Health and Medicine* 7, no. 2 (March 2001): 62–72, 74–76; M. P. Bennett and C. A. Lengacher, "Humor and Laughter May Influence Health: I. History and Background," *Evidence-Based Complementary and Alternative Medicine: eCAM* 3, no. 1 (March 2006): 61–63; J. Wilkins and A. J. Eisenbraun, "Humor Theories and the Physiological Benefits of Laughter," *Advances in Mind-Body Medicine* 24, no. 2 (Summer 2009): 8–12; L. S. Berk et al., "Neuroendocrine and Stress Hormone Changes During Mirthful Laughter," *American Journal of the Medical Sciences* 298, no. 6 (December 1989): 390–96; S. Cohen et al., "Positive Emotional Style Predicts Resistance to Illness After Experimental Exposure to Rhinovirus or Influenza A Virus," *Psychosomatic Medicine* 68, no. 6 (November/December 2006): 809–15.

77 D. K. Sarkar et al., "Regulation of Cancer Progression by Beta-Endorphin Neuron," *Cancer Research* 72, no. 4 (February 15, 2012): 836–40; E. Ames and W. J. Murphy, "Advantages and Clinical Applications of Natural Killer Cells in Cancer Immunotherapy," *Cancer Immunology, Immunotherapy,* published

online August 30, 2013, doi: 10.1007/s00262-013-1469-8; E. Ileana, S. Champiat, and J. C. Soria, "Immune-Checkpoints: The New Anti-Cancer Immunotherapies" (article in French), *Bulletin du Cancer* 100, no. 6 (June 2013): 601–10.

78 Y. Sakai et al., "A Trial of Improvement of Immunity in Cancer Patients by Laughter Therapy," *Japan-Hospitals: The Journal of the Japan Hospital Association* 32 (July 2013): 53–59.

79 S. M. Lamers et al., "The Impact of Emotional Well-Being on Long-Term Recovery and Survival in Physical Illness: A Meta-Analysis," *Journal of Behavioral Medicine* 35, no. 5 (October 2012): 538–47; Y. Chida and A. Steptoe, "Positive Psychological Well-Being and Mortality: A Quantitative Review of Prospective Observational Studies," *Psychosomatic Medicine* 70, no. 7 (September 2008): 741–56.

80 D. K. Sarkar et al., "Regulation of Cancer Progression by Beta-Endorphin Neuron," *Cancer Research* 72, no. 4 (February 15, 2012): 836–40.

81 D. Ornish et al., "Intensive Lifestyle Changes May Affect the Progression of Prostate Cancer," *Journal of Urology* 174, no. 3 (September 2005): 1065–69, discussion 1069–70.

82 D. Ornish et al., "Changes in Prostate Gene Expression in Men Undergoing an Intensive Nutrition and Lifestyle Intervention," *Proceedings of the National Academy of Sciences* 105, no. 24 (June 17, 2008): 8369–74.

83 R. C. Kessler et al., "Prevalence, Severity, and Comorbidity of Twelve-Month DSM-IV Disorders in the National Comorbidity Survey Replication," *Archives of General Psychiatry* 62, no. 6 (June 2005): 617–27.

KAPITEL 7: SOZIALE UNTERSTÜTZUNG ZULASSEN

84 W. W. Ishak, M. Kahloon, and H. Fakhry, "Oxytocin Role in Enhancing Well-Being: A Literature Review," *Journal of Affective Disorders* 130, nos. 1–2 (April 2011): 1–9.

85 A. Steptoe, S. Dockray, and J. Wardle, "Positive Affect and Psychobiological Processes Relevant to Health," *Journal of Personality* 77, no. 6 (December 2009): 1747–76.

86 L. F. Berkman and S. L. Syme, "Social Networks, Host Resistance, and Mortality: A Nine-Year Follow-Up Study of Alameda County Residents," *American Journal of Epidemiology* 109, no. 2 (February 1979): 186–204; T. A. Glass et al., "Population RR_Based Study of Social and Productive Activities as Predictors of Survival Among Elderly Americans," *British Medical Journal* 319, no. 7208 (August 21, 1999): 478– 83; L. C. Giles et al., "Effect of Social Networks on Ten Year Survival in Very Old Australians: The Australian Longitudinal Study of Aging," *Journal of Epidemiology and Community Health* 59, no. 7 (July 2005): 574–79; J. S. House, C. Robbins, and H. L. Metzner, "The Association of Social Relationships and Activities with Mortality: Prospective Evidence from the Tecumseh Community Health Study," *American Journal of Epidemiology* 116, no. 1 (July 1982): 123–40.

87 P. Reynolds et al., "The Relationship Between Social Ties and Survival Among Black and White Breast Cancer Patients: National Cancer Institute Black/White Cancer Survival Study Group," *Cancer Epidemiology, Biomarkers, and Prevention: A Publication of the American Association for Cancer Research, Cosponsored by the American Society of Preventive Oncology* 3, no. 3 (April/May 1994): 253–59.

88 L. F. Berkman and S. L. Syme, "Social Networks, Host Resistance, and Mortality: A Nine-Year Follow-Up Study of Alameda County Residents," *American Journal of Epidemiology* 109, no. 2 (February 1979): 186–204; T. A. Glass et al., "Population Based Study of Social and Productive Activities as Predictors of Survival Among Elderly Americans," *British Medical Journal* 319, no. 7208 (August 21, 1999): 478–83; S. Wolf and J. G. Bruhn, *The Power of Clan: The Influence of Human Relationships on Heart Disease* (Piscataway, NJ: Transaction Publishers, 1998); C. J. Holahan et al., "Late-Life Alcohol Consumption and Twenty-Year Mortality," *Alcoholism, Clinical and Experimental Research* 34, no. 11 (November 2010): 1961–71.

89 P. Reynolds et al., "The Relationship Between Social Ties and Survival Among Black and White Breast Cancer Patients: Na-

tional Cancer Institute Black/White Cancer Survival Study Group," *Cancer Epidemiology, Biomarkers, and Prevention: A Publication of the American Association for Cancer Research, Cosponsored by the American Society of Preventive Oncology* 3, no. 3 (April/May 1994): 253–59; A. F. Chou et al., "Social Support and Survival in Young Women with Breast Carcinoma," *Psycho-oncology* 21, no. 2 (February 2012): 125–33; C. H. Kroenke et al., "Social Networks, Social Support, and Survival After Breast Cancer Diagnosis," *Journal of Clinical Oncology* 24, no. 7 (March 1, 2006): 1105–11; N. Waxler-Morrison et al., "Effects of Social Relationships on Survival for Women with Breast Cancer: A Prospective Study," *Social Science and Medicine* 33, no. 2 (1991): 177–83; K. L. Weihs et al., "Dependable Social Relationships Predict Overall Survival in Stages II and III Breast Carcinoma Patients," *Journal of Psychosomatic Research* 59, no. 5 (November 2005): 299–306; J. Holt-Lunstad, T. B. Smith, and J. B. Layton, "Social Relationships and Mortality Risk: A Meta-Analytic Review," *PLOS Medicine* 7, no. 7 (July 27, 2010): e1000316; A. Krongrad et al., "Marriage and Mortality in Prostate Cancer," *Journal of Urology* 156, no. 5 (November 1996): 1696–70; P. N. Butow, A. S. Coates, and S. M. Dunn, "Psychosocial Predictors of Survival in Metastatic Melanoma," *Journal of Clinical Oncology* 17, no. 7 (July 1999): 2256–63.

90 A. F. Chou et al., "Social Support and Survival in Young Women with Breast Carcinoma," *Psycho-oncology* 21, no. 2 (February 2012): 125–33.

91 M. Pinquart and P. R. Duberstein, "Associations of Social Networks with Cancer Mortality: A Meta-Analysis," *Critical Reviews in Oncology/Hematology* 75, no. 2 (August 2010): 122–37.

92 B. N. Uchino, J. T. Cacioppo, and J. K. Kiecolt-Glaser, "The Relationship Between Social Support and Physiological Processes: A Review with Emphasis on Underlying Mechanisms and Implications for Health," *Psychological Bulletin* 119, no. 3 (May 1996): 488–531; B. N. Uchino, "Social Support and Health: A Review of Physiological Processes Potentially Underlying Links to Disease Outcomes," *Journal of Behavioral Medicine* 29, no. 4

(August 2006): 377–87.

93 S. Dockray and A. Steptoe, "Positive Affect and Psychobiological Processes," *Neuroscience and Biobehavioral Reviews* 35, no. 1 (September 2010): 69–75; R. Ader, ed., *Psychoneuroimmunology,* 4th ed. (Burlington, MA: Elsevier Academic Press, 2011).

94 L. C. Giles et al., "Effect of Social Networks on Ten Year Survival in Very Old Australians: The Australian Longitudinal Study of Aging," *Journal of Epidemiology and Community Health* 59, no. 7 (July 2005): 574–79; J. S. House, C. Robbins, and H. L. Metzner, "The Association of Social Relationships and Activities with Mortality: Prospective Evidence from the Tecumseh Community Health Study," *American Journal of Epidemiology* 116, no. 1 (July 1982): 123–40.

95 A. Steptoe et al., "Social Isolation, Loneliness, and All-Cause Mortality in Older Men and Women," *Proceedings of the National Academy of Sciences of the United States of America* 110, no. 15 (April 9, 2013): 5797–801.

96 C. H. Kroenke et al., "Social Networks, Social Support, and Survival After Breast Cancer Diagnosis," *Journal of Clinical Oncology* 24, no. 7 (March 1, 2006): 1105–11.

97 J. T. Cacioppo et al., "Lonely Traits and Concomitant Physiological Processes: The MacArthur Social Neuroscience Studies," *International Journal of Psychophysiology* 35, nos. 2–3 (March 2000): 143–54.

98 15. B. N. Uchino, J. T. Cacioppo, and J. K. Kiecolt-Glaser, "The Relationship Between Social Support and Physiological Processes: A Review with Emphasis on Underlying Mechanisms and Implications for Health," *Psychological Bulletin* 119, no. 3 (May 1996): 488–531; J. K. Kiecolt-Glaser et al., "Psychosocial Modifiers of Immunocompetence in Medical Students," *Psychosomatic Medicine* 46, no. 1 (January/ February 1984): 7–14; J. K. Kiecolt-Glaser et al., "Urinary Cortisol Levels, Cellular Immunocompetency, and Loneliness in Psychiatric Inpatients," *Psychosomatic Medicine* 46, no. 1 (January/February 1984): 15–23; S. D. Pressman et al., "Loneliness, Social Network Size, and Immune Response to Influenza Vaccination in College Freshmen,"

Health Psychology 24, no. 3 (May 2005): 297–306.

99 S. Dockray and A. Steptoe, "Positive Affect and Psychobiological Processes," *Neuroscience and Biobehavioral Reviews* 35, no. 1 (September 2010): 69–75; R. Ader, ed., *Psychoneuroimmunology*, 4th ed. (Burlington, MA: Elsevier Academic Press, 2011).

100 E. E. Benarroch, "Oxytocin and Vasopressin: Social Neuropeptides with Complex Neuromodulatory Functions," *Neurology* 80, no. 16 (April 16, 2013): 1521–28.

101 E. Friedmann and S. A. Thomas, "Pet Ownership, Social Support, and One-Year Survival After Acute Myocardial Infarction in the Cardiac Arrhythmia Suppression Trial (CAST)," *American Journal of Cardiology* 76, no. 17 (December 15, 1995): 1213–17; J. McNicholas et al., "Pet Ownership and Human Health: A Brief Review of Evidence and Issues," *British Medical Journal* 331, no. 7527 (November 26, 2005): 1252–54; R. W. Steele, "Should Immunocompromised Patients Have Pets?" *Ochsner Journal* 8, no. 3 (Fall 2008): 134–39; M. Müllersdorf et al., "Aspects of Health, Physical/Leisure Activities, Work and Socio-Demographics Associated with Pet Ownership in Sweden," *Scandinavian Journal of Public Health* 38, no. 1 (February 2010): 53–63; A. I. Qureshi et al., "Cat Ownership and the Risk of Fatal Cardiovascular Diseases: Results from the Second National Health and Nutrition Examination Study Mortality Follow-Up Study," *Journal of Vascular and Interventional Neurology* 2, no. 1 (January 2009): 132–35.

102 R. M. Nerem, M. J. Levesque, and J. F. Cornhill, "Social Environment as a Factor in Diet-Induced Atherosclerosis," *Science* 208, no. 4451 (June 27, 1980): 1475–76.

103 K. M. Grewen et al., "Effects of Partner Support on Resting Oxytocin, Cortisol, Norepinephrine, and Blood Pressure Before and After Warm Partner Contact," *Psychosomatic Medicine* 67, no. 4 (July/August 2005): 531–38.

KAPITEL 8: DIE SPIRITUELLE VERBINDUNG VERTIEFEN

104 National Sleep Foundation, "Sleep Aids and Insomnia," http://www.sleepfoun dation.org/article/sleep-related-prob-

lems/sleep-aids-and-insomnia, accessed September 28, 2013; Anxiety and Depression Association of America, "Facts and Statistics," http://www.adaa.org/about-adaa/press-room/facts-statistics,accessed September 28, 2013.

105 G. A. Tooley et al., "Acute Increases in Night-timePlasma Melatonin Levels Following a Period of Meditation," *Biological Psychology* 53, no. 1 (May 2000): 69 78.

106 F. D. Ganz, "Sleep and Immune Function," *Critical Care Nurse* 32, no. 2 (April 2012): e19–25.

107 L. Tamarkin et al., "Decreased Nocturnal Plasma Melatonin Peak in Patients with Estrogen Receptor Positive Breast Cancer," *Science* 216, no. 4549 (May 28, 1982): 1003–5; S. Davis and D. K. Mirick, "Circadian Disruption, Shift Work and the Risk of Cancer: A Summary of the Evidence and Studies in Seattle," *Cancer Causes and Control* 17, no. 4 (May 2006): 539–45.

108 B. K. Hölzel et al., "Mindfulness Practice Leads to Increases in Regional Brain Gray Matter Density," *Psychiatry Research* 191, no. 1 (January 30, 2011): 36–43.

109 D. N. Khansari, A. J. Murgo, and R. E. Faith, "Effects of Stress on the Immune System," *Immunology Today* 11, no. 5 (May 1990): 170–75; S. B. Pruett, "Stress and the Immune System," *Pathophysiology* 9, no. 3 (May 2003): 133–53; S. C. Segerstrom and G. E. Miller, "Psychological Stress and the Human Immune System: A Meta-Analytic Study of Thirty Years of Inquiry," *Psychological Bulletin* 130, no. 4 (July 2004): 601–30.

110 R. J. Davidson et al., "Alterations in Brain and Immune Function Produced by Mindfulness Meditation," *Psychosomatic Medicine* 65, no. 4 (July/August 2003): 564–70.

111 T. L. Jacobs et al., "Intensive Meditation Training, Immune Cell Telomerase Activity, and Psychological Mediators," *Psychoneuroendocrinology* 36, no. 5 (June 2011): 664–81.

112 J. A. Dusek et al., "Genomic Counter-Stress Changes Induced by the Relaxation Response," *PLOS ONE* 3, no. 7 (2008): e2576.

KAPITEL 9: STARKE GRÜNDE FÜR DAS LEBEN HABEN

113 S. Greer, T. Morris, and K. W. Pettingale, "Psychological Res-

ponse to Breast Cancer: Effect on Outcome," *The Lancet* 2, no. 8146 (October 13, 1979): 785–87.

114 R. H. Osborne et al., "Immune Function and Adjustment Style: Do They Predict Survival in Breast Cancer?" *Psycho-oncology* 13, no. 3 (March 2004): 199–210; P. N. Butow, A. S. Coates, and S. M. Dunn, "Psychosocial Predictors of Survival in Metastatic Melanoma," *Journal of Clinical Oncology* 17, no. 7 (July 1999): 2256–63; P. N. Butow, A. S. Coates, and S. M. Dunn, "Psychosocial Predictors of Survival: Metastatic Breast Cancer," *Annals of Oncology: Official Journal of the European Society for Medical Oncology* 11, no. 4 (April 2000): 469–74.

115 M. S. Vos et al., "Denial and Physical Outcomes in Lung Cancer Patients: A Longitudinal Study," *Lung Cancer* 67, no. 2 (February 2010): 237–43.

116 M. Watson et al., "Influence of Psychological Response on Survival in Breast Cancer: A Population-Based Cohort Study," *The Lancet* 354, no. 9187 (October 16, 1999): 1331–36; M. Pinquart and P. R. Duberstein, "Depression and Cancer Mortality: A Meta-Analysis," *Psychological Medicine* 40, no. 11 (November 2010): 1797–810; W. F. Pirl et al., "Depression and Survival in Metastatic Non-Small- Cell Lung Cancer: Effects of Early Palliative Care," *Journal of Clinical Oncology* 30, no. 12 (April 20, 2012): 1310–15; H. Faller and M. Schmidt, "Prognostic Value of Depressive Coping and Depression in Survival of Lung Cancer Patients," *Psycho-oncology* 13, no. 5 (May 2004): 359–63; J. S. Goodwin, D. D. Zhang, and G. V. Ostir, "Effect of Depression on Diagnosis, Treatment, and Survival of Older Women with Breast Cancer," *Journal of the American Geriatrics Society* 52, no. 1 (January 2004): 106–11.

117 H. Yu et al., "Depression and Survival in Chinese Patients with Gastric Cancer: A Prospective Study," *Asian Pacific Journal of Cancer Prevention* 13, no. 1 (2012): 391–94; M. Johansson, A. Rydén, and C. Finizia, "Mental Adjustment to Cancer and Its Relation to Anxiety, Depression, HRQL, and Survival in Patients with Laryngeal Cancer: A Longitudinal Study," *BMC Cancer* 11 (June 30, 2011): 283; K. E. Lazure et al., "Associati-

on Between Depression and Survival or Disease Recurrence in Patients with Head and Neck Cancer Enrolled in a Depression Prevention Trial," *Head and Neck* 31, no. 7 (July 2009): 888–92.

118 M. Petticrew, R. Bell, and D. Hunter, "Influence of Psychological Coping on Survival and Recurrence in People with Cancer: Systematic Review," *British Medical Journal* 325, no. 7372 (November 9, 2002): 1066.

119 A. J. Cunningham and K. Watson, "How Psychological Therapy May Prolong Survival in Cancer Patients: New Evidence and a Simple Theory," *Integrative Cancer Therapies* 3, no. 3 (September 2004): 214–29; R. Huebscher, "Spontaneous Remission of Cancer: An Example of Health Promotion," *Nurse Practitioner Forum* 3, no. 4 (December 1992): 228–35.

120 M. Watson et al., "Influence of Psychological Response on Breast Cancer Survival: Ten-Year Follow-Up of a Population-Based Cohort," *European Journal of Cancer* 41, no. 12 (August 2005): 1710–14.

121 J. Giese-Davis et al., "Decrease in Depression Symptoms Is Associated with Longer Survival in Patients with Metastatic Breast Cancer: A Secondary Analysis," *Journal of Clinical Oncology* 29, no. 4 (February 1, 2011): 413–20.

122 H. Karppinen et al., "Will-to- Live and Survival in a Ten-Year Follow-Up Among Older People," *Age and Ageing* 41, no. 6 (November 2012): 789–94.

SCHLUSSBEMERKUNG

123 N. Howlader et al., *SEER Cancer Statistics Review, 1975–2009.* (Bethesda, MD: National Cancer Institute.) Based on November 2011 SEER data submission.

124 Bryan Walsh, "Sixty Years After Man First Climbed Everest, the Mountain Is a Mess," *Time Science and Space* online, May 29, 2013, http://science.time .com/2013/05/29/60-years-after-man-first-climbed-everest-the-mountain-is-a-mess/.

WEITERFÜHRENDE LITERATUR

Battilega, Nancy Ann. 2008. *A Story of Grace: Holistic Healing After a Diagnosis of Breast Cancer.* CreateSpace.

Block, Keith I. 2009. *Life Over Cancer: The Block Center Program for Integrative Cancer Treatment.* New York: Bantam.

Boehmer, Tami. 2010. *From Incurable to Incredible: Cancer Survivors Who Beat the Odds.* CreateSpace.

Bond, Laura. 2013. *Mum's Not Having Chemo: Cutting-Edge Therapies, Real-Life Stories — A Road-Map to Healing from Cancer.* London: Piatkus Books.

Burch, Wanda Easter. 2003. *She Who Dreams: A Journey Into Healing Through Dreamwork.* Novato, CA: New World Library.

Carr, Kris. 2014. *crazy, sexy, gesund. iss´ dein gemüse, entfach' dein feuer und leb' aus ganzem herzen!* Aurum.

Chopra, Deepak. 1994. *Die unendliche Kraft in uns. Heilung und Energie von jenseits der Grenzen unseres Verstandes.* Heyne.

Cousins, Norman. 1981. *Der Arzt in uns selbst. Anatomie einer Krankheit aus der Sicht des Betroffenen.* Rowohlt.

Cousins, Norman. 2008. *Der Arzt in uns selbst. Wie Sie Ihre Selbstheilungskräfte aktivieren können.* Schirner.

Cumming, Heather/Leffler, Karen. 2010. *João de Deus. Millionen Menschen haben durch ihn Heilung erfahren.* Eigenverlag.

Figtree, Dale. 2011. *Beyond Cancer Treatment: Clearing and Healing the Underlying Causes: A Personal Memoir and Guide.* Santa Barbara,

CA: Blue Palm Press.

Fortson, Leigh. 2011. *Embrace, Release, Heal: An Empowering Guide to Talking About, Thinking About, and Treating Cancer.* Louisville, CO: Sounds True.

Gerson, Charlotte/Walker, Morton. 2012. *Das große Gerson Buch. Die bewährte Therapie gegen Krebs und andere Krankheiten.* Mobi-Well.

Jacobsen, Janet Lee. 2012. *Oh No, Not Another "Growth" Opportunity! An Inspirational Cancer Journey with Humor, Heart, and Healing.* Growth-Ink.

Katz, Rebecca/Edelson, Mat. 2009. *The Cancer-Fighting Kitchen: Nourishing, Big- Flavor Recipes for Cancer Treatment and Recovery.* Berkeley, CA: Ten Speed Press.

Kushi, Michio/Jack, Alex. 2009. *The Cancer Prevention Diet,* Revised and Updated Edition: *The Macrobiotic Approach to Preventing and Relieving Cancer.* New York: St. Martin's Griffin.

Lipton, Bruce H. 2013. *The Biology of Belief: Unleashing the Power of Consciousness, Matter, and Miracles.* Carlsbad, CA: Hay House.

Moorjani, Anita. 2012. *Heilung im Licht. Wie ich durch eine Nahtoderfahrung den Krebs besiegte und neu geboren wurde.* Arkana.

Myss, Caroline. 1998. *Auch du kannst dich heilen – Die seelischen Grundlagen von Krankheit und Heilung.* Rororo.

Pirello, Christina. 2007. *Cooking the Whole Foods Way. Your Complete, Everyday Guide to Healthy, Delicious Eating with 500 Vegan Recipes, Menus, Techniques, Meal Planning, Buying Tips, Wit, and Wisdom.* HP Books.

Plant, Jane. 2004. *Das Leben in deiner Hand. Ein neues Verständnis von Brustkrebs. Prävention und Heilung*. Goldmann.

Quillin, Patrick. 2005. *Beating Cancer with Nutrition*. Carlsbad, CA: Nutrition Times Press.

Rankin, Lissa. 2013. *Mind Over Medicine: Scientific Proof That You Can Heal Yourself*. Carlsbad, CA: Hay House.

Rankin, Lissa. 2014: *Mind over Medicine. Warum Gedanken oft stärker sind als Medizin. Wissenschaftliche Beweise für die Selbstheilungskraft*. Kösel.

RavenWing, Josie. 2002. *The Book of Miracles. The Healing Work of João de Deus*. Bloomington, IN: AuthorHouse.

Remen, Rachel Naomi. 1997. *Kitchen Table Wisdom. Geschichten, die heilen*. Goldmann/Arkana.

Servan-Schreiber, David. 2012. *Das Anti-Krebs-Buch. Was uns schützt: Vorbeugen und Nachsorgen mit natürlichen Mitteln*. Goldmann.

Schickel, Sarto. 2012. *Cancer Healing Odyssey: My Wife's Remarkable Journey with Love, Medicine, and Natural Therapies*. Pennsylvania: Paxdieta Books.

Siegel, Bernie S. 2003. *Prognose Hoffnung. Liebe, Medizin und Wunder*. Ullstein.

Somers, Suzanne. 2010. *Knockout. Interviews with Doctors Who Are Curing Cancer. And How to Prevent Getting it in the First Place*. New York: Harmony.

Walsch, Neale Donald. 2009. *Zuhause in Gott. Über das Leben nach dem Tode*. Goldmann.

Wark, Chris. Blog: www.christbeatcancer.com.

Weil, Andrew. 2014. *Spontanheilung – Die Heilung kommt von innen.* Kopp.

DANKSAGUNG

Falls Sie jemals ein Buch geschrieben haben, wissen Sie, dass es viel Zeit in Anspruch nimmt, enorm viel Arbeit macht und vieler Helfer bedarf, um den Plan Realität werden zu lassen. In erster Linie bin ich den Menschen zu Dank verpflichtet, die ich im Rahmen meiner Recherche interviewen durfte: den Krebspatienten, die eine Radikalremission erfahren haben, und den alternativen Heilpraktikern, die in diesem Buch erwähnt wurden. Sie sind das Kernstück dieses Buches, und ich bin Ihnen allen sehr dankbar, dass Sie mich in Ihre Welt der Heilung eingeladen haben. Die Welt ist ein gesünderer und glücklicherer Ort geworden, weil Sie Ihre Geschichten mit uns geteilt haben – danke.

Ein riesiges Dankeschön auch an die Menschen, die meine Forschungsreise um die Welt möglich gemacht haben, darunter die Amerikanische Krebsgesellschaft, Karin Fuchs, Michaelle Edwards, Dr. David Jin, Bryan McMahon, Chieko Ohori, Catherine Oshida, Blair Sly, Dr. Tsuyoshi Konta, Dan White, Haruka Tsuchiya, die Familie Mimura, Carolyn Landis, Nan Rick, Swami Brahmdev, Danny, Aleju, Diana, Juanca, Manuela, Claudia, Manu, Andrea, Colin sowie alle anderen Mitglieder des Aurovalley Ashrams, Bill und Barbara Turner, die Familie Stern, David und Debby Sonnenberg, Marko und Sue Sonnenberg, Morton und Vivian Teich, Neville Hodgkinson, Honour Schram de Jong, Debbie Mwamlima, Dr. Rodwell Vongo, Pete Lungu, Dr. W. Z. Mwale, Bella und Rachel von Tongabezi, Vusa Sibanda, Ophious Sibanda, Irwin und Henri Tjong, Denise und Carlos Sauer, Catherine Tucker und alle anderen, die uns bei den verschiedensten Etappen unserer Reise besucht haben.

Mein tiefer Dank geht an Ned Leavitt, meinen Agenten und persönlichen Jambavat – ich könnte mir keinen zuverlässigeren Menschen an meine Seite wünschen. Ich danke Dir und Jillian dafür, dass Ihr an mich geglaubt und mich davon überzeugt habt, aus meinem akademischen Kokon auszubrechen. Ein großes Dankeschön auch an Kate Northrup, die so nett war und mir Ned vorgestellt hat. Danke an Nancy Hancock, meine wundervolle Redakteurin, die dieses

Buch in seine jetzige Form gebracht hat – ich werde Dir für Deinen Glauben und Deine Unterstützung immer dankbar sein. Danke auch an Elsa Dixon, Suzanne Quist, Melinda Mullin, Amy VanLangen und alle anderen Mitarbeiter von Harper-One – danke, dass Ihr alles zusammengefügt habt, um das hier zu ermöglichen.

Bevor es zum Buch wurde, war es eine Dissertation, die nicht möglich gewesen wäre ohne meine Professoren Lorraine Midanik, Andrew Scharlach und Joan Bloom – danke, dass Sie mich unterstützt haben, außerhalb des Gewöhnlichen zu forschen. Greg Merrill – Du bist und bleibst einer der größten und wichtigsten Mentoren meines Lebens. Danke, dass Du mir den Mut und den Glauben daran gegeben hast, dass es in Ordnung ist, meinen eigenen Weg zu bestimmen – auch wenn er teilweise einsam war. Danke auch an alle Frauen von MSW und an Yolanda Bain, die jetzt als Engel über uns wacht, für ihre Unterstützung während meiner Zeit in Berkeley. Danke an Garrett Smith, Lisa Trost, Natalie Ledesma, Julie Argyle, Winnie, Carol, Claudia und Barbara Buckley, Naomi Hoffer, Paul und Mimi – dafür, dass Ihr mich in meinen ersten Jahren als Beraterin und Seelsorgerin unterstützt habt.

Danke an Lisa Laing und Dad für unsere wöchentlichen Telefonate, die mich am Ball gehalten haben, und danke an Mom und Sarah Lahey, dass Ihr die frühen Entwürfe Probe gelesen habt. Segenswünsche an die Success-Team-Mädels, Steph Cowling und Jennifer Alhasa – danke für Eure wöchentliche Unterstützung und Ermutigung, gerade in den schwersten Zeiten des Schreibens. Danke auch an all die Menschen, die meine Recherche und dieses Buch von Beginn an mit Rat, Tatkraft und Liebe unterstützt haben – Kate Northrup und Mike Watts, Colleen Saidman und Rodney Yee, Lissa Rankin, Jane Brody, Sara Reistad-Long, Eliot Schrefer, Elyn Jacobs, Ann Fonfa, Glenn Sabin, Murray Jones, Tami Boehmer, Leigh Fortson, Sarto Shickel, Chris Wark, Jeannine Walston, Jan Adrian, Nancy McKay, Matthew Gilbert, Dale Figtree, Janet Jacobsen, Jim Linderman, Roberta Sorvino und Lawrence Kuznetz. Ein großes, liebeswürdiges und demütiges Dankeschön an all die wunderbaren Menschen, die so positiv über dieses Buch geschrieben haben – Eure Unterstützung bedeutet mir enorm viel.

Meine Recherche war von anderen mutigen Autoren und Forschern inspiriert, die es vor mir wagten, über Radikalremission zu schreiben. Ihnen bin ich zutiefst dankbar, dass sie den Weg für mich geebnet haben: Caryle Hirshberg, der kürzlich verstorbene Brendan O'Regan, Marilyn Schiltz und alle anderen Mitarbeiter von IONS, Andrew Weil, Deepak Chopra, Herbert Benson, Anne Harrington, Bernie Siegel, Dean Ornish, Kris Carr, Anita Moorjani, Wayne Dyer, Louise Hay, Rachel Naomi Remen, Bruce Lipton und Christiane Northrup.

Vielen Dank an meine Freunde, deren Unterstützung mir lieb und teuer ist: die Fontana-Mädels, die Tanz Team-Mädels, die Harvard-Blocking-Gruppe, die SF- und Dienstagstennis-Gruppe und natürlich auch meine New-York–Freunde – besonders an Jac, Annabelle, Eric, Kim, Rachel, Maiga, Sara und die unzähligen anderen Menschen, die mir während des Schreibprozesses hilfreich zur Seite standen.

Ein großes Dankeschön an meine Familie, deren Liebe und Unterstützung mit jedem Jahr wächst. Danke an Mom, Dad, Lisa, Andy, Chris, Carrie, Melissa, Sarah, Patrick und an alle meine Nichten und Neffen für die viele, viele Liebe. Danke an die besten Schwiegereltern, die man sich wünschen kann – an Vivi, Morty, Aly, Karina, Andre, David, Debby, Marko, Sue, Steve, Howard und auch an Eure wundervollen Kinder für die unerschütterliche Unterstützung. Ganz viel Liebe auch an Vivi, die tapfer den Eierstockkrebs besiegte, als ich gerade an diesem Buch arbeitete. Danke auch an unseren Onkel, unsere Tante, Cousinen und Cousins – Ihr wart ein nationales Netzwerk der Unterstützung und Freude.

Dank dem kleinen Jungen, der jetzt noch in meinem Bauch ist und in meinen Armen liegen wird, sobald dieses Buch veröffentlicht sein wird. Dein Timing war perfekt, wir lieben Dich so sehr, danke für deine Geduld während der langen Arbeitsstunden.

Danke an meinen Seelenverwandten, Aaron Teich. Dieses Buch und die vorangegangenen zehn Jahre mit Arbeit, Träumerei, Lernen, Sich-Plagen, Reiseplanungen, Schreibarbeit, Lachen und Weinen waren nur wegen Dir möglich. *Nur* wegen dir. Ich finde keine Worte, um zu beschreiben, wie viel du und unsere Ehe mir und meinem Leben bedeuten. Ich wäre verloren ohne Dich.

Zu guter Letzt ein riesiges Dankeschön an Sie, liebe Leser. Ich habe dieses Buch in der Hoffnung geschrieben, Krebspatienten und ihren Angehörigen wenigstens ein bisschen helfen zu können. Ich hoffe, das ist mir gelungen.